U0256121

抗生素的故事

一颗改变人类命运的药丸

THE MIRACLE CURE

The Creation of Antibiotics and the Birth of Modern Medicine

[美] 威廉 · 罗森（William Rosen） 著
陈小红 译
阮巧玲 审校

中信出版集团 | 北京

图书在版编目（CIP）数据

抗生素的故事：一颗改变人类命运的药丸 /（美）威廉·罗森著；陈小红译 . -- 北京：中信出版社，2020.11（2022.3重印）

书名原文：THE MIRACLE CURE：The Creation of Antibiotics and the Birth of Modern Medicine

ISBN 978-7-5217-2215-4

Ⅰ . ①抗… Ⅱ . ①威… ②陈… Ⅲ . ①抗生素—普及读物 Ⅳ . ① R978.1-49

中国版本图书馆 CIP 数据核字（2020）第 169684 号

抗生素的故事——一颗改变人类命运的药丸

著　　者：［美］威廉·罗森
译　　者：陈小红
出版发行：中信出版集团股份有限公司
（北京市朝阳区惠新东街甲 4 号富盛大厦 2 座　邮编　100029）
承 印 者：河北鹏润印刷有限公司

开　　本：880mm × 1230mm　1/32　　印　　张：13.5　　字　　数：305 千字
版　　次：2020 年 11 月第 1 版　　印　　次：2022 年 3 月第 3 次印刷
京权图字：01–2019–3318
书　　号：ISBN 978–7–5217–2215–4
定　　价：69.00 元

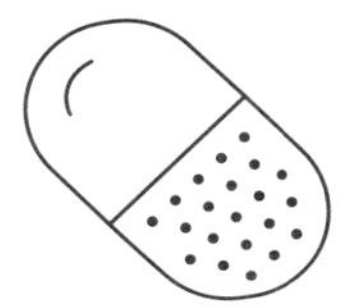

什么是抗生素?

℞

抗生素一般指能抑制细菌生长或杀死细菌的一类药物，是由微生物（包括细菌、真菌、放线菌属）所产生的具有抑制其他微生物生长、生存的一种代谢产物。

临床常用的抗生素有微生物培养液中的提取物，以及用化学方法合成或半合成的化合物。

《抗生素的故事——一颗改变人类命运的药丸》

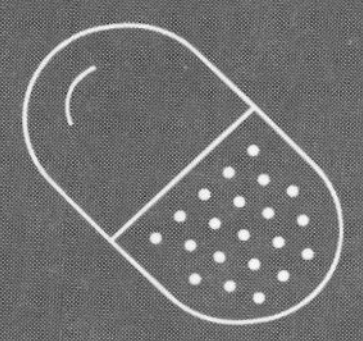

百浪多息

℞

世界上第一种商品化的合成抗菌药物和磺胺类药物

用于治疗溶血性链球菌感染

1932 年，由供职于拜耳实验室的德国病理学家格哈德 · 多马克发现

多马克因此获得 1939 年诺贝尔生理学或医学奖

《抗生素的故事——一颗改变人类命运的药丸》

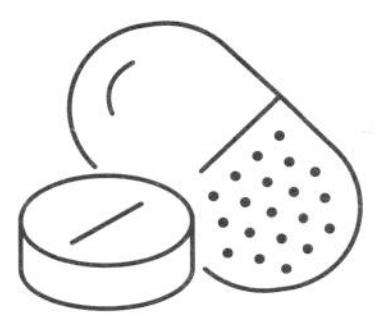

抗生素和消炎药有什么区别？

℞

抗生素不等于消炎药，它不具有直接消炎的效果。

炎症并不是某种特定疾病的名称，是很多疾病的共同表现：红、肿、热、痛等。引起炎症的原因有很多种，包括细菌感染、病毒感染、真菌感染、过敏、外伤等。

抗生素有消炎作用，但其本质不是针对炎症病灶，而是通过杀菌起到消炎作用，它对非细菌引起的炎症无效。

《抗生素的故事——一颗改变人类命运的药丸 》

改变人类的 10 种重要抗生素

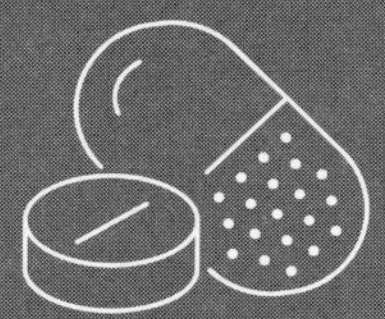

青霉素

℞

人类最早发现的抗生素

用于广谱抗菌，治疗链球菌感染、梅毒、莱姆病

1928 年，英国微生物学家弗莱明在实验室中发现青霉菌具有杀菌作用

1938 年由牛津大学的钱恩、弗洛里及希特利领导的团队提炼出来

弗莱明因此与钱恩和弗洛里共同获得 1945 年诺贝尔生理学或医学奖

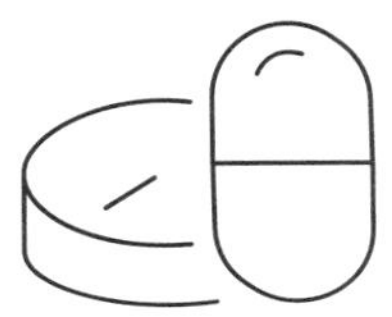

哪些药物是抗生素？
哪些药物是消炎药？

℞

药名里含有以下字样的，通常是抗生素：

霉素、菌素、环素、头孢、沙星、西林、硝唑、磺胺、培南。

例如，阿莫西林、阿奇霉素、头孢曲松、左氧氟沙星。

消炎药一般有两类：一类是常说的激素，如可的松、氢化可的松、地塞米松等；另一类是消炎止痛药，如布洛芬、阿司匹林等。

《抗生素的故事——一颗改变人类命运的药丸 》

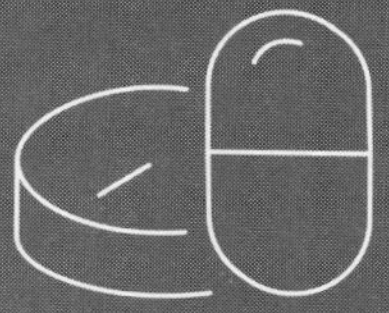

链霉素

℞

第一个氨基糖苷类抗生素，也是第一个应用于治疗肺结核的抗生素

1943 年，由美国罗格斯大学的瓦克斯曼实验室分离成功

瓦克斯曼因此获得 1952 年诺贝尔生理学或医学奖

链霉素的发现开辟了医学研究的新领域，激发了世界各地的科学家们从微生物中寻找其他抗生素和药物

《抗生素的故事——一颗改变人类命运的药丸》

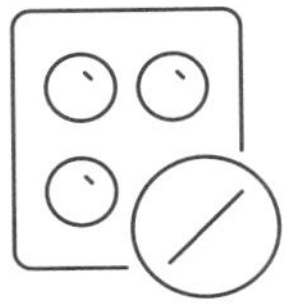

什么病不需要用抗生素?

℞ 普通感冒、病毒引起的流行性感冒;

非细菌感染导致的支气管炎;

常见腹泻;

慢性炎症(如慢性咽炎、慢性中耳炎、骨关节炎、非幽门螺杆菌导致的胃炎);

某些妇科炎症。

不是所有的发炎都要用抗生素,不是所有的发烧都要用抗生素。

原则永远是:不要擅自决定用药,要在医生指导下使用。

《抗生素的故事——一颗改变人类命运的药丸》

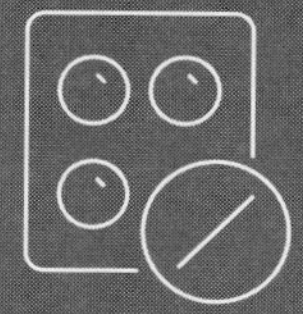

四环素

℞

由放线菌产生的一类广谱抗生素，主要包括金霉素、土霉素、四环素

主要用于治疗细菌性痢疾、沙眼、百日咳、肺炎等

1945 年密苏里大学本杰明·道格博士发现了第一种四环素类抗生素——金霉素

受到耐药性影响，目前只被用于家畜饲养

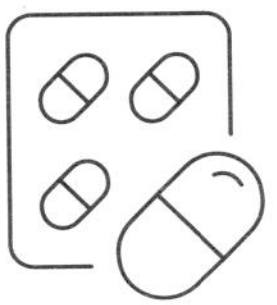

什么时候可以使用抗生素?

℞

就医后，明确致病原因是细菌感染时，才可使用抗生素。

常见的细菌感染疾病有：

细菌性感冒高烧、鼻窦炎、急性化脓性扁桃体炎、急性化脓性中耳炎、百日咳、细菌性尿路感染等。

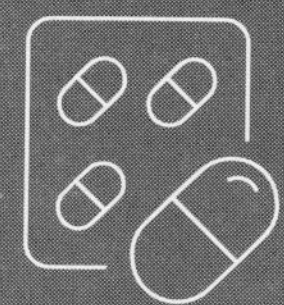

头孢菌素

℞

又名先锋霉素，属于 β-内酰胺类抗生素

1948 年由意大利科学家朱塞佩·布罗祖从萨丁岛排水沟中的顶头孢里提炼出来

头孢菌素的不良反应和毒副作用较低，是近年常用的一类抗生素

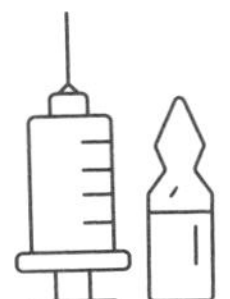

细菌如何对抗生素产生耐药性？

℞

细菌对抗生素有耐药性，其实是由于人体内产生了一种耐受抗生素的新型细菌。这种不受抗生素作用的细菌，在有抗生素的环境中也可以继续生长繁殖，而原本会被抗生素杀死的细菌体反而无法继续生长繁殖。

一直使用抗生素，人体内就一直在进行优胜劣汰的细菌筛选，这些筛选活动存留的耐药性细菌，又可经我们的各种排泄物、分泌物释放到环境中，或传到其他人身上。

《抗生素的故事——一颗改变人类命运的药丸》

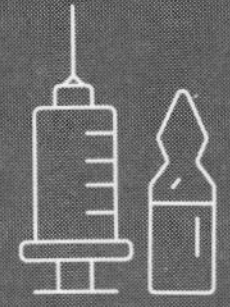

氯霉素

℞

第一种完全由合成方法大量制造的广谱抗生素

可用于治疗包括脑膜炎、霍乱、伤寒在内的多种细菌感染

1947 年由大卫·戈特利布从土壤内的委内瑞拉链霉菌中分离发现

由于对血液系统的毒副作用严重，已较少使用，目前只用于滴眼液

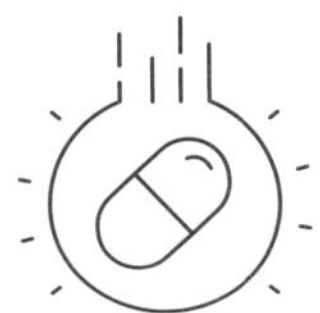

滥用抗生素有什么危害?

℞

产生“杀不死”的“超级细菌”;

破坏正常肠道菌群;

产生副作用，造成不必要的肝肾损害;

影响幼儿牙齿骨骼发育，如导致四环素牙。

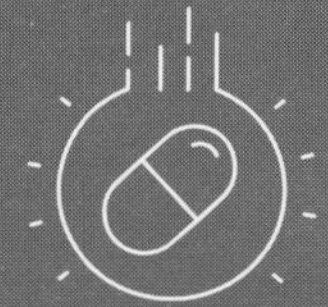

红霉素

℞

一种大环内酯类抗生素，可用于治疗呼吸道感染、皮肤感染、衣原体感染及梅毒

1952 年由礼来公司推出，为青霉素过敏患者带来更多选择

《抗生素的故事——一颗改变人类命运的药丸》

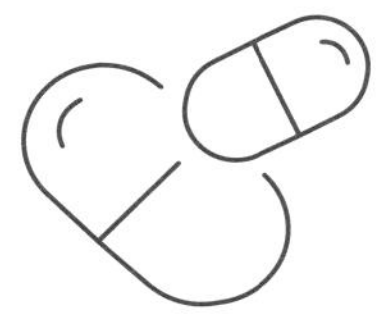

“超级细菌”到底有多可怕?

℞

超级细菌是一种耐药细菌，病人会因为感染而引起炎症、高烧、痉挛、昏迷，长脓疮和毒疱，甚至逐渐出现肌肉坏死，直至死亡。

超级细菌几乎对所有抗生素都具有免疫力，让人们无药可用。

《抗生素的故事——一颗改变人类命运的药丸》

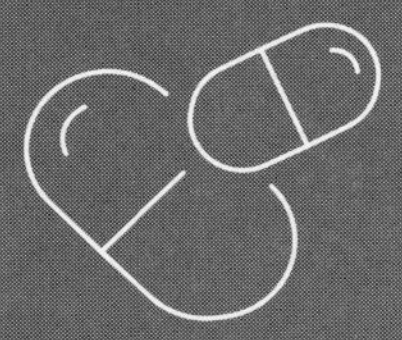

碳青霉烯

℞

与青霉素、头孢菌素等同为 β-内酰胺类抗生素

药名有厄他培南、亚胺培南、美罗培南等

其中亚胺培南是第一种碳青霉烯类抗生素，由默沙东公司开发

应用于各类革兰氏阳性、阴性细菌所致的各种复杂严重感染

《抗生素的故事——一颗改变人类命运的药丸》

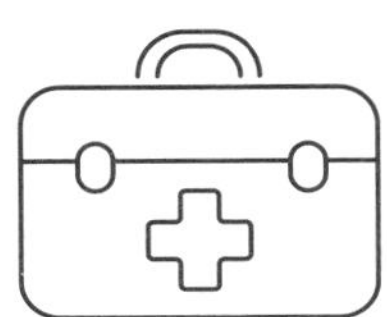

如何正确接受抗生素治疗？

℞

不要自己决定是否用药，要在医生指导下使用；

针对细菌种类选择特定药物；

用药要足量、足疗程，不要自行停药或减量；

不要用抗生素预防疾病；

儿童用药要更谨慎。

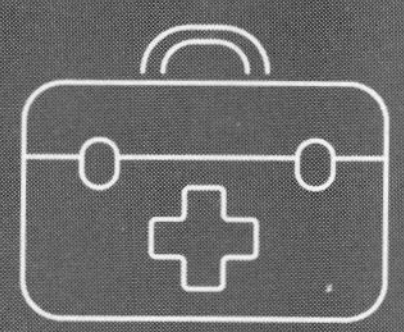

万古霉素

℞

人类发现的第一种糖肽类抗生素

20 世纪 50 年代，礼来公司从土壤中的放线菌东方拟无枝酸菌中分离得来

万古霉素被用作“最后一线药物”，当其他抗生素都无法生效时会被启动

至今仍是某些类型的耐药菌引发的严重感染的最后一道防线

《抗生素的故事——一颗改变人类命运的药丸》

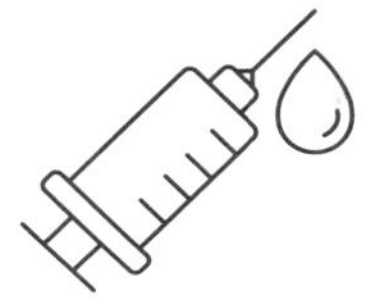

口服和外用抗生素，哪种更好？

℞

一种药的疗效不取决于是口服还是外用，要看它能否在感染部位达到有效浓度。一般感染患者，比如泌尿系感染，如果口服药吸收良好，且患者没有恶心、呕吐症状，就可以口服给药；如果感染病情较为严重，或因高热导致出现明显胃肠道症状，无法服药，就可以注射给药。

《抗生素的故事——一颗改变人类命运的药丸》

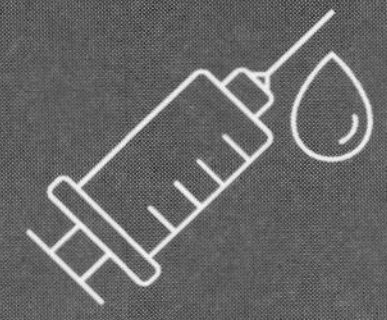

氧氟沙星

℞

一种人工合成、广谱抗菌的氟喹诺酮类药物

合成于 1982 年

临床上主要用来治疗敏感菌引起的感染症状，像敏感革兰氏阴性菌引起的支气管炎及肺部感染性疾病

适合作为最后一线用药，基于避免抗生素滥用导致抗药超级细菌问题

《抗生素的故事——一颗改变人类命运的药丸》

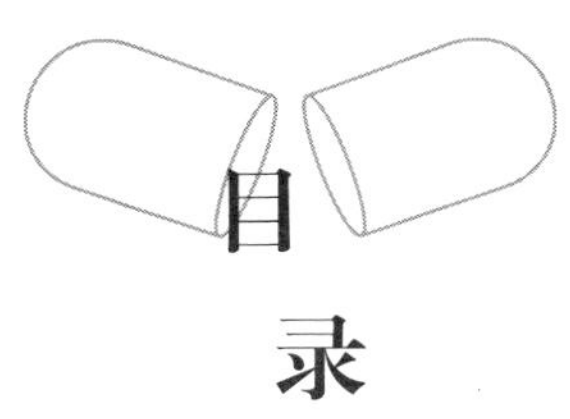

目录

前　言　起死回生的青霉素　III

第一章　早期的医学研究　001

20 世纪 20 年代以前，医生们普遍秉持“治疗宿命论”，当时只有少数几种药有实际疗效，而这几种药几乎被用于治疗所有疾病。

第二章　坚持、技术、好运和财富　041

“伟大的生化革命”中最重要的革命既不是药物也不是疫苗本身，而是为进展中的实验室研究项目创造持续性的资金来源。

第三章　和细菌玩耍　089

也许弗莱明很健忘，在描述青霉素的发现时记错了时间，但最吸引人的解释是他游戏人生的态度。

第四章　青霉素的发现和批量生产　137

“磺胺类药爱莫能助，神奇霉菌拯救苍生。这种霉菌并不直接杀死细菌，但其效力等同于或超过一直到最强效抗菌剂。”

第五章　将问题了解透彻　175

青霉素挽救了几万人的性命，创造了一个全新的行业，也将创造一批有史以来盈利最丰厚的公司。

第六章　土壤专家　215

链霉素的发现帮助人们找到了一种研发药物的方法：先在土壤中海选抗生素，再用算法揭示药物的临床价值。

第七章　将撒旦变为天使　255

细菌制造被我们称为抗生素的分子，亘古不变地通过霍布斯“一切人对抗一切人的战争”方式保护自己。

第八章　小家伙惹出的大乱子　285

氯霉素事件成了一个发人深省的寓言故事，人们认识到抗生素药物在创造奇迹的同时，也让人类付出了沉重的代价。

第九章　令人堪忧的抗生素乱象　321

你在寻找下一种神药上花费的时间越多，你能找到它的可能性就越大。但药物创新的机器是低效而且带有副作用的，它的运营和维护成本奇高。

后　记　化学家的适应性　357

致　谢　371

参考文献　375

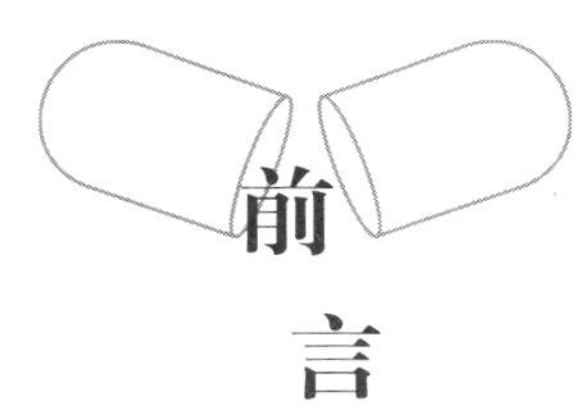

前言

起死回生的青霉素

史密森尼博物院下属的国立美国历史博物馆珍藏了一千多万件展品，从朱莉娅·查尔德的平底煎锅到原 66 号公路上的一块 20 英尺[①] 宽的混凝土，应有尽有。还有一件展品是一份厚达 30 页的病例，虽然人们对它的关注度并不高，但它却有着极其特殊的历史意义。这份病例记录了一位叫安·米勒的病人一个月的住院情况：1942 年情人节那天，安·米勒的第四次怀孕以流产告终。因为她出现了严重的寒战，体温飙升至 106 华氏度（41 摄氏度以上），纽黑文医院的医生将她从产房转到 ICU（重症加强护理病

① 1 英尺约为 0.3 米。——编者注

房），这份病例的记录就是从这个时候开始的。安·米勒感染了溶血性链球菌败血症，通俗的说法是血液中毒。

安·米勒的病情此时已经严重恶化。她的病例中有一栏详细记录着医生每天在她的血液中发现的细菌菌落的数量。在3月1日的那一栏中写的是∞——一个用来表示无穷多的符号。医生为她输了血，注射了响尾蛇血清，甚至还用上了新的磺胺类药物，但都没有任何效果。

3月11日，她的医生约翰·巴斯泰德联系了他的另一位病人——来自耶鲁大学的神经生理学家约翰·富尔顿。富尔顿因为在做加利福尼亚的实验室调查时引起了支气管感染，所以在这里住院。约翰·巴斯泰德医生获悉，富尔顿是当时在伦敦工作的澳大利亚病理学家霍华德·弗洛里的挚友，他们的关系非同一般。富尔顿曾经同意在“二战”期间照顾弗洛里的两个孩子。巴斯泰德还了解到，青霉素于14年前被首次发现，而弗洛里博士正是当时全球范围内致力于青霉素治疗效果研究的权威专家。

富尔顿同意给弗洛里的同事诺曼·希特利打电话。诺曼·希特利在新泽西拉威的美国默克制药公司工作，他转而恳请默克研究实验室的主管伦道夫·梅杰提供一定量的青霉素。当时，青霉素是世界上最稀缺的药物之一，使用它要遵循战争优先原则，得到它需要经过位于华盛顿哥伦比亚特区的NRC（美国国家研究委员会）的批准。而梅杰的老板乔治·W. 默克就是NRC的高级成员之一。

这个电话没有白打。3月14日星期六，一大早，盛有5克半棕色药粉的小药瓶就从拉威发出了，当时，5 克半已经是全美可供应的青霉素总量的一半。中午，巴斯泰德医生就收到了这瓶药。在无从知道推荐剂量的情况下，巴斯泰德当场自己确定了一个用药剂量。下午 3 点半，他将一部分药溶解在盐水溶液中，给安·米勒的静脉注射了实验剂量。整个晚上，在米勒并未对药物感到不适的情况下，他便每隔 4 小时为米勒注射一次青霉素。

到了周日，米勒的体温降到 99 华氏度（约 37 摄氏度），她已经能够坐起来吃东西了。她是当时世界上第五位接受青霉素治疗的病人，也是第一个被青霉素挽救生命的人，她的健康状态在接下来的 57 年里都非常稳定。从此，人类与感染性疾病之间这场无穷无尽的斗争迎来了新的局面：组织有序的各大研究型医院、大学实验室、制药公司及各国政府都纷纷加入反抗病魔的大军。抗生素时代已然来临。

*

有些技术革命只能在一定的时间内看到成效，而抗生素则不然。在 20 世纪的前 40 年中，肺炎一直是美国第二大致死疾病，感染肺炎死亡的患者绝大多数都是因为感染了肺炎链球菌。肺炎链球菌与差点儿杀死安·米勒的病菌有着最近的亲缘关系。几乎每一年，美国排名第六的致命病原体都是结核分枝杆菌。到 1955 年，肺炎致死率降到第六位，而肺结核已经不在重大致死疾病之列。

任何出生于过去近 60 年内，并在此期间去过医院的人都知道，此前的很多致命性疾病都可以轻而易举地被治愈。而对于经历过这段药物变革历程的人来说，这种变化是相当惊人的。医生兼作家刘易斯·托马斯曾在20世纪30年代后期接受医学教育，在此后的40年中，他一直没有间断过写作。据他回忆，20世纪30年代，医生似乎无所不能：不但可以接骨、为婴儿接生，还可以预测疾病的发展进程。但事实上，那时医生为病人治病几乎都是治标不治本：只是尽可能地让病人感到舒服一些——当时医生也仅能做到这一点。至今，仍然有无数人记得，当时被带刺的铁丝网割破手指可能意味着，通常也意味着会得破伤风、菌血症或者败血症而不治身亡。在第一种抗生素诞生之前，医学仍然属于最古老的艺术，用托马斯的话来说，它还没有发展成为一门"新兴的科学"。

从发明内燃机到发明电话，再到发明数字计算机，20世纪毫无疑问地被公认为是一个科学的发展超乎想象的时代。詹姆斯·查德威克在1932年才发现中子，而众所周知，从爱因斯坦提出相对论到广岛事件，只相隔了不到40年。抗生素从实验到应用甚至用了更短的时间：所有抗生素药物——如磺胺类药物、β-内酰胺药物（例如青霉素）、氯霉素、四环素、红霉素、链霉素、头孢菌素——在不到10年的时间里就陆续问世了。

随着抗生素的诞生，也涌现了一百多位重要的历史人物，他们为此做出了卓越贡献。他们之中有不从事科学研究的医生，不给病人看病的科学家、政府官员、慈善家，还有雄心勃勃兼具远见卓识的企业家。各大学实验室、农业科研站、战地医院及大型跨国公司董事会会议室都演绎着他们的传奇故事。抗生素及现代医学的起源，早已孕育了几个世纪之久。

毕竟，在人类有能力反击之前，人类与感染性疾病之间的斗争已经持续了数千年。

第一章

早期的医学研究

℞

20 世纪 20 年代以前，

医生们普遍秉持“治疗宿命论”，

当时只有少数几种药有实际疗效，

而这几种药几乎被用于治疗所有疾病。

1799年12月14日星期六，乔治·华盛顿在黎明前醒来，他告诉妻子玛莎，他快喘不上气了。

尽管医生们已经对华盛顿进行了相应的治疗，但情况并没有好转。于是天亮以后，华盛顿的主治医师，“曾经为病人实施放血疗法”的乔治·罗林斯，切开了华盛顿手臂上的静脉，为他放了约12盎司[①]的血。在接下来的10个小时内，另外两名医生——詹姆斯·克雷克医生和以利沙·迪克医生又为华盛顿放了4次血，共计放血量约100盎司。

放掉华盛顿体内至少60%的血仅仅是治疗方案之一。医生们还在这位美国前总统的脖子上涂了一层由蜡、牛油及干燥后的甲虫分泌物混合制成的膏状物。这种膏状物具有强烈的刺激性，可以让患者的皮肤起水疱。医生们认为，切开水疱，把里面的液体吸出来可以去除病人体内致病的毒素。医生们让华盛顿用一种糖

① 1美制液体盎司约为30毫升。——编者注

浆、醋和黄油混合的液体漱口，在他的双腿和双脚上敷上麦麸制成的膏药，并给他灌肠。另外，为了安全起见，医生们还给华盛顿开了一剂泻药——氯化亚汞。

不出所料，这些治疗方案都未能奏效。晚上 10 点，这位美国第一任总统知道自己大限将至，他的最后一句话是："我的时间不多了，我死后请给我举办一个像样的葬礼，三天以后再下葬，你们懂我的意思吗？很好！"①

大约 22 年之后，另一位对世界历史有过重大影响的人物拿破仑也遭遇了 19 世纪早期的奇葩药物。1815 年滑铁卢战役惨败后，拿破仑 · 波拿巴被流放到南大西洋圣赫勒拿岛的长木庄园。拿破仑一连几个月腹部阵痛、呕吐。在此期间，他的四名医生（每个人都写过关于拿破仑的回忆录）给他灌肠数百次，并且定期给他使用化学名称为"酒石酸锑钾"的强效催吐剂——或许，这对于一个已经吐得七荤八素、身体极度虚弱的病人来说算不上是最好的治疗方案。1821 年 5 月 5 日，曾经叱咤风云的前法国皇帝拿破仑与世长辞。

病态的历史学家们洋洋洒洒地撰写了长达数千页的文章，推断导致这两位有史以来最有名的伟人死亡的病因。现今，针对华盛顿的回顾性诊断，普遍被认可的结论是华盛顿可能死于 B 型流感嗜血杆菌引起的会厌感染。B 型流感嗜血杆菌也是导致细菌性

---

① 尽管身为国父的华盛顿能够坦然面对死亡，但他也和 18 世纪末和 19 世纪初成千上万的普通人一样，不希望自己被活埋。从 1780 年开始，上百种配备了铃铛和其他信号装置的所谓的"安全棺材"已经获得了设计专利。

脑膜炎的病原体。少数人支持另一种说法，认为华盛顿死于 PTA（扁桃体周围脓肿）——因感染了链球菌，扁桃体化脓肿胀，直至窒息而死（PTA 的另一个名字是“quinsy”或“quinsey”，这个单词源自希腊语，意思是“憋死狗”）。无论如何，有一点可以确定，华盛顿在弗农山庄受了寒而去世的说法是不可取的，因为尽管此事在华盛顿的所有传记中都曾被提及，并且在他去世前几天，天气一直阴冷潮湿，而他仍然执意在 12 月 13 日晚穿着潮湿的衣服与友人共进晚餐，但是着凉并不会引发感染性疾病。

同理，因为有充足的原始材料可供推测，关于拿破仑死因的争论似乎也将永远继续下去。初步的尸检结论是，拿破仑死于胃癌，这也是其父亲在 1785 年去世的原因。有人认为拿破仑死于肝炎，也有人认为他是死于在 1798 年埃及战役中感染的血吸虫病。但业余历史学家们更倾向于认为拿破仑死于砷中毒：无论是砷可以作为谋杀的武器，还是拿破仑住所的墙纸中碰巧或多或少含有砷的成分，砷中毒的说法似乎都更有研究价值。

对于这两位昔日叱咤风云的将军而言，公正而诚实的答案是他们均死于医源性疾病，或者说是死于无效且危险的药物，更准确地说是死于“英雄疗法”。

“英雄疗法”时代通常是指 1780—1850 年。在这段时间里，医学教育和实践是高度介入性的，甚至当时的介入治疗给病人造成的伤害至少和它的益处一样多。那个年代的医学实践有些欺骗性、靠不住。从古希腊的医学之父希波克拉底到美国前总统奥巴马的医改法案，医学实践不断在介入疗法和保守疗法之间左右摇摆。对于医生们来说，最佳平衡点是一个不断移动的目标，而且似乎向来都是如此。

体液致病学说源远流长。比如，2 世纪希腊帕加马城的医生盖伦首次将放血疗法作为平衡人体四种体液的方法推广使用。这四种体液分别是：血液、黏液、黑胆汁和黄胆汁。体液理论根据这四种体液在不同人体内的相对含量，分别用一个词语来形容人们的不同个性。乐观者体内血液含量高；易怒者体内胆汁含量高。体液含量曾经是人类早期医学实践中的一项指导原则：胆汁过多会导致发烧，而黏液过多则会导致癫痫。

体液学说以其不同的形式在西医领域盛行了近两千年。这种学说能够承袭多年，不是因为遵循它提出的规律可以提高病人康复的概率，也不是因为它是一种生理学的精确指南。传统的体液学说认为，肝脏能制造血液，推崇体液学说的医生认为黑胆汁就如同暴露在氧气中的血液。同时，体液理论倡导者似乎认为，由于健康是体液平衡的标志，那么疾病一定意味着某种不平衡。这一学说同时强化了当时人们普遍接受的元素主义理论，该理论认为所有现象都可以归结为空气、土壤、水、火等基本元素之间的相互作用。

体液理论能够经久不衰的真正原因是，除此以外没有更好的选择，它是当时人们唯一能够遵循的医学理论。1923 年出版的《医学原理与实践》，作者是约翰斯·霍普金斯大学医学院的四大创始人之一威廉·奥斯勒爵士，他在此书中仍然推崇体液理论。6 世纪拜占庭时期，塔勒斯的医生亚历山大可能会使用强效的生物碱提取物——如阿托品、颠茄制剂——治疗他的病人，使用铜绿（醋酸铜）为病人通便，使用鸦片作为镇静剂。同时他也让病人们住院接受他的照顾。当时设立医院的最主要目的不是为病人治疗疾病，而是对病人提供一种帮助，让病人在等待康复或者死亡的过程中尽可能舒服一些。众所周知，公元前 5 世纪的医学之父希波克拉底说过："没有副作用"，"自愈力胜过良药"。①

如果需要进一步追溯的话，"英雄疗法"的实践早在 18 世纪之前就开始了。当时最具代表性的人物当属菲利普斯·奥里欧勒斯·德奥弗拉斯特·博姆巴斯茨·冯·霍恩海姆。两个世纪后，他成为推崇"英雄医学"的后人们顶礼膜拜的偶像。这位德裔瑞士医生还是一名占星家，是通晓一切神秘事物的大师，现代读者遵从他的意愿，通常尊称他为"帕拉塞尔苏斯"。他和盖伦一样，因为缺乏有效的测试机制来验证其体液假说，也被称为"原始科学家"——大自然的深入细致的观察者。尽管他认识到盖伦体液学说的不足，并替代性地提出了基于汞（俗称"水银"）、硫、盐三元素的平衡构想，但这一构想同样无法得到验证。从 16 世纪开始，汞作为一种非常流行的药物广泛应用于治疗各种疾病。1530 年，帕拉塞尔苏斯对汞的热情高涨，他甚至鼓励奥地利医生杰勒德·范·斯威坦使用氧化汞作为治疗梅毒的药物。氧化汞比氯化亚汞更易溶于水，因而比华盛顿的医生们开出的氯化亚汞药方的毒

① 无论是《希波克拉底誓言》还是希波克拉底的其他作品中都没有出现过这两个说法，原《希波克拉底誓言》通常被翻译为"……永远不伤害任何人"。但毫无疑问，希波克拉底认同它们所表述的观点。

性更强。1720 年的一个治疗梅毒的处方要求，患者在 3 天内服用 4 剂氯化亚汞，医生在病人用药间隔期间仅为患者放 1 品脱[①] 左右的中等量的血液。由于错将含汞药物的副作用和药效混淆，含汞的药物被沿用了几个世纪。当病人出现汞中毒的典型症状，例如牙龈溃烂和不由自主地流口水时，医生们会很高兴，他们认为这是药物起作用的明显标志。

通过回顾，我们知道汞疗法在目前看来的极端恐怖的治疗方法和医学理念中仅仅是九牛一毛。盖伦之后的 16 个世纪里，人们在医学领域的知识在飞速增长，这是不争的事实。出生于布鲁塞尔的医生安德烈·维萨里是欧洲第一个获准解剖人类尸体的医生，他为解剖学带来了开创性的变革；英国生理学家、医生威廉·哈维发现，血液由心脏流向四肢，然后返回心脏。即使是对汞和其他一些有毒物质的热情，也不完全是无稽之谈，因为一些更具科学精神的医生很快将会证明，汞确实能够杀死一些痼疾的病原体。华盛顿和拿破仑的医生们的最大缺点不是他们医术不精（就放血和催吐而言，他们可能是当时世界上医术最精湛的医生），而是他们所遵循的医学理论有问题。18 世纪的医生对致病原因的了解如同猫对微积分的了解那样一窍不通，显然也并不比他们的生活在 2 世纪的前辈知道的更多。当时的医生虽然可以接骨，可以通过毫无价值却相当复杂的考试，还可以安抚即将死亡的病人，但除此之外就无能为力了。到 18 世纪末 19 世纪初，人们对安全且有

① 1 美制湿量品脱约为 473 毫升。——编者注

效的药物持续探寻了几千年，却仍然没有见到曙光。

美国刚刚独立不久，1793 年费城就暴发了黄热病。当时最著名的医生本杰明·拉什使用含汞的药物为几百名病人治疗黄热病。他还使用水疱疗法（华盛顿的医生们在华盛顿临终前为其使用的治疗方法）来医治有精神疾病的人。1827 年的“发疱膏”处方应当包括以下成分：

> 提纯后的黄蜡、羊板油各 1 磅[①]；黄色树脂 4 盎司；发疱蝇虫细末 1 磅（蝇虫细末的活性成分是斑蝥素，斑蝥素是甲虫、米斑蝥、西班牙苍蝇分泌的一种高毒性的刺激性物质）。将黄蜡、羊板油、黄色树脂熔化在一起，在它们逐渐冷却凝固之前，将其洒在发疱蝇虫细末上，制成药膏……发疱膏通常需要敷在患者的颈部、肩膀或者脚上保持 12 个小时，以便产生足够大的水疱，然后才能去除膏药，从最关键的部位切开水疱……

本杰明·拉什尤其喜欢在病人剃发后的脑袋上敷这种膏药，以便“将毒素从脑部附近彻底排出”。他还将这种疗法改进为“摇摆疗法”，将病人绑在椅子上，然后吊在天花板上一次旋转几个小时。这些在现代人看来荒诞不经的疗法不是出于拉什相信自愈力是最好的医生，他曾在宾夕法尼亚大学对他教授的医科学生们说：

---

① 1 磅约为 0.45 千克。——编者注

“在为人治病的时候，就当自愈力是一只狂吠的狗或者不停叫唤的猫。”

当医生们只能依靠眼睛、手、舌头和鼻子来诊断时，无怪乎他们会通过仔细观察一些现象如患者的尿液、大便、起疱症状等来进行诊断。直至 1862 年，J. D. 史普纳医生还会这样写道：“每一位经验丰富的医生都有过这样的经历，在使用了各种药物后，患者体内的疾病意外地通过皮肤起疱后得到了缓解。”从当时所有药物的分类来看，药物不是通过其所治疗的疾病来分类，而是根据其最明显的功能来分类：催吐、麻醉或利尿。

“英雄疗法”很大程度上是经历了科学、政治和技术领域巨变的时代产物。18 世纪上半叶，蒸汽机的发明推动了工业革命的迅猛发展。1750—1820 年，本杰明 · 富兰克林第一次将电能应用到工作中；安托万–洛朗 · 德 · 拉瓦锡和约瑟夫 · 普利斯特列发现了氧元素；亚历山德罗 · 伏特发明了电池；詹姆斯 · 瓦特发明了分离式冷凝器；几千英里[①]的蒸汽机车铁轨铺设成功。人类不再对大自然逆来顺受，而是把它当作需要征服的敌人。从一开始就不屈服于自然的医生们更容易相信，所有新近发现的化学和机械方面的知识将是他们战胜疾病的武器。

因而“英雄疗法”“奏效了”。也就是说，“英雄疗法”确实有一些效果，虽然它会带来一些像呕吐和腹泻一样令人不舒适的副作用。无论是在 2 世纪的希腊还是 18 世纪的弗吉尼亚（或者是在

① 1 英里约为 1.6 千米。——编者注

21 世纪的洛杉矶），病人们都希望医生们能做点儿什么，而“英雄疗法”通常会奏效。在大多数情况下，病人的病情会有所好转。

这个简单的事实却经不起大肆炫耀。多数人感染某种疾病后身体能够好转是因为致病病原体遵循了达尔文提出的“自然选择”这一基本特性：很多疾病是由细菌引起的，同时几乎所有传染病的致病病原体都无法通过杀死宿主而获得长期进化的优势。致病病原体经过长期的进化，通常都能够达到与其宿主暂时共存的状态，即让他们生病却不杀死他们。[①]因此，无论医生是给病人进行强效催吐还是冷敷，引发介入治疗的胃痛症状都可能会很快消失。

医生并不是人体“自限性疾病”（即那些患者依靠自身免疫力就可以自行康复的疾病）的唯一受益人。从 18 世纪到 19 世纪早期，欧洲和美洲各地如雨后春笋般涌现很多我们目前称为“替代医学”的从业人士：颅相学家、水疗师及顺势疗法医师都声称自己的水平至少可以达到甚至超过普通医生的水平。德国医生弗朗兹·梅斯默尔大力推广了他的动物磁性理论，该理论认为所有的疾病都是由于磁场能量自由流动受阻而导致的。他的理论得到了很多人的认可，欧洲有几十名贵族都到他那里接受了治疗。[②]

---

① 事实上，从任何一种疾病的毒性强度都可以看出这种疾病与人类共存的时间。例如感染了水痘带状疱疹（一种能导致水痘的病毒，已经与人类共存了几千年）的社区成员的患病周期只有几周，原因是宿主的抵抗力会随着时间的推移而增强，同时病原体的毒性则变得越来越弱，而几千年前这种疾病在人类聚居区的首次暴发却导致了大量患者死亡。

② 他的治疗方案最终被路易十六国王任命的全明星委员会揭穿，该委员会成员包括安托万·拉瓦锡和本杰明·富兰克林。

美国社会当时更像一个对医学发展毫无约束的自由市场。19世纪30年代，在美国各地，人们几乎不需要任何执照就可以行医。大多数的医生都是自学成才，自我认证。上过医学专科学校的医生或者为其他医生当过学徒的医生都是凤毛麟角。当时所谓的“处方”，并不是针对某个病人开的特定药方，而是药剂师为那些自我给药的病人配置的方剂。药剂师们还会经常张贴广告，说他们能提供一些当地知名医生的药方，从治疗神经疼痛到癌症，应有尽有。除了所谓的“处方药”，医生没有执照也可以售卖药品或者给病人开药。“处方药”这个词是19世纪中期才被提出的，特指那些明确标识了成分，仅用于治疗药品标识中指定疾病的专利药物，而其他药物，包括专卖药品和专利药品，完全不受管制，正如“公立学校”并不属于公众一样，“专利”一词当时也只是为了混淆视听，所谓的“专利药品”并未获得专利。这是一个可以自由行医的梦想天堂，行医者在宣读《希波克拉底誓言》后只是附加一句：“让病人保持警惕”。①

*

当对死亡原因进行分类的时候，历史记录往往是不可靠的。即使在那些对死者的死亡日期、姓名和死亡数量进行详尽记录的社会也是如此。公元前5世纪，修昔底德亲自记录的希腊城暴发的“雅典瘟疫”就是一个典型的例子。尽管修昔底德记录得很详细，从葡萄球菌感染到裂谷热的每种情况都可以轻易找到有说服

① “Patient”（病人）一词源于拉丁词根“patior”（意为“我很痛苦”），显然是有其缘由的。

力的依据，但是没有人知道导致这场瘟疫的真正原因。此类让人闻之色变，在历史上有着重要意义的瘟疫对于拥有最先进的医疗技术的21世纪的我们来说仍然是一个谜，这也突显了几千年来医生们始终面临的问题——无法说出病人的病因。人类只对极少数的疾病传播途径了如指掌。从3 500多年前古埃及首次出现天花以来，所有人都注意到了它的结痂本身也具有传染性和接触传染的危险[①]。同样，找到淋病和梅毒（可能起源于非性传播引起的"贝吉病"）之类性病的传播媒介也并不是一个特别艰难的问题：症状会出现在疾病传播的地方。毋庸置疑，被有狂犬病的狗咬过，可能会迅速死亡。

另外，一些最致命的疾病，包括肺结核、霍乱、鼠疫、伤寒和肺炎的传播途径却并不为患者所知。数千万欧洲人曾因为黑死病（医学名为"流行性淋巴腺鼠疫"，俗称"黑死病"）的两次大流行而丧生，一次发生在公元6世纪初，另一次发生在14世纪。黑死病通过老鼠身上的跳蚤的叮咬而传播，但是直到19世纪末人们才认识到这一点。意大利医生吉罗拉摩·法兰卡斯特罗曾经在一首题为《西菲利斯：高卢病》的诗中为梅毒命名，且在一次反对其他语言中夹杂法语单词的过激发言中首次称梅毒为"法国病"。1546年，他提出假设：黑死病是一种"溃烂的蔓延……从一个物体传递到另一个物体，最初由一种不易察觉的细微颗粒感

① 这种接触也会带给人终生免疫力。正因为如此，1796年爱德华·詹纳为8岁的男孩儿詹姆斯·菲普斯接种了牛痘（使用含有牛痘的病变组织而非天花病毒），而亚洲早在几个世纪以前就开始通过接种牛痘来预防天花了。

染而引起”。他称这种颗粒为“seminaria”，意为“传染的种子”。但他错误地预测，只有当某些星座出现合相时疾病才会传播，同时他也支持盖伦的体液理论，认为不同的“种子”偏好不同的体液：比如，梅毒的“种子”喜欢黏液体质。因此，法兰卡斯特罗的治疗方案仍需要通过通便和放血来清除疾病的“种子”。他的治疗方案是人类遵循了13个世纪之久的传统医学的重要组成部分。

然而，尽管17世纪的医生们（以及“自然哲学家们”）没能发现治疗疾病的有效理论，但他们并没有因此而灰心丧气，而是在不断地收集相关的数据。在涉及政治与宗教理念的时候，理性时代的经验主义者们各持己见，但他们都对实验和观察有一种锲而不舍的执着。他们在得出可能的结论之前，需要在实践中审慎地收集事实和经验，以便在时机成熟的时候阐述自己的观点。

17世纪中叶，英国医生托马斯·悉登汉姆尝试把困扰伦敦人的不同疾病进行分类；曾经做服饰生意的人口统计学家约翰·葛兰特详细统计了1662年伦敦死亡的人数（当时已知的死亡人数）和每一例有记录的死亡原因，编制成了世界上第一个死亡率表[①]；法国医生皮埃尔·路易核查了不同患者接受放血疗法治疗的疗效，从而将医学实践引入统计学；瑞士数学家丹尼尔·伯努利甚至分析了天花的死亡率，以评估预防接种（接种后死亡人数超过了受

① 死亡率表通常不会很准确。例如，1811年波士顿市记录的942例“疾病和受伤”死亡统计表格中列出了“喝凉水”（2例）、“猝死”（25例）、“白色肿”、“溃烂”等死亡原因。可以肯定，最常见的死亡原因是“肺病”——肺结核，患该病死亡的人数达221人，占总死亡人数的23%。即使到了1900年，在美国，每1 000名死者中仍有194人死于肺结核。见本书第六章。

益存活人数的疫苗接种）的风险和益处；19 世纪伦敦霍乱流行，约翰·斯诺绘制了霍乱的传播路径，并借此追踪到被污染的水源。

但是，绘制疾病传播路径，甚至记录下该路径沿途的状况，对找到疾病的根源（病原体本身）却于事无补。经营布匹生意，擅长研磨镜片的荷兰人安东尼·范·列文虎克首次将他在简陋的显微镜下看到的微小生物称为“微生物”。丹麦科学家奥托·弗里德里希·穆勒使用卡尔·林奈的双名命名法为它们命名。但当时仍然没有任何人将这些微小生物与疾病联系起来。

然而，这种探索过程即将出现新的转机。1821 年拿破仑去世，一年之后，在他曾经统治了十几年的法国，一个小男孩儿出生在了巴斯德家族。这个家族的人在四代以前还是农奴。这个小男孩儿名叫路易。

*

巴黎 15 区鲁博士大街的建筑承袭了亨利四世的建筑风格：倾斜的蓝色石板屋顶高高耸立，狭窄的天窗、由浅红色的砖与隅石组成的墙壁、方形柱与白石地基相映成趣。巴斯德研究所的旧址就坐落在这里，目前它仍然是世界上最杰出的研究所的一部分。巴斯德于 1888 年在这里创建了巴斯德研究所，他创造了发现疾病微生物理论这一无比荣耀的伟大成就，并开创了一门新的科学——微生物学。

路易·巴斯德出生在法国阿尔布瓦酿酒镇的一个制革工人家庭，在制革和酿酒两种古老工艺的环境中耳濡目染。这两种工艺都依赖微生物和大型生物之间的化学作用，即细菌、植物和动物之间的化学作用。制革商和酿酒商分别借助动物皮的腐烂和葡萄的发酵过程，化腐朽为神奇。发酵过程应用在食品加工的方方面面，从腌制蔬菜到催熟奶酪，这些一直深深吸引着巴斯德，直到多年后他对医学产生了浓厚的兴趣。

在巴斯德 26 岁以前，他所受的教育和他的职业生涯都遵循了传统成长历程——从来自边远地区的男孩儿成长为体面的中产阶级：他就读于巴黎高等师范学校，毕业后先后在斯特拉斯堡、阿尔代什、巴黎和第戎教书。然而 1848 年，年轻教师巴斯德的教书生涯就如他的国家的发展那样，发生了重大转折。当年爆发的撼动了整个欧洲的反君主政体革命虽然没有让革命者们如愿以偿，但却几乎影响了每一个人。

亚历西斯·德·托克维尔曾这样描述这场革命："社会一分为二，无产者因为共同的嫉妒情绪而联合在一起，那些有产者因为共同的恐惧而结为联盟。"似乎法国的革命者们没有料到，法兰西第二共和国选举拿破仑的侄子路易·拿破仑作为共和国的第一任总统，替代波旁君主制，这一结果并不能实现他们的初衷。此后不到四年，路易·拿破仑发动政变，建立了法兰西第二帝国……并将自己从总统晋升为皇帝。

法国的贵族总有举办庆典活动的理由，法国的科学家也是如此。新皇帝拿破仑和他的叔叔一样，也热衷于投资技术、工程和科学。巴斯德论证的外消旋酸（左旋酒石酸异构体和右旋酒石酸异构体的等量混合物）的转换过程（虽然颇费周折但在工业上并无实际意义的过程），获得了法国荣誉军团勋章，并受到了路易·拿破仑的关注。1854 年，新近加冕的皇帝拿破仑三世慷慨赞助，巴斯德得以就任众所瞩目的里尔大学科学院院长。值得注意的是，里尔大学所在的城市被誉为“法国的曼彻斯特”，位于法国工业革命的核心地区。也许更重要的是，拿破仑三世还为巴斯德引荐了从教师转型成为天文学家和数学家的让-巴蒂斯特·毕奥。毕奥后来成为巴斯德的导师，提供给巴斯德很多非常宝贵的指导意见。尤其是他建议巴斯德研究发酵过程，这个过程在当时的人看来似乎是生命的一大秘密。

*

就在巴斯德开始研究发酵过程的时候，科学界就发酵过程（比如，葡萄汁转化为葡萄酒）的本质研究分为了两派。一派主张纯粹的化学机制，认为发酵过程不需要任何有生命的物质参与；另一派则看重生物的重要性，坚持认为发酵是一个完全的有机过程。争论的焦点不仅仅是发酵（在这一过程中糖会转化为更为简单的羧酸或者酒精的化合物），同时包括生物死去的躯体由于蛋白质分解而发生的膨胀、变质和腐烂的相关过程。

尽管这些过程并不相同，但似乎有重要的相似之处。简单地说，两者都有味道：变质的牛奶或者奶酪的气味是由于其中含有丁酸（丁酸本身也会发出独特的味道），而腐烂的肉味源于氨基酸转化为简单有机化合物胺的化学过程。因此，人们恰如其分地将肉类腐烂时产生的胺称为“尸胺”和“腐胺”，并于 1885 年成功分离出这两种化合物。但是，它们是同一种原因导致的吗？如果是的话，原因又是什么呢？答案选项只有非生命和生命：化学原因或者生物学原因。

1798 年，法国博学家安托万·拉瓦锡首次对发酵，即从糖转化为酒精的过程，做了化学分析，他称这个过程为“化学中最神奇的过程之一”。拉瓦锡描述了糖是如何转化为“碳酸气”（即 CO_2）和“酒之精灵”的。（尽管他写道，后者应当更确切地被称为阿拉伯词“酒精”，因为它是由苹果酒制成或者由发酵的糖和酒制成。）由于发酵过程对于食品生产和加工具有非常重要的商业价值，生产葡萄酒、啤酒、奶酪等的例子不胜枚举，因此，1803 年，法兰西学会曾以一千克黄金为奖金，重赏能够准确描述发酵食物所具有的特性的人。在 1810 年的产业创新中，法国食品生产商找到了储存食物的方法，即将它们放到封闭的容器中，通过加热消耗掉里面所有的氧气（从而开创了罐头产业）。由于无氧的环境阻碍了食物发酵，从而也减缓了食物腐败的过程，当时的人认为发酵在某种程度上和氧气相关，是一种简单的化学反应。

然而，这一时期，光学显微镜制造行业的创新为发酵提供了另一种理论。19 世纪 30 年代，意大利天文学家乔凡尼·阿米西发现了能将物体放大 500 倍以上的显微镜镜片的制造方法，这一发现让观察者可以看到直径小于一微米（1/1 000 毫米）的观察对象。人们使用这种显微镜观察的第一批研究对象就是与具有重要商业价值的发酵过程关系最密切的酵母。[①] 1837 年，德国科学家西奥多·施旺通过阿米西的显微镜观察酵母后得出结论：酵母事实上是

---

① 另一个原因是，酵母是多细胞真菌，体积比单细胞细菌大得多。当时还没有可靠的单细胞细菌识别方法。

有生命的。

像很多此类的重大发现一样，施旺的发现并非人人都认可。对包括德国最杰出的化学家尤斯图斯·冯·李比希在内的很多人而言，这只不过是活力论的一种原始形式，而把发酵过程看成一种糖和空气之间的相互作用似乎更简单、更科学。如果不是巴斯德在总结了一系列实验结果之后得出了对他而言十分谦逊的结论，这种争论可能会僵持几十年。[①] 巴斯德在文章中写道："我认为，发酵过程如果不是有微生物同时参与、发育和繁殖，就是酒精在起作用。"到 1860 年，巴斯德已经证明，是发酵微生物导致了食物腐败和变质，将牛奶变酸，把葡萄汁变成酒。1866 年，时任巴黎美术学院教授（授课的内容为地质学、物理学和化学在美术中的应用）的巴斯德通过对葡萄酒的一系列研究，提出了巴氏灭菌法，通过将葡萄酒加热到亚沸点温度（60 摄氏度左右）从而杀灭导致葡萄酒变质的微生物，该方法也适用于牛奶加工。当时，蚕病肆虐，严重威胁到法国的丝绸工业，巴斯德还提供了一些有效解决蚕病问题的方法。

这些非凡的成就不仅是巴斯德诸多卓越贡献的证明，更重要的是，其每一项成就都在提醒人们，科学本身是在不断变化的。在一个时代，当国家的财富越来越受到技术力量的驱动，而不再

---

① 据回顾，当施旺发表他的研究成果的时候，李比希的回应现在看起来可能有点儿幼稚。1839 年，他发表了一篇匿名文章，其中写道：一种长得很像蒸馏器的微小动物"解开了酒精发酵之谜"——小动物的一端吞食糖，然后肛门排出酒精，阴茎排出碳酸。

取决于耕地面积、可使用的劳动力数量甚至是贸易额总量的时候，工业化学就成了战略资产。法国在当时是欧洲最大的葡萄酒和乳制品生产国，也是全世界丝绸的重要生产地，任何威胁到这些产业的因素都会引起法国政府的注意。

接下来的 20 年将会是法国医学革新突飞猛进的时期，而巴斯德也将再次成为这场革新的中心人物，他将找到发酵、腐败和疾病之间的重要联系。

*

早在 1857 年，巴斯德就已经开始质疑李比希的观点：变质是发酵和疾病传播的原因——从某种程度上讲，变质和接触传染都导致了腐烂。巴斯德颠倒了李比希的逻辑顺序，从而取得了飞跃式的进步。巴斯德在里尔检测过病蚕，在阿尔布瓦研究过变质的葡萄。他在显微镜下观察到的过程看起来和发酵一模一样。因为他知道是像酵母一样甚至更小的微生物导致了发酵，所以他推断发酵和疾病一定存在着共性：都是微生物在作祟。

但巴斯德并不是唯一一个提出这种假说的人。

在具有革命意义的 1848 年，法国人取得的第一项大突破就是发现，两个分子可以成分相同但是在结构上互为镜像。酒石酸是葡萄酒发酵的副产品之一，它由 4 个碳原子，6 个氢原子和 6 个氧原子组成，是一种右旋分子——通过该分子的光向右旋转。外消旋酸和酒石酸具有相同的分子式——$C_4H_6O_6$，但外消旋酸通过该分子的光可以向左右两个方向旋转：在正式的术语中，它既是左旋分子又是右旋分子。人们对这一术语本身的发明就具有非常重要的意义，所有学习立体化学时饱受概念困扰的高中生都可以证实这一点。通过变换聚焦在巴斯德身上的历史镜头，我们可以看到，就“微生物致病理论之父”（也被称为“微生物学之父”）这一头衔而言，巴斯德唯一的强劲对手是和他势均力敌的冤家对头——罗伯特·科赫。

*

1843 年，科赫出生于汉诺威王国克劳斯特尔镇。汉诺威王国在现代德国建立之前是一个侯国。和巴斯德一样，科赫也深深受益于整个德国对于技术教育的新兴热情。这种热情对亲德国家和地区的影响甚至比对法国的影响还要深远，在医学教育方面表现得尤为突出。从 18 世纪末开始，所有德语国家的大医院都要和一所大学挂钩，这就是维也纳大学。当时，约瑟夫·安德列亚斯·冯·斯蒂夫特创办的维也纳综合医院就隶属于维也纳大学。

科赫出生一年后，也就是 1844 年，卡尔·冯·罗基坦斯基接替了斯蒂夫特的院长职位，“维也纳医科大学”将同一病人在生前的检查与其死后的尸检结果联系在了一起。在罗基坦斯基之前，临床诊疗和病理学检测均由同一名医生负责，该医院当时将临床诊疗和病理学检测分离，并记录了 6 万多例尸检结果，建立了一个庞大得可以通过尸检研究验证的诊断数据库。

由于德语国家对科学教育的重视，尤其是对医学的重视，科赫和巴斯德一样，至少完成了严格的中学和大学教育。同时他也像巴斯德一样获得了医学学位，遇到了一位优秀的导师，为他后来的多项研究打下深厚的基础。科赫的导师雅各布·亨利是格廷根大学的解剖教授，他从 19 世纪 40 年代开始就倡导疾病是通过生物体传染的理念。

巴斯德和科赫都是天赋异禀的实验主义者，都醉心于实验室的研究工作。

巴斯德的实验之路将会给医学界带来重大革新，但却相对迂回曲折：首先研究有机分子的基本化学组成，然后研究工业发酵现象。科赫则少走了很多弯路。作为德国沃尔施泰因的莱茵兰德小镇的医疗公职人员，他开始研究一种当时导致农村地区大批农场牲畜死亡的疾病。

无论是过去还是现在，炭疽对各种食草动物和食肉动物（很少）而言都是一种致命性的疾病。食草动物都是在吃草的时候感染了炭疽，而食肉动物则是在捕食感染了炭疽的动物时染病。19 世纪，每一年，炭疽都会导致欧洲成千上万的奶牛、山羊和绵羊死亡。对于因管理染病的牲畜而间接感染的人如牧民或者牧场主而言，炭疽也是一个极其恐怖的杀手。炭疽是被称为“羊毛工病”的致命传染病，原因不言自明。动物和人感染炭疽后都会出现可怕的症状：致命毒素[①]引起严重窒息、组织疼痛、水肿，直至最终死亡。科赫决心攻克这种疾病，找到它致病的原因，以及它从感染者体内传播到健康人体内的传播方式。最重要的是，要明确这种疾病是否可以预防和治愈。

即使按当时的标准，科赫的实验设备也是相当简陋的。他用

① 炭疽毒素的三种成分之一被称为“致死因子内肽酶”。奇怪的是，这三种成分本身都没有毒性，只有结合在一起才产生毒性。

薄木片从牛和羊尸体的脾脏上提取液体，分 20 个批次注射到实验老鼠身上。从严格的技术角度而言，这种做法仅仅是一种实操经验而不是精密的实验。科赫的薄木片实验证明，即使在感染炭疽的动物死后，其血液仍然具有传染性。通过这些实验，他得出结论：是血液里的某种物质而不是血液本身携带了疾病。为了找到这种物质，他需要传染元素的纯样本。于是他再一次使用自制的实验设备，分离并提纯了传染元素，并让其在特殊的环境中繁殖：从未被感染的牛眼中提取水样物质，在这种水样物质中培养单纯的传染元素。当他把这种培养液注射在健康动物身上之后，健康动物也感染了炭疽。

于是，科赫找到了炭疽病原体。这位乡村医生首次在一种独特的微生物和单一疾病之间建立了联系。他还能解释食草动物是如何感染上了他在非常特别的环境中培养的病菌。在不适合生长的环境中，炭疽病菌会产生芽孢，这种芽孢可以在缺乏食物、没有宿主甚至缺氧的情况下存活（比如，在沃尔施泰因耕好的土壤里生存）。当环境改善之后，即当它们进入一些倒霉的牛科动物的消化系统或者呼吸系统之后，这些芽孢便开始发芽并重新开始繁殖。很快，这些导致疾病的毒素就会达到致命的程度。

这一重大发现吸引了布雷斯劳大学的一位植物学教授费迪南德·朱利叶斯·科恩的关注。最值得注意的是，科恩在 1872 年曾为一个全新的生物种类命名：细菌（bacteria，该词源于希腊词 baktron，意为“棍子”）。至此，关于这些存在于发酵和疾病的研究过程中，列文虎克曾经称之为“微生物”的林林总总的微小生物体的研究，开始有了独立的学科。然而，此时人们仅仅认识到疾病和细菌之间存在一定的关系，而对于细菌的普遍性、杀死感染者的机制和它们存在的时间仍然一无所知。

19 世纪，人们不了解细菌在地球上存在的时间，其中一个重要原因是，人们对地球本身存在的时间缺乏认识。直到 20 世纪初，威廉·汤姆森·开尔文勋爵使用热力学方程式计算出地球大概有 2 000 万年的历史，他是最早对地球年龄进行估算的人。开尔文勋爵的结论对于达尔文进化论的拥护者而言是一个严重的问题，就连达尔文本人也因此饱受困扰，因为短短 2 000 万年的生物进化历程远远达不到地球上已知生物的多样化的状态。

目前我们对地球年龄的估算结果为约 46 亿年，这可以很好地解释地球上的生物多样性问题。在这一难以想象的漫长历程中，大多数时间里细菌都是地球上的主要生命形式。据估算，目前仍然如此。可识别的细菌生命（已经具有一整套新陈代谢工具，没有细胞核的单细胞生命）最早出现在大约 30 亿年前，直到 5.7 亿年以前，它们都是地球上唯一的生命形式。迄今为止，它们仍然是地球上数量最庞大的生命群体。每一克地表层的土壤所含的细菌数量超过 4 000 万个，而一盎司海水中含有 3 000 万个细菌。总的来说，地球上的细菌总量达 5×10^{30} 个，其总质量可能远远超过地球上动植物质量的总和。

20 世纪中叶以前，细菌的分类一直都是一个难题。几个世纪以来，分类学家都假设所有的生物非植物即动物。直到 20 世纪 30 年代，法国海洋生物学家爱德华·沙东为生物界给出了一个完全不同的、更准确的分类。他将生物界分为有细胞核（“生命之核”）的生物和无细胞核的生物。沙东以希腊词中表示内核的词karys为词根为生物命名：细菌是原核生物（prokaryotes，法语为procariotique）；而其他生物，从巴斯德发现的酵母到蓝鲸，实质上几乎都是真核生物（eukaryote）。[①] 从寒冷的北极冰川到海底热液喷口，再到哺乳动物的消化系统，细菌无所不在。它们在地球上存在的时间可以追溯到非常久远的时代，以至于它们已经成为进化创新的行家里手了：从第一代细菌到让乔治·华盛顿喉部肿痛的那一代细菌大概间隔了 3×10^{11} 代，这个数字差不多比第一代酵母到目前普通的酵母间隔的代数要大 6 个数量级。细菌在一个小时内可以繁殖三次，它们可以在很短的时间内变异为与之前完全不同的版本。相对于地球上的其他生物来说，这似乎是在眨眼间完成的。也许对于疾病的发展而言，最相关的莫过于它们可以以任何物质为食物：从阳光到可以用来清洁船舶底部的剧毒化学品，再到以人类为食。用一位 20 世纪的生物学家的话来说：“由于所有构成生物体的碳氢化合物都遵循既定的排序，人体是这些微生物的理想食物来源，难怪微生物对我们如此着迷。”

尽管科恩并不了解细菌出现的年代和发展历史，但他知道科赫发现的微生物必定是细菌王国中的一部分。于是，1876 年，他

---

① 到撰写本书为止，人们最普遍接受的生命树包含两个范畴：一是原核生物，包含细菌和生活在极端环境（类似于地球早期的无氧环境）中的微生物——古细菌；二是真核生物，包含植物、动物、真菌（单细胞生物，例如酵母）和原生生物（多种藻类，也有单细胞微生物）。

在自己创办的杂志上发表了科赫的论文，该杂志名为《植物生物学文稿》。科赫的发现让他一夜之间成为欧洲知名的生命科学家，也引起了一位更知名的科学家路易·巴斯德的关注。

1877年，巴斯德将这一发现用于研究当时仍处于争议中的炭疽致病原因。当时至少有一位生物学家说过，由科赫分离出来的细菌仍然“既不是导致脾热（即炭疽病）的原因，也不是其必要的影响因素”，因为氧气会杀死这些细菌，而含有死去的细菌的物质仍然会传染炭疽。巴斯德并不相信这一点。他做了此前科赫做的实验——从培养炭疽的烧瓶里取几滴溶液放到另一个烧瓶里稀释，并不断重复这个过程，直到确定其中不含有其他传染元素的时候，将纯炭疽病原体培养液注射到宿主动物体内，结果他发现该动物确实可以感染炭疽。科赫发现的芽孢就是看起来已经死亡的细菌仍然具有传染性的原因：炭疽细胞并没有被氧气杀死，而只是在芽孢壁内休眠了。通过科赫的芽孢理论和巴斯德的稀释实验，人类对炭疽有了突破性的认识。这也是德国医生科赫和法国化学家巴斯德的第一次结缘，却不是最后一次。

巴斯德下一步要做的是将他的实验结果应用到实际的治疗中。一百年以前，英国医生爱德华·詹纳曾经证明，健康人接种了从相对良性的牛痘中提取的液体将获得对天花的免疫能力。巴斯德通过自己的研究发现，为母鸡注射含有降低毒性的家禽霍乱病原体培养液也可以让它们获得免疫能力。为什么炭疽不可以呢？解决问题的关键是，通常接种预防某种疾病的疫苗需要找到导致那种疾病的病原体，并使其毒性降低到接种后不会致病的程度。

1881 年，巴斯德和包括查尔斯·钱伯兰、埃米尔·鲁克斯在内的几名同事尝试了各种方法。尽管仍会伴有一些并发症的出现，巴斯德等人依然采取如在病原体培养液中添加酸或将其加热到不同温度，以降低细菌的毒性。巴斯德对自己举世无双的天赋极其自信，以至于他所表现出的狂妄自大让人难以忍受。1878 年，他攻击了杰出的生理学家克劳德·伯纳德，说他是一个不辨菽麦、哗众取宠的骗子，因为克劳德·伯纳德曾质疑他关于发酵需要活性微生物的理论。[①] 自然而然，当兽医琼–约瑟夫·亨利·图森特抢先一步成功地降低了炭疽菌毒性的时候，巴斯德大发雷霆也是在情理之中的。同样，当团队发现使用伯纳德的技术（使用氧化剂重铬酸钾）降低炭疽毒性可以制造出实用的疫苗时，为了独揽荣誉，巴斯德居然声称自己在此前就通过使用氧气制造出了炭疽疫苗。

但无论在疾病预防方面还是在应急公关方面，巴斯德的策略都是行之有效的。1881 年 5 月 5 日，在法国普宜勒堡村，实验人员将 50 头羊和 10 头母牛分为两组，一组为控制组，另一组为后续接种疫苗的实验组。这两个组的牛羊均被注射了炭疽杆菌。一个月后，受控小组未采取免疫措施的牛羊全部死亡，而接种疫苗后的牛羊则无一感染炭疽。就此，路易·巴斯德战胜了炭疽。作为法国科学界久负盛名的英雄人物，他当时的地位可以和拉瓦锡、布莱士·帕斯卡相提并论。

德国人对此的反应则相对平淡。1882 年，罗伯特·科赫在参

---

① 1895 年巴斯德去世后，爱德华·巴克纳宣布了一项重要的发现，证明伯纳德和巴斯德都是正确的：酶（微生物代谢活动的产物和成分）是发酵的真正原因。

加了巴斯德的第四次国际卫生大会之后，写了一篇长达一万字的文章，表达了他的如下意见：

> 巴斯德从一开始就没有使用提纯的病原体，注射这种含有杂质的病原体是否会导致动物患炭疽令人质疑，而由此得出的实验结果更难以令人信服，因为巴斯德没有使用已知的易感染炭疽的动物做实验——这类动物中最典型的是兔子……巴斯德的策略是仅仅公布实验中几个有利的方面，他甚至忽略了决定性的负面实验结果。这种行为在商业广告中也许无可厚非，但在科学研究中是绝对不能容许的。巴斯德在其日内瓦的报告开头部分提到“我们对真理有着永远无法超越的热情”，而巴斯德做事的方式却与此相违背，他的行为让人难以理解……

科赫的报告无疑是在向巴斯德的学术权威宣战，而这场旷日持久的争辩直到1895年巴斯德去世才结束（或许会有人说，甚至那时都没有结束）。1880年，科赫搬进了在柏林的帝国卫生局的一个实验设备已经大幅改善的实验室。在那里，他几乎每个月都有新的发现。在经历了反复实验，错误被排除之后，他发现无法在营养丰富的液体（例如牛肉汁）中培养细菌，不同种类的菌群很容易混杂在一起。他发现可以在土豆片上培养纯正的菌株，后来还发现可以在被称为琼脂的基于海藻的胶状物中培养细菌。迄今为止，琼脂仍然是标准的细菌培养介质。科赫的助手朱利叶斯·理查德·皮特里设计、制造了多个皮氏细菌培养皿，以琼脂为营养液培养菌群。1882 年科赫发现了导致肺结核的病原体，他的同事弗里德里希·勒夫勒称这一发现为“举世震撼的大事”，让科赫“一夜之间成为德国历史上最成功的研究人员”。[①] 1885 年，科赫发现并确认了霍乱病原体。

科赫的成就不止限于他在柏林实验室里的研究成果。他制定了管理霍乱流行的标准，并和勒夫勒一起创建了病原体致病“四大假设”诊断工具（即科赫法则），这一诊断工具将单一的病原体和单一的疾病联系起来。这些假设本身有一定的可信度，并且非常实用。假设一：所有感染了疾病的生物体内必定都能找到病原体，但所有健康生物体内没有病原体。假设二：病原体必定可以从感染疾病的生物体中被分离出来，并可以在琼脂类的培养液中繁殖。假设三：经过培养的病原体同样会导致健康宿主感染疾病。假设四：被再次分离的病原体和最初的病原体完全相同。[②]

当时整个欧洲的科学家们都认为，巴斯德是由于不愿意把这些法则作为诊断工具而引起了科赫的敌意。毫无疑问，这是原因之一，而根本的原因是：科赫是德国人，巴斯德是法国人，他们谁也不会忘记 1870 年发生的事情。

---

① 关于肺结核的更多内容，见本书第六章。

② 貌似有道理，但并不正确。相反，很多病原体都可以在健康生物体内被找到，这与假设一不相符。即使这些病原体可以通过皮氏培养皿进行培养（也并非所有致病因子都可以培养），也不意味着它们会让所有新宿主患病，这一点使科赫的诊断工具可以应用在诊断还原和判断知识偶然性的实践中，因为这些研究对象并不遵循常理。

1870 年 7 月，在普鲁士首相奥托 · 冯 · 俾斯麦的蓄意挑衅下，法国议会通过投票支持巴斯德的资助人拿破仑三世对普鲁士宣战。在不到一年的时间里，俾斯麦率领的北德意志邦联军势如破竹，击溃了东部的法军，俘虏了法国皇帝拿破仑三世，然后围攻巴黎，接受了法国的投降，并宣布成立由普鲁士国王俾斯麦统治的新德意志帝国，由此扰乱了欧洲自挫败拿破仑 · 波拿巴之后所获得的权力平衡。但这都不能和路易 · 巴斯德失落的心境相比，他义愤难平："到我死的那一天，我的每一件作品上都会刻上这样的文字：仇恨普鲁士！复仇！复仇！"巴斯德已经注意到科赫不仅是德国人（汉诺威人，不是普鲁士人，但这并不是重点），而且曾在普法战争期间担任军医。

从此，两人结下了不解的恩怨。这两位彻底颠覆了生物学和医学实践的功勋卓著的科学家，彼此都有几十项研究成果，每一项研究成果都为他们赢得了科学界的不朽功名，每一项成果都能为他们带来举国景仰的荣耀。然而造化弄人，似乎为了强化镜像比喻，这两位伟人都因为各自的缺点而受到了非议，我们或许可以善意地称之为"人生点缀"。

1890 年，就职于柏林的帝国卫生局的罗伯特 · 科赫因为居功自傲而尝到了苦头。当时他宣布发现了一种治疗肺结核的新技术，即他命名为"结核菌素"的结核菌提取物。由于当时科赫的声望极高，他的话几乎就是德国医学界的金科玉律，因此结核菌素被认为是治疗肺结核这种人类已知的最危险的疾病的药物而沿用了 11 年。人们用了很长时间才发现结核菌素并不奏效，部分原因是那些实验对象已经病入膏肓，实验反复失败已经是意料之中的事情，甚至是情有可原的。但科赫本人却不应轻易被原谅。他对自己的配方一直守口如瓶，这已经很离谱了，而他的理由更不可理喻：他毫不隐瞒自己要用它来获取利润的意图，因而不愿意和其他科学家分享这一潜在的、极具价值的交易筹码。更甚者，当他最后不得不公布他使用的物质实质上有害的时候（事实证明，结核菌素即使在甘油中也会产生过敏反应[①]），足以清楚地表明科赫不但对配方的成分不甚了解，而且无法提供他原本应当用此配方治愈的那批豚鼠。此后，一直到科赫死的那一天，他都承受着这一丑闻带来的煎熬。无论是对于疫苗疗法的认识本身的局限性，还是对于科学发现所承受的压力，这一丑闻都是一个很好的证明。因为我们在后面将会看到，战胜传染病和预防传染病完全是两个不同的历程。

相比之下，巴斯德就幸运得多了，类似的丑闻至少在他有生之年没有给他造成太大的困扰。仅仅一个世纪后，一本名为《路易·巴斯德私人科学》的书中披露：巴斯德的一项最广为人知的成就——1885 年的狂犬疫苗——并没有传说中的那样有效。

1885 年，人们对狂犬病病原体的研究宣告失败。这种失败是难以避免的，由于这种病是病毒引起的，直到 1892 年人类才发现这种病毒：一种自由浮动、外面有一层蛋白质膜包裹的遗传物质，体积比细菌小得多，可以在细菌体内繁殖。但当时巴斯德进一步

---

① 这是现代结核菌素皮试的基础。

推测：由于狂犬病的潜伏期很长（一个月到一年），通过给感染狂犬病但还没有发病的人注射疫苗或许可以治愈这种疾病。也就是说，给被狂犬病动物咬伤后的人接种疫苗后有可能帮助他们获得免疫力，以对抗这种一旦发病就必死无疑的疾病。

1885 年 7 月，9 岁的约瑟夫 · 迈斯特被疯狗咬伤，在巴斯德为他注射了在活的兔子身上培养的低毒性狂犬病毒后，他幸存了下来。巴斯德的做法受到了很多人的赞扬。法国的公众简直将他奉若神医，并且筹集了 250 万法郎（至少相当于今天的 1 200 万美元）创建巴斯德研究所。三年后，巴斯德研究所正式运营。

尽管巴斯德至少在某种程度上对治愈疾病存在误解，但迈斯特的确让巴斯德成了国家英雄。人类被疯狗咬伤后感染狂犬病的概率只有约七分之一（尽管如此，在 1885 年，这七分之一的人总归会死）。也就是说，即使巴斯德不给迈斯特注射疫苗，他也很有可能活下来。关于巴斯德英雄事迹的另一个更重要的问题是迈斯特并不是第一个接种巴斯德的疫苗的病人。1885 年 6 月，就在迈斯特接种该疫苗的两个星期以前，一名叫朱莉 · 安托瓦妮特 · 波亨的女孩儿也接种了该疫苗，但她不久就去世了。另外，巴斯德在给迈斯特注射疫苗之前，也没有在狗身上做过实验（尽管他声称他做过）。这也许可以理解为，巴斯德因为疏漏而未向记者或者其他科学家提及在迈斯特之前的两次实验。[①]

然而，科赫和巴斯德的真正成就过于巨大，这些可能会让普

---

① 无论如何，狂犬病都不会对公共卫生造成巨大危害。1885 年，法国每年只有不到 30 人死于狂犬病。

通的科学家身败名裂的失误，对科赫和巴斯德而言就不足为虑了。尤其是巴斯德，从一开始发现发酵原理的时候他就已经名震国内外了。1867 年，英国人约瑟夫 · 利斯特被巴斯德的研究成果震撼，在自己的书中写道：

> 现在我们回过头来看大气如何使有机物质分解的问题。我们发现巴斯德的研究中有很多内容都涉及这一主题。巴斯德通过令人信服的证据证明，具有这一属性的不是大气中的氧或任何气体成分，而是悬浮在大气中的微小颗粒，它们是长期以来人们从显微镜中观察到的，被认为是偶然混入腐烂物质中的各种低级生命形式的微生物。但巴斯德证明它们才是将复杂的有机化合物分解为更简单的化学成分的最根本原因，就如酵母将糖转化为酒精和碳酸一样。

利斯特写这本书的时候，他已是一名在职医生兼格拉斯哥大学的外科教授。40 年前，利斯特出生于艾塞克斯的一个贵格教派的殷实家庭。他的父亲约瑟夫 · 杰克逊 · 利斯特是一名受人尊敬的物理学家和显微镜应用的先驱，也是一位典型的科学业余爱好者，并曾经由于发明了消色差显微镜，当选为世界上历史最悠久、最受尊敬的科学组织英国皇家学会会员。

1847 年，利斯特从伦敦大学学院毕业后就考入了英国皇家外科医学院（即使在 19 世纪中期，牛津大学和剑桥大学仍然拒绝招收贵格教派的学生）。1853 年，他成为伦敦大学学院医院的一名住院外科医生。三年后，他被任命为爱丁堡皇家医院外科医生。

1859 年，新婚不久的利斯特搬到格拉斯哥大学，他的故事才真正开始。

*

格拉斯哥皇家医院是为了治疗“医院病”（1869 年爱丁堡的产科医生詹姆斯·扬·辛普森为其命名，现称为“外科脓毒症”或“术后脓毒症”）而建的。显然这个目的并没有达到。据利斯特自己的记录，在该医院做截肢手术的病人中，40%~50% 死于“医院病”。利斯特写道：“将巴斯德的原理应用到开放性骨折的治疗中，谨记罪魁祸首是大气中的活性颗粒。如果能找到可靠的、具有杀菌效果但腐蚀性不是太强的药物，似乎只需要在包扎伤口的时候涂上这些可以杀死化脓性病菌的药物就行了。”

利斯特的早期工作是研究血液凝固，尤其是病态炎症在显微镜下的不同阶段的血液凝固，这一工作经验使他相信巴斯德是对的。然而“花粉”的传播理念也让他相信，微生物只通过空气传播。这种观点虽然并不正确，但却很有用，因为它认为在“被感染的”空气和病人之间存在一种最不可逾越的障碍。

这种障碍并非物理屏障，而是一种化学屏障。1834 年，德国化学家弗里德利伯·朗格发现，他称之为“石炭酸”（Karbolsäure，或称苯酚）的物质——杂酚油（木馏油），可以通过蒸馏木头或煤在炉子或烟囱里燃烧之后产生的柏油物质获得。杂酚油可以使熏肉产生特有的香味。19 世纪 60 年代的某一天，利斯特读到一条消息，一个德国小镇利用杂酚油去除下水道里的味道。受到巴斯德的影响，利斯特知道，下水道散发出臭味和伤口坏疽的原理相同。据此，他推测，经过必要的修正，能消除下水道的化合物也许可以阻止伤口坏疽。1865 年春天，利斯特开始测试其他煤焦油提取物对病人的影响。8 月 12 日，他取得了突破性进展：石炭酸可以治疗感染性感冒。[①] 两年后，利斯特发表了自己的研究结果：通过使用石炭酸，格拉斯哥皇家医院的手术死亡率从 45% 降至 15%。“这一变化的原因似乎是无可辩驳的，细菌导致了感染的重要性怎么强调也不过分。”[②]

利斯特花了多年的时间才说服医学界确立消毒过程的重要地位，他在医学实践和广泛发表的研究结果方面（1871 年，他成功地为维多利亚女王胳臂下面的脓包做了引流手术）的贡献甚至大于对实验验证的贡献。然而，依赖这种消毒技术也存在一定风险，病人们经常不得不吸入杂酚油燃烧时产生的油烟，非常危险。更糟糕的是，医生会给一些病人注射石炭酸。石炭酸不仅仅会杀死病原体，通常还会导致病人死亡。正如 19 世纪 80 年代德国生理学家（首届诺贝尔生理学或医学奖获得者）埃米尔 · 贝林指出的：“人类和动物的组织细胞比我们当前已知的任何细菌都更容易被消

---

① 当然，他并不知道其中的原因。石炭酸使细胞膜降解并最终破裂，结果导致细胞内部成分流出，从而摧毁了细胞。

② 应当注意的是，还有一些其他因素也有助于降低手术并发症，包括改善卫生条件。此外，对感染疾病的原因，利斯特的观点自 1867 年以来也发生了很大的转变。在 1867 年，他仍然认为至少有一些疾病是因为瘴气或者污浊的空气导致的，并且似乎更倾向于认同李比希的观点——腐败是导致细菌发生作用的原因，而不是细菌导致了腐败。

毒剂杀死，这几乎就是一种规律。在除菌剂消灭侵入动物血液中的病菌之前，或者抑制动物身体各个器官中的入侵病菌的生长之前，受到感染的动物自身就已经被杀死了。”

在利斯特此后的生涯中，他的声誉，以及抗菌和无菌外科实践（不仅包括利斯特首创的防止伤口感染的措施，还包括他后来采用的一项为患者创造一个全面卫生的环境的技术）的重要性都在不断提升。他后来成了 19 世纪英国最有影响力的人物之一，曾担任英国皇家学会主席，创建了英国预防医学研究所（1903 年更名为利斯特预防医学研究所），并获得了莱姆里吉斯“利斯特男爵”称号。1899 年，中国驻圣詹姆士宫廷的公使在中国皇帝的授命下为全世界 100 名伟人著书立传。他宣布三位英国人光荣入选，他们分别是威廉 · 莎士比亚、威廉 · 哈维和利斯特。现在回想起来，这也算实至名归。微生物致病理论由巴斯德、科赫提出并验证，而利斯特在探寻疾病的产生原因这一过程中获得了数量惊人的发现：不仅有炭疽、结核和霍乱病原体（分别为炭疽杆菌、结核分枝杆菌和霍乱弧菌），还有淋病病原体（淋病奈瑟氏菌，1879 年被发现）、白喉病原体（白喉棒状杆菌，1883 年被发现）、细菌性肺炎病原体（肺炎链球菌，1886 年被发现）、气性坏疽病原体（产气荚膜梭菌，1892 年被发现）、黑死病病原体（鼠疫耶尔森菌，1894 年被发现）、痢疾病原体（痢疾杆菌，1898 年被发现）、梅毒病原体（梅毒螺旋体，1903 年被发现）及百日咳病原体（百日咳杆菌，1906 年被发现）。另外，这些传染病病原体的发现，直接导致了一套强有力的防御性措施的出台，不仅仅是消毒术、抗菌术和疫苗接种，甚至更有用的是改善医疗卫生条件。从本质上讲，疾病预防措施是卓有成效的，我们虽然很难确切地知道这些应急措施挽救了多少生命，但是欧洲新生儿的平均预期寿命从 1850 年的不到 40 岁上升至 1900 年的 50 岁以上，应急措施是促成这一改变最重要的原因。

尽管这些医学实践在帮助人们预防病菌感染方面发挥了重要作用，但是每天仍然会有数百万人感染疾病。一旦他们染病，当时的药物几乎没有任何实际疗效。医学史上最伟大的胜利——微生物致病理论终结了“英雄疗法”理论，取而代之的是“治疗宿命论”。[①] 医生们学习了细菌致病理论，他们了解到，一旦病人感染了某种细菌，几乎没有可供治疗的药物。

在一则流传最为广泛的伊索寓言故事中，一群生活在池塘里的青蛙向神祈祷赐给它们一个国王。顽皮的宙斯把一根原木投到了池塘里，宣布从此以后，这根原木就是这群青蛙的国王。这群青蛙对那根一动不动的原木失望至极，再次向神祈祷赐给它们一个国王……这一次它们想要一个能做点儿什么的国王。于是宙斯派了一只鹳，鹳毫不犹豫地吃掉了这些青蛙。这则伊索寓言——宁愿选择原木为王也不要选择鹳——是 19 世纪 60 年代到至少 20 世纪 20 年代西方国家的医生们谨记的理念，即保持一种恭敬谦逊的态度。毕竟，当时只有少数的几种药有点儿效果（大

① 大多数历史学家称之为“治疗虚无主义”。事实上，现代版的《希波克拉底誓言》里有这样一句话：“我将从患者切身利益出发，采取所有必要的措施，既不过量用药，也不秉持治疗的虚无主义态度。”

多数都是止疼药)，而这几种药几乎被用于治疗所有疾病，药效令人质疑。1860 年 5 月 30 日，奥利弗·温德尔·霍姆斯博士（老霍姆斯）在马萨诸塞州医学会上发言的内容引起了轰动：

> 扔掉鸦片，这是造物主自己开具的处方，我们经常会看到色彩鲜艳的罂粟花开在了本该种植玉米的土地上。从而似乎可以预见，饥饿总是与病痛相伴相随。停止钻研某几种药物的新特性，因为根本没有应用它们的必要。戒掉酒精，尽管它是一种食物，但它所升腾的水汽麻醉了我们的感知。我坚定不移地认为，如果能够把当前所有的药都沉入海底，人类会活得更好，而鱼类将面临灭顶之灾。

虽然霍姆斯的言辞有点儿夸张，但也不为过。19 世纪，人们在医学上取得的创新成就不容小觑，包括认识到打喷嚏本身也是一种重要的疾病传染途径。这一时期的伟大生物学家们创建了一套稳健的疾病理论，以及强大的疾病预防工具，并开启了医学研究、实验和验证模式。

除了认可巴斯德、科赫、利斯特及其他人在人类医学领域的伟大发现，人们很容易产生困惑：他们对医学革命最持久的贡献是否是关于公共研究机构的创新而非医学发现——创建了现代生物研究实验室。巴斯德研究所成立于 1888 年；利斯特预防医学研究所（原为普鲁士皇家传染病研究所）与罗伯特·科赫研究所均于 1891 年成立。1890 年，皇家内外科医学院在伦敦开设了第一个研究实验室。这些医学机构的创建不仅为下一代研究人员提供了更好的学习环境和平台，给世界上最好的生物学家和生理学家提供了进行合作及竞争的体系架构，同时还为研究工作赢得了所需要的各种资源——富裕慈善家族的投资及各国政府的补贴。19世纪末 20 世纪初，生命科学研究还要经历几十年的发展才能成为耗费巨额投资的领域。尽管如此，已然万般节省的医学研究仍然需要一笔不小的经费开支。在一段时期内，公共机构实验室仍然是投资产出比最高的地方。

在经历了从乔治 · 华盛顿的病床到 1942 年纽黑文医院产科病房的事件之后，下一章，药物学将迎来它更重要的发展时期：工业化学与医学的联姻时代。

第二章

坚持、技术、好运和财富

℞

“伟大的生化革命”中最重要的

革命既不是药物也不是疫苗本身，

而是为进展中的实验室研究项目

创造持续性的资金来源。

19 世纪一部德国歌剧《魔弹射手》（又名《神枪手》）中讲述了一个年轻林务员的故事。这名林务员必须通过一项射击考核才能赢得他的真爱。在一场比赛中，他输给了一位年轻的农民，有人劝他使用一种被称为“神弹”或者“魔弹”的有魔力的子弹来提高获胜概率，用这种子弹射击可以百发百中。[①] 林务员获得了其中的六颗，而第七颗在魔鬼手里。“魔弹”频繁地出现在欧洲的民间故事中，在 19 世纪的戏剧中也是一个常见的比喻。

现代人甚至因此而受到启发，为“魔弹”创造了广为流传的新用法，这种用法与魔鬼、民间神话毫不相关。1907 年，在当时英国皇家公共卫生研究所举办的哈本讲座上，一名叫保罗·埃利希的德国医生以“魔弹”为主题发表了演讲，他使用“魔弹”来描述一种靶向药物，这种药物可以对致病的细菌发动攻击而不会对感染疾病的宿主造成伤害。

① 由民俗学家威廉·格林和雅各布·格林汇编的《德语大词典》中也收录了该词，指拉普人在远距离时对自己的目标下毒的技术。

埃利希当时 52 岁，是世界上最受人尊敬的医生和科学家之一。他和罗伯特·科赫一样也受过极其严苛但效果却不容置疑的德国教育。从 19 世纪早期威廉·冯·洪堡在普鲁士推行教育改革开始，德国人对数学、科学等现代学科的态度远比英国人或法国人的务实，更不用说美国人了。1872 年，德国国民教育体系的中学——高中和理科中学，尤其是技术学院（专科院校）——在为学生提供 9 年拉丁语和希腊语课程的基础上增加了代数、化学和物理学课程。德国政府为国民提供了有史以来最严格的教育体系，几十年后，德国在每个科研领域几乎都处于世界领先水平。此外，由于教育改革的初衷非常明确，即支持德国的商业发展，因而没有人会质疑学校（中学及中学后教育）与工业界之间所建立的合作关系。保罗·埃利希就是一位典型的教育改革的受益者，他从布雷斯劳的玛利亚-麦格达伦中学毕业后，又分别在斯特拉斯堡、弗里堡和莱比锡接受高等教育。1878 年，24 岁的他因为一篇学位论文获得了博士学位，而论文的主题也是他日后研究多年的课题，这也是第一种真正的化学抗菌疗法获得成功所迈出的第一步。

*

埃利希的学位论文题目是《组织学染色理论和实践的贡献》。当时，组织学刚刚成为一门独立的学科，“组织学”一词取自一个希腊词的词根，原意是“直立的物体”，19 世纪时被用在生理学上表示“组织”。虽然当时显微镜技术越来越先进，可以将一种组织与其他组织区别开来，但这种区分并不容易。如果不借助某种方法将细胞（比如不同类型的血细胞）进行对比，即使能将细胞放大几百倍，区分不同类型的细胞仍然相当困难。这种方法就是染色：一些化学物质对某些类型的细胞有着特殊的亲和性。这些化学物质可以将一些细胞染成特定的颜色，而其他形状类似的细胞颜色保持不变。埃利希的特别贡献是，将那些他称为“对某些特定细胞的原生质沉积物具有特定影响”的染料用于血浆中。他给这些特定的细胞命名为“肥大细胞”，这个名字源于德语“增肥”，因为他相信染色的过程就是这些细胞吞食染料的过程。在这一点上，他错了——肥大细胞是免疫系统的一部分（后面会进一步介绍）。他的真正成功是发现通过染色法可以区分组成血液的各种细胞：白细胞、淋巴细胞、红细胞等。于是这位获得学位不久的博士（曾被同学们称为“拥有彩色手指的人”）有了一个重大的发现：不同类型的细胞会吸收不同的染料。

这一发现对于医学界的意义不仅仅是找到了一种用来研究人类和动物细胞的新工具，更重要的是，用这种工具能够分辨包括细菌在内的所有类型的细胞。从逻辑上讲，如果一种染料能够识别某一特定种类的细菌，那么可否利用它来针对这种病原体进行特定的攻击呢？把一滴可以轻松标识致病细菌的染料变成一种化合物（或者一颗“魔弹”），并摧毁致病菌，想象这一点并不是一件很难的事情，找到最佳地点开始这项研究也不难：罗伯特·科赫工作的地方就可以。[①] 于是 1891 年，埃利希加入了科赫的柏林

① 科赫宣布发现结核菌 6 周后，埃利希写了一篇用品红染料为结核菌染色、用酸为其脱色的论文。此后不久，他通过使用抗酸染色法在自己的痰液中发现了结核菌，并在欧洲南部和埃及度过了两年的康复期。

传染病研究所。

研究的第一步是了解已经存在于人类和动物体内的“魔弹”——免疫系统。在科赫和巴斯德证明微生物是导致疾病的罪魁祸首之前，人们甚至已经了解了免疫力的概念，并且对其进行了分类。人们知道，幸存的天花等疾病的患者已经对该疾病终生免疫。修昔底德在记录雅典鼠疫的时候发现，那些感染过一次鼠疫并恢复健康的雅典人不会再次感染鼠疫。细菌理论的发现解释了这一现象：无论获得性免疫系统怎样攻击、消灭特定的病原体，都不会伤害到宿主本身。这种杀菌的原理可以用于靶向治疗[①]吗？

尽管埃利希和他的合作者们对生物免疫系统当中的细节尚不知晓，但可以看出，生物免疫系统的成分纷繁复杂，其中一部分是长链氨基酸，而另一部分是复杂的细胞，还包括重要的、具有特殊用途的细胞器。免疫系统的一些成分充当了“情报分析专家”，能够识别正在发动攻击的病原体的类型；其他成分充当“信使”，发出化学警报，召唤机体捍卫细胞来到被入侵的“领地”，杀死病原体；还有一些成分（比如树突细胞）甚至可以识别抗原，并训练其他细胞——T淋巴细胞，教它们识别再次入侵的病原体细胞。

生物防御系统主要分为两大类：一类是固有非特异性免疫系统，可以抵抗那些从来没有遇到过的入侵者；另一类是特异性

① 靶向治疗，是在细胞分子水平上针对已经明确的致癌位点的治疗方式。——编者注

（或称适应性）免疫系统，它们是生物体在受到某种特定病原体侵袭后产生的。在这两类防御系统中，固有非特异性免疫系统会优先启动：如果一个生物体（比如你）遭遇一种有害的细菌，通常情况下，在血液中循环的十几种蛋白质就会发出化学警报，激活另一组统称为细胞因子的蛋白质，这些细胞因子会以不同的方式折叠起来，附着在病原体上，同时发出另一种警报，召集具有免疫功能的细胞，例如白细胞。同时，其他具有免疫功能的细胞，如埃利希命名的“肥大细胞”，会释放出组胺等化学物质，并调高生物体的恒定体温，引起炎症反应——发烧。这只是固有非特异性免疫系统通常的运作方式。对于某种遇到过的特定病原体，生物体的定制免疫系统则更为强大，它会使用针对这种病原体的武器来摧毁特定病原体。这些特定的“防御部队”包括由多种细胞组成的“军队”：如骨髓中的 B 淋巴细胞，其制造的高度特异性抗体可以附着在入侵细胞表面；T 淋巴细胞可以通过在入侵细胞的细胞膜上钻孔从而消灭入侵者；巨噬细胞可以吞噬和摧毁入侵的病原体。但这种定制免疫系统是一把双刃剑，它依赖于防御需求和供给的精确匹配，它所造成的炎症反应不仅可以杀死病原体，还可能导致宿主的死亡。比如，慢性淋巴细胞白血病是最危险（也是最常见）的癌症之一，它通过在骨髓中繁殖大量的 B 细胞而将需要对抗感染的细胞排挤出去。通常情况下，患者的死亡不是由于癌症本身，而是由于复发性感染时免疫系统再也无法发挥作用。

19 世纪 90 年代，埃利希的同事们（其中最受人瞩目的是医生埃米尔·冯·贝林和微生物学家汉斯·布希奈）开始研究免疫系统。由于生物免疫系统在几十年后才得以分类，所以他们的研究起点只有科赫和巴斯德的发现：特定的病菌导致特定的疾病，生物体感染某种病菌后将获得对该疾病的免疫力。

他们在免疫系统中首先发现的成分是血清里的抗菌大分子复合体，最初布希奈将它们命名为“防御素”。为了区别于自己发现的 30 种左右的蛋白质，埃利希将这种蛋白质作为其他被称为抗体的蛋白质的补充成分，将其重新命名为“补充抗体”。如果能让这些分子接触到病原体，它们也许不仅能够阻止疾病的发生，而且可以治疗新的疾病，就好比巴斯德的狂犬病疫苗，不仅可以作为疫苗，还可以作为抗血清来治疗新的疾病。于是，贝林开始了进一步的研究。

埃米尔·贝林（当时其姓氏前尚未加“冯”）出生于 1854 年，他和埃利希一样，都是在 1871 年俾斯麦统一德意志联邦的绝大多数邦国并建立了德意志第二帝国（德意志帝国）后成年的。和犹太裔的埃利希不同，埃米尔·贝林转到医学领域专攻军事医学之前接受的是教会的职业教育。在几个德国陆军基地服役之后，贝林找到了自己的人生目标——像埃利希那样，追随微生物学的两大奠基人之一科赫：1888 年贝林加入了科赫的卫生研究所，并在 1890 年加入了科赫的传染病研究所。

1890 年，贝林和他的同事北里柴三郎（来自日本的访问学者）取得了血清疗法的第一个真正意义上的突破。自詹纳以来，人们只能通过让宿主接触病原体来激活免疫系统，而贝林和北里柴三郎发现，宿主不必直接接触病原体，只需接触大多数病原体释放的特定毒素，即导致疾病症状的毒素，就可以激活免疫系统，治疗疾病。

为了验证这一理论，他们首次应用它来治疗一种非常危险的疾病：白喉病。1883 年，瑞士病理学家爱德温·克勒布斯首次发现了白喉棒状杆菌。1888 年，巴斯德的同事埃米尔·鲁克斯首次发现白喉棒状杆菌毒素；同年，瑞士医生亚历山大·耶尔森也单独发现了白喉棒状杆菌毒素。后来，耶尔森用自己的名字为鼠疫的病原体命名——鼠疫耶尔森菌。当时德国每年有 5 万多人患白喉病，死亡的患者超过 5 000 人。[①] 它的典型症状除了喉咙痛、发烧，还有扁桃体和咽喉部位会覆盖一层膜状物。所以，当 1891 年贝林和北里柴三郎宣布，他们通过给感染白喉病的老鼠、豚鼠和兔子注射经过加热法减弱毒性的 C 型白喉棒状杆菌毒素，从而彻底治愈它们时，这真是一个轰动一时的大新闻。

对于一种成熟的治疗方案而言，宣布这一消息为时过早。直到 1897 年埃利希创建测定白喉棒状杆菌毒素的标准化单位之前，抗毒素都是非常危险、极不可靠的。人们对于抗血清疗法热情欢迎的现实意义并不在于它能治疗白喉病本身，而在于它给医学带来了更重要的意义：它吸引了德国工业化学家的兴趣。1892 年，贝林与总部位于美因河畔法兰克福的赫希斯特化学公司签订了合作生产白喉抗毒素的协议。

---

① 白喉病的名称源于其皮革样假膜症状。希腊语中表述白喉病的词为“leather”（皮革）。

尽管赫希斯特化学公司刚刚成立30年，却已经三易其名：从特法本·迈斯特·卢修斯公司（Teerfarben Meister, Lucius & Co.）改为迈斯特·卢修斯和布吕宁公司（Meister Lucius & Brüning），之后又改为法贝韦尔克·福·迈斯特·卢修斯和布吕宁公司（Farbwerke vorm. Meister Lucius & Brüning AG）。在他们与贝林合作之际，创始人显然认为言简意赅远胜于辞藻华丽，于是又将他们的公司更名为法贝韦尔克·赫希斯特公司（Farbwerke Hoechst AG），因为赫希斯特（Hoechst或者Höchst）是该公司创建第一个工厂的地方。该公司最初的名字体现了他们的主营业务：在德语中，“Teer”的意思是“沥青”，“Farben”的意思是“颜色”，或者更确切地说是“染色”。

贝林能与染料公司合作也是意料之中的。19世纪晚期的化学工业在很大程度上是指染料行业：染料行业是当时规模最大、利润最丰厚的化学行业，其利润远远超过医药行业。基于植物的古老染料“泰尔紫”（Tyrian Purple）的成分来源于茜草、靛蓝植物、昆虫，甚至贝类提取物。虽然这种染料已经沿用了至少3 000年，可能比彩色纺织品使用的时间还要久远，但它借助工业革命带来的先进技术创造了第一种合成染料。所有的染料中最重要的是苯胺染料，这种染料是化学家在实验室里合成的有机化合物。①19世纪30年代开始，人们已经可以从煤焦油中提取苯胺，曾经从

① 对喜欢高中化学的读者来说：苯胺是一种化合物，由一个苯基（六个碳原子和五个氢原子组成的环）和一个胺基（一个氮原子连接另外三个碳原子或氢原子）连接而成。

杂酚油中蒸馏出约瑟夫·利斯特的石炭酸的化学家还发现次氯酸钙竟然可以将煤焦油转化成为靛类染料。1850年，英国化学家威廉·亨利·珀金爵士意外地首次发现合成苯胺染料，并将其命名为苯胺紫。更重要的是，他偶然发现了如何大批量生产苯胺紫的方法，这在化学史上是一个重大的突破，从此，化学工业的角逐开始了。另外两名德国化学家卡尔·利伯曼和卡尔·格雷贝通过分离和合成的方法制成了茜素。茜素是茜草根部的活性成分，从古埃及开始就已经被用作红色染料。1870年，阿道夫·冯·贝耶尔通过同样的方法制成了靛蓝。

由于各个染料公司一直在不断地探索新的染料生产方法，所以掌握了组织染色方法的公司就技高一筹。因此，赫希斯特公司促成曾首次使用苯胺染料对肥大细胞进行染色的埃利希与贝林的合作绝非巧合。埃利希具有的诸多贡献之一就是向世人展现了染料分子的三维结构。尽管埃利希没有受过高等教育，但是在19世纪80年代末，他已经发表了40多篇研究化学染料的论文，发明了十几种染色方法。与赫希斯特公司、贝林合作本应取得巨大的成效，但对于化学家而言，为工业实验室工作的目的与为医院或大学工作的目的截然不同。尽管埃利希此前已经为白喉血清抗毒素的标准化方法申请了基本专利，但从后来所发生的一系列事情来看，贝林为保证自己在与赫希斯特公司的合作中获得更高的回报，没有签署这些专利的最终协议。

结果是，罗伯特·科赫最得意的两位门生从曾经的亲密盟友变成了终生的敌人，就如科赫和巴斯德之间的势不两立。这不仅仅是一场专利权之争，埃利希更强烈地反对贝林从科赫的结核菌素中获利的企图，贝林支持生产一种由赫希斯特公司销售的结核菌素，尽管已经有迹象表明这种药物是毫无用处的。埃利希一次又一次地强调："我必须……不能再和贝林这个极端利己主义、一切以钱为目的的人沆瀣一气。我一点儿也不想……对他的商业诡计唯命是从。我无论如何也不会将我的研究所变成贝林的分公司或者商业投机项目……（他）现在到处说我的坏话，但是我问心无愧，无论他有什么企图，我都无所畏惧。"

无论如何，埃利希当时的志向并不在抗血清。尽管他于1896年加入贝林的血清研究和血清检测研究所（一个建在废弃的面包房里的赫赫有名的研究所），并且在1899年搬到美因河畔法兰克福实验治疗学研究所后仍致力于毒素的研究，但他已经了解到抗血清疗法的局限性。贝林已经证明，疾病不仅仅可能是微生物导致的，还可能是微生物制造的毒素导致的，并且生物机体一旦遭遇毒素入侵，就会产生治疗性反应来对抗毒素。然而，将这种观点转化成一种治疗方法却远比预想的困难。抗血清疗法取决于免疫系统对特定毒素的辨识能力，即从毒素的外观上进行辨别。然而，尽管一些毒性最强的毒素——外毒素——在入侵细菌的表面可以被看到，但大多数细菌性疾病是由内毒素导致的。内毒素只有在细菌的细胞壁破裂时才会对机体造成伤害。由于抗血清疗法只对外毒素有效果，所以只能有效对抗有限数量的病原体。即使"抗血清之枪"射出"魔弹"，也只有少数"魔弹"能够命中目标。

这并不意味着埃利希在柏林或者法兰克福期间虚度了时光，远非如此。1897 年，他创建了抗原和抗体之间的几何关系理论，这是一个真正的革命性的理论，即所谓的侧链理论。

侧链理论指出，包裹多细胞动物的细胞隔膜是极其复杂的化学机器，细胞隔膜的每个部分（埃利希命名的“侧链”）都对该细胞所需的特定营养物有亲和力。通常，每个侧链都是一种组合锁，当它遇到所需的蛋白质时就会打开。如果遇到任何与之匹配的异类物质，例如细菌、病毒或者毒素，细胞就会关停它的代谢活动。细胞会制造类似侧链的替代品，但远不止如此，用埃利希的话来说，“大自然妙不可言”。新产生的侧链，即假侧链（顾名思义，有着和侧链一样的外形，以便与入侵的抗原相结合），随后会脱落到细胞周围的液体中。假侧链就好像细胞制造出的可以和病原体（抗原）完全啮合的精密齿轮，以锁定入侵者并实施免疫反应的所有行为，即发出化学信号、引发炎症反应等。埃利希的侧链理论，以及他对免疫反应的阐释，全面而精辟，为他赢得了 1908 年的诺贝尔生理学或医学奖。①

人们对诺贝尔奖的普遍看法是，通常获奖者在获得诺贝尔奖后就没什么建树了，但埃利希是个例外。埃利希作为医生和科学家，一方面，在他有了其革命性的医学发现（侧链理论）之前，他已经开展了具有开创性历史意义的组织染色研究及揭示免疫反应时间的蓖麻毒素和相思子毒素的研究，这些都得到了诺贝尔奖

---

① 但后来该理论被一系列新的、更为详尽的免疫和免疫调节理论替代。

委员会的认可；另一方面，随着时间的推移，他还将迎来自己最伟大的成就。不过，这项成就——化学疗法的诞生，显然与他早在 30 年前首创的微生物结构染色理论密不可分，就如同他命名的“肥大细胞”，埃利希的“魔弹”只有在他研究煤焦油染料的时候才会出现。

埃利希的诺贝尔获奖演说题目为“细胞的部分功能”，其核心论点是微生物学的未来将越来越少地依赖生物学观察，而是更多地依赖基础化学。

化学是新兴的自然科学之一，如果你能把艾萨克·牛顿从 17 世纪空降到 21 世纪的一所高中，他至少可以教当代物理课程的前几章，比如，力学三大定律仍然是牛顿提出来的。2 世纪的数学家完全可以担任现代高中一年级的几何和三角学老师，就连当今的生物学家们也仍然在使用林奈于 1735 年首次公布的分类法来为生物种类命名。尽管如此，就化学而言，在法国大革命前出现的各种理论几乎没有经得起考验的，除了历史性的奇怪理论，比如某一物质的化学活性取决于它所含的可燃物质“燃素”。

化学这门学科知识的汇总始于 1789 年，安托万·拉瓦锡编纂了 23 个已知的无法再分解的化学物质作为化学元素。1808 年，英国的约翰·道尔顿和法国的约瑟夫·盖-吕萨克分别得出相似的关于气体成分的结论：所有气体（一切物质）均是由被称为“原子”的不可再分的极微小颗粒组成的。至此，化学这门学科第一次有了一个可依据的概念框架。

一些化学元素直到19世纪才被发现，包括一些维持生命活动所必不可少的元素：钠和钾于1807年被发现，钙于1808年被发现，碘于1811年被发现。随着几十种化学器械被应用，化学分析更加深入，更加准确。从拉瓦锡时代开始，科学家们就使用燃烧的方法来检验有机物质的成分：将样品放在中空的玻璃吹管中点燃，收集燃烧产生的二氧化碳与水蒸气，然后测量它们的体积以计算原样品中氢和碳的含量。盖·吕萨克对这一实验方法进行了改进，将样品放在无水碳酸钙中，同样可以收集水蒸气。1831年，曾因发现氨气中的氮元素是植物代谢的必需元素而被誉为“肥料工业之父”的尤斯图斯·冯·李比希发明了他称之为钾碱球（Kaliapparat）的五球状玻璃器皿。五球状玻璃器皿可以在二氧化碳通过氢氧化钾（也称苛性钾）过滤器的时候收集二氧化碳。

随着分析设备的改进，人们制造化合物的欲望也越来越强烈，这自古以来就是炼金术士们不断追求的梦想。1828年，德国化学家弗里德里希·维勒使用氰酸、氨等相对简单的物质合成尿素，人类也迎来了从分解到合成（同时也是从无机化学到有机化学，这一点绝非偶然）这一重大转变。1845年，赫尔曼·科尔贝合成了醋酸。

然而，化学合成在当时也面临一个重大的且无法回避的问题：虽然像巴斯德和科赫这样的生物学家可以通过光学显微镜来研究细胞，并创建了各种微生物理论定律，但是所有化学活动都是以分子为中心的，而在当时即使使用最强大的显微镜也无法看到分子。[①] 由于仅凭眼睛无法观察到分子，所以在实验室中创建微生物理论定律就如同戴着眼罩建造埃菲尔铁塔模型一样困难。

天无绝人之路，有许多规则可以判定元素如何与其他元素结合及相互发生作用，就如同理解在埃菲尔铁塔的整体构建中哪一个螺栓能与特定的螺母连接一样。很早以前拉瓦锡就凭直觉猜到酸性物质（如盐酸）与碱性物质（如碱液）发生反应的方式（尽管他几乎搞错了所有的元素）。1857 年，德国有机化学家奥古斯特·凯库勒发现了一种化学结构的概念，也就是大一化学系学生们学习的原子的化合价概念（奥古斯特·凯库勒和他同时代的人称之为“亲和单元”或者“化合力”）。他认为，每一种元素都具有独特的化合力，并且能够根据其他元素的化合力与之结合（或者共享一个电子）。有的元素的化合力为 1，比如氢，它的原子只能形成一个单键；有的元素的化合力为 2，比如氧，它的原子可以形成两个单键或者一个双键；有的元素的化合力为 3，比如氮，既可以形成三个单键，也可以形成一个双键和一个单键，或者是一个三键。12 年后，俄国化学家德米特里·门捷列夫发表了他的第一个

---

① 无论如何，这只是暂时的困境。2014 年研制出超分辨荧光显微镜的科学家赢得了诺贝尔化学奖。超分辨荧光显微镜克服了光学显微镜的根本局限性，因为即使在理论上，通过光学显微镜也无法生成分辨率大于 1/2 可见光波波长（约为 200 纳米，或者 1/20 000 毫米）的图片。由于大多数细菌的直径约为 1 000 纳米，所以这项研发成果对于很多生物学研究都是非常有益的，但这并不能解决所有问题。例如，病毒分子的横截面可以小到 20 纳米，即使是荧光显微镜也算不上研究病毒分子的精确工具。水分子的直径只有 1/10 纳米。对于这类图片，使用皮米（1/1 000 纳米）级精度的电子显微镜（衍射电子束而非光波）可以解决问题。

化学元素周期表，这个表中包含 65 个已经命名的化学元素，按原子的重量和化合价排列。尽管直到 1897 年约瑟夫 · 约翰 · 汤姆森才发现电子，19 年后人们才认识到电子在化合反应中的重要作用，但从实践的角度而言，当时的化学家们已经认识到原子之间相结合的规律了。

随着电子的发现，大量的化学反应得到了解释：还原反应即获得电子的过程；氧化反应即失去电子的过程；酸碱反应即带电的粒子（离子）中和的过程，在此过程中，带正电的质子会在碱分子中寻找负电子。因此，通过自学当时先进的化学知识，埃利希能够实施相当复杂的化学结构研究实验。

早在 19 世纪 80 年代中期，埃利希就做过实验，尝试将偶氮[①]染料用于治疗疾病。这些偶氮染料为苯胺衍生物，如亚甲基黄、刚果红、茜素黄等。大约在 1891 年，他发现一种亚甲基蓝[②]染料的变异体——一种效果并不十分显著的药物，可以治疗疟疾。首先，这种化合物的效果甚微；其次，由于其本身是一种染色剂，服用这种药后，病人尿液的颜色会变绿，眼白还会变成蓝色。因而可以理解这种药对病人和医生的吸引力是很有限的。尽管存在这些问题，亚甲蓝药丸这种源自染料的药物因为具有一定的效果，被人们作为一线抗疟药物一直沿用到 20 世纪 40 年代。这对埃利

---

① 偶氮是偶氮苯的缩写，是包含了 6 个碳原子和 5 个氢原子（苯环）的双环化合物的总称。苯环由两个共用两个电子的双键的氮原子连接。

② 当今，亚甲基蓝仍用于治疗尿路感染，它的发展前景将会更加暗淡。它曾是“二战”期间奥斯威辛集中营用于人体实验的药物之一。

希研究他的“魔弹”给予了莫大的鼓励。

那时，他已经知道，测试一种“魔弹”需要一个易于击中的靶子，并且他相信锥虫病就是这个靶子。锥虫病，即“昏睡病”，通常动物被采采蝇叮咬后，锥虫会从伤口进入动物的血液中而使动物感染此疾病。这种病似乎是一种完美的靶子：首先，锥虫是原生动物，它虽然和细菌一样只有一个细胞，但还有细胞核和其他的细胞器，体积比细菌大很多，相对细菌而言，它们更容易被辨识；其次，它们可以杀死实验室繁殖能力最强的白鼠。1903 年，埃利希合成了自己的偶氮染料，将其作为一种可能的药物。他将这种药命名为“锥虫红”，以表明其靶向的疾病。接下来的事情虽然令人沮丧，却并不让人感到意外：此药前期的成功并没有改变其最终失败的命运，它不能杀死所有的锥虫，因而起不到治疗该疾病的作用。

但是，这一次失败却为下一步的研究提供了宝贵的数据。1863 年，巴斯德的众多竞争对手之一——法国化学家安托万·贝尚发现了一种砷基化合物——氨基苯胂酸钠，并将其命名为“阿托西耳”（atoxyl）。一些近期发表的实验结果表明，阿托西耳能杀死锥虫。1905 年，埃利希长期培养出来的观察分子结构的能力让他具备了惊人的洞察力：他发现，阿托西耳的结构不同于苯胺的结构，苯胺的化学活性差，或者说化学性能稳定，而阿托西耳则是一种很不稳定的胂酸结构。这一发现的意义非常重大：他可以尝试在苯胺中引起化学反应，但数年也不会出现任何变化，就如同他用塑料橡胶锤击打钢梁而不会让钢梁受到损害一样。然而，胂酸的化学活性很强。正如他的同事艾尔弗雷德·伯塞姆后来写的那样："因此，也许是第一次，一种对生物有效的物质产生了，我们不仅可以准确地了解这种物质的结构，而且……它的构成简单，化学活性强，从而可以允许我们对其进行多种修改（额外强调）。"1907年，埃利希开始研究大有前景的胂酸结构，这件事情他一做就是三年。

后来，当有人让埃利希描述自己的实验策略时，他的回答很明确："统一研究方向，同时给研究人员更多的独立空间。"（德语听起来更是干脆："在研究方向统一的情况下尽量独立。"）但实际情况并没有这么民主，根据他的绝大多数下属的回忆，研究方向的单调统一远远大于自主空间。其中一位还清晰地记得埃利希"经常教训他的助理"。尽管如此，当时人们认为，在埃利希作为科学家的诸多天赋中，能够将几十名下属的工作管理得井井有条的杰出能力是无可辩驳的。他有意识地采取了当时合成染料工业开创的先进管理方式。在他的管理之下，杰出的研究室主任海因里希·卡罗将测试新化合物的过程比作一场"（利用）科学的群体性劳动进行的无休无止的组合游戏"。

阿托西耳实验就是生物学中首批应用这些原则的实验之一。从备选的化合物中选择一种结构和其他化合物相似的，至少表现出了一些预期药效的化合物（专业术语为"先导化合物"），以有系统、有条理的方式来改变化合物的化学结构以优化药效。尽管依靠好运可以发现一种如有机砷氨基苯胂酸钠这样的有前景的化合物，但是要想成功改变它的化学结构则需要一定的策略。埃利希对自己的侧链受体理论深信不疑。侧链受体理论认为，任何物质的活动，无论有益与否，完全是属于化学亲和力的问题，即锁和钥匙之间的正确匹配问题。

这一目标就像一把双刃剑：任何药物如果药效足够强大，杀伤力绝不会仅仅表现在一个方面。如果它能够杀死病原体，那它也可以杀死宿主，或者至少对宿主造成损害。进行阿托西耳实验的目标是提升它对病原体的杀伤力，同时降低它对宿主的影响。基于长期从事药物和苯胺染料的化学研究经验，埃利希的假设是，通过替换不同的胺基团（简单附着在阿托西耳的中心环上的氮基结构，形如自行车的支架）可以降低药物毒性对宿主的影响。埃利希实验室的一组研究员便致力于寻找这样的胺结构。

埃利希的另一个目标是增强阿托西耳的抗病原体的能力。这一任务更为艰巨，因为当时他们并不知道阿托西耳的药效源自何处。埃利希推测，阿托西耳的毒性不是源自砷本身，而是源自它所具有的特殊砷基——原子核的外壳中的单个电子。埃利希让伯塞姆通过在实验室给阿托西耳增加或者减少电子来测试这种特别的假设是否成立。[①] 埃利希一直关注的是三价砷，即砷原子的外壳有三个键和一个电子。然而，在试管里的阿托西耳是五价的，原子外壳上有五个键。同时，五价砷没有毒性。出于某种原因，宿主本身在改变砷的结构，削减了自由电子的数量。这一发现带给

① 从技术上而言，应该称其为五氧化二砷。当原子转移电子的时候，就发生了氧化还原作用，还原反应是获得电子的过程，氧化反应是失去电子的过程。三价砷基于还原反应，而五价砷基于氧化反应。

埃利希实验室的其他团队一个新任务：加速五价砷转化为三价砷的还原过程。

这听起来似乎挺有道理，实则不然。这种方法与其说是反复实验，以排除错误，不如说是暴力算法，大海捞针。他们不断增加三价砷含量，不断变换其他氨类化合物，实验所得到的每一种新的化合物都在欧洲各地的实验动物身上进行了实验。

无怪乎这种研究方法的见效极慢。但它却行之有效。前期的实验一无所获，直到 1909 年，埃利希和他的同事日本细菌学家秦佐八郎在测试内部编号为 418 的化合物的时候，才有了实质性的发现。418 化合物即偶砷苯基甘氨酸，可以治疗昏睡病，但副作用很大，如它导致了一小部分实验动物失明。

1910 年 8 月 31 日，实验室迎来了重大突破，研制出了 606 化合物——胂凡纳明（arsphenamine）。

大多数史料中记载，胂凡纳明是第 606 次合成的化合物，但事实并非如此。埃利希的实验室人员一直在非常辛勤地工作，但也没有辛勤到这样的地步。根据赫希斯特公司的命名习惯，第一个数字表示某种特别的实验化合物，后面的数字表示某种变异体，而胂凡纳明是第 6 种化合物的第 6 种变异体。因为实验室同时对不同的化合物进行了测试，事实上在 1907 年的时候，埃利希团队就已经首次研制成了 606 化合物，早于 418 化合物。418 化合物是第 4 种化合物的第 18 种变异体。

通常，一种变异体的性能不佳就会被废弃，而埃利希实验室人员在测试了 606 化合物之后就已经开始研究新的化合物。他们之所以对于一种多年以前就测试过的化合物重新产生兴趣，是因为他们偶然发现胂凡纳明的作用不仅仅限于治疗锥虫病。埃利希曾经错误地认为是锥虫导致了梅毒，于是他也把606化合物广泛地用在感染了梅毒的动物身上。他还从世界各地招募合作者，其中包括从德国返回东京的北里柴三郎，和当时在荷属东印度群岛的艾伯特·奈瑟，目的是在兔子、猴子和猿身上测试不同版本的606化合物。

从商业价值的角度出发，欧洲的化学公司对胂凡纳明治疗梅毒的性能更感兴趣。一方面，昏睡病在当时的第三世界尚未流行；另一方面，几个世纪以来，梅毒的流行已经导致无数欧洲人丧失劳动能力或者死亡。该病到底是15世纪末欧洲人从新大陆带回来的，还是此前欧洲已经有这种疾病？对于梅毒的起源，流行病历史学家们的争论一直喋喋不休，但有一点不容置疑：梅毒是自1495年以来欧洲最臭名昭著、令人恐惧的疾病，感染之后的症状从典型的生殖器疱疹、肿痛，到神经系统受到破坏，最终可能导致死亡。1520年，伟大的人文主义哲学家、诗人德西德里乌斯·伊拉斯谟称梅毒为“所有疾病中最具破坏性的”，并且发问：“敢问有什么样的病能像梅毒一样一旦感染，侵袭全身，难以治愈，极易传播，如此这般残酷地折磨病人？”

提出问题就是为了解决问题。此前那些治疗梅毒的药物要么百无一用，比如从被称为“愈疮树”的加勒比海“圣木”中提取的树脂；要么对人体的毒性与梅毒的不相上下，如汞的可预见的副作用——口腔溃疡、牙齿脱落，甚至致人死亡，尤其是其疗程需要持续多年。[①] 另外，因为梅毒通常是通过性接触感染，要阻断其传播途径就如同让人们停止呼吸一样困难。在发现梅毒病原体（梅毒螺旋体）之前的几个世纪，这种疾病曾一度是人类的噩梦。

梅毒对于一些人而言是噩梦，对另一些人而言却是天赐的良机。每年在世界上最富裕的国家，都会有成千上万的人感染梅毒，这对于可以大量生产治疗梅毒的药物的公司而言是一个非常赚钱的项目。

20 世纪初，德国的化学公司之间的关系大多是为了市场发展策略的需要而临时拼凑的伙伴关系——德语称为“利益共同体”。虽然大家都有钱赚，但所有企业都不满足于现有的利润。当时德国的两大利益团体之一是以爱克发公司（或称苯胺制造公司）和巴斯夫公司（或称巴登苯胺和纯碱制造公司）为主导的利益团体，另一个利益团体是赫希斯特公司（就是贝林为了自己的利益而将埃利希从研制白喉抗毒素的队伍中排挤出去时两人所在的那家公司）和卡塞拉制造公司。

埃利希的实验室的座右铭是“Geduld，Geschick，Glück，und Geld”，即“坚持、技术、好运和财富”。多年来，实验室聘请了数十位研究人员致力于研制和测试数百种化合物，这是一笔不小的开

---

① 这句话源于“美女一夜情，水银伴终生”的说法。这并非说汞（水银）的杀菌效果不强，事实上，它抗菌的效果要比利斯特的石炭酸强 50 倍以上，这就是从 20 世纪 30 年代开始，汞一直以硫柳汞或硫汞撒的形式用于疫苗防腐的原因。值得注意的一点是：为了缓解公众的焦虑，尽管没有证据证明剂量内的硫汞撒是有毒的，但是自 1999 年开始，药品生产厂家去除了大多数疫苗中的硫汞撒。

支。这就是为什么在“伟大的生化革命”中最重要的既不是药物也不是疫苗本身，而是为进展中的实验室研究项目创造持续性的资金来源。卡塞拉制造公司曾经为埃利希的研究项目投入巨资（即使考虑通货膨胀的因素，也远远超过拿破仑三世为巴斯德提供的款项），并且提供了几十种为埃利希定制的化合物，回报是享有埃利希实验室此后的所有研究成果的一部分专利权。这种合作方式甚至比药品本身更具有创新意义。这一合作方式也引起了很大的争议，至少，那些本身在染料和肥料而非药品上已经获利丰厚的大型化学公司对此褒贬不一。埃利希在 1908 年的文章中竭力主张这种合作的必要性：“我们化学工厂的物质和精神支持对于现代药物的研究是不可或缺的，因此，解除这种自然的联盟是极不明智的。”1910 年，“自然联盟”获得了回报。卡塞拉制造公司在赫希斯特公司中的合作伙伴们发明了胂凡纳明，其上市后的药品名称定为撒尔佛散（Salvarsan），这是世界上第一种治疗梅毒的化合药物。

撒尔佛散取得了巨大成功。在药物发明之后不到一年的时间里，它成为世界上使用最广泛的处方药。无论是对于医生还是对于病人而言，选择撒尔佛散都颇具挑战性。它常见的副作用包括恶心和呕吐。撒尔佛散的储存更是一个棘手的问题，它要求对药瓶进行密封以防止氧化。该药的疗程为一年，在这期间，病人每周都需要去医生那里注射高度稀释的撒尔佛散溶液，每次至少要注射 600 毫升或者 1.25 品脱的剂量。一些医生开始实验不同的浓度，另一些医生则开始尝试不同的注射方式：肌肉注射、皮下注射或者静脉注射。肌肉注射和皮下注射会造成疼痛，而当时的医生对于静脉注射法并不了解，因此存在一定的风险。鉴于20世纪初针头和注射器的应用，这种疗法的危险性显而易见：注射部位渗液过多可能导致截肢甚至死亡。此外，一种新的药物随后往往会被广泛应用于其疗效之外的疾病上，在一些不幸的案例中，撒尔佛散导致患者因脑出血而死亡。1912年，赫希斯特公司、埃利希和秦佐八郎推出了该药的改进版本——新撒尔佛散（Neosalvarsan），它易溶于水，毒性较低。和撒尔佛散一样，它的上市也引起了一时的轰动，被人们称为“神药”。

在撒尔佛散被发明的一个世纪之后，它的结构仍然是个谜。也就是说，尽管埃利希等人通过实验掌握了撒尔佛散的分子式，但他们仍然无法准确构建它的分子结构。他们最初通过一个非常精细的化学过程来合成撒尔佛散[①]，目的是尝试在撒尔佛散中添加杂质从而大幅降低其毒性或者效力。直到2005年，撒尔佛散的环状分子结构才被发现，这一发现让一些人认为，撒尔佛散不是“普通魔弹”，而是“强效魔弹”。更为神奇的是，到我撰写本书为止，仍然没有人解密撒尔佛散和新撒尔佛散能够如此精准锁定梅毒螺旋体的机制。

尽管埃利希在医学史上的成就无人能够超越，但恰恰是胂凡纳明的精准药效，使其不能成为“魔弹”。虽然在接下来的几十年中，胂凡纳明仍然是药物工厂中最重要的攻克疾病的利器，但由于它应用的范围非常有限，所以无法引领整个医学实践的革命。

---

① 使用连二亚硫酸还原苯胂酸。因为连二亚硫酸是硫或氧的带电化合物，操作起来难度很大。

在几次拓展其药用范围的尝试均以失败告终之后，埃利希亲自研发了另一种化合药物以治疗链球菌肺炎。然而，奥普托欣（也称为乙基氢化铜蛋白）虽确实有杀灭链球菌的作用，但对人类同样危险，它通常会导致病人不可逆地失明。目前，和科赫的结核菌素一样，它仅用于对肺炎链球菌的筛查而非治疗链球菌肺炎。

尽管如此，正如细菌理论本身，撒尔佛散的研制成功标志着人类迈向抗生素时代的重要一步。一旦得到足够的资金支持，人类对于疾病大举反击的力量就会开始显现。如果在 1915 年埃利希去世之前，欧洲还没有卷入西方文明史上最残酷的战争，在其中毁掉自己，撒尔佛散很有可能为真正的医疗革命提供成功样板。

*

奥匈帝国的王储在萨拉热窝被刺杀后不到一个星期，法国和德国互相宣战，奥匈帝国炮轰贝尔格莱德，沙皇亚历山大调集了俄国的军队，德国皇帝威廉二世派军队入侵比利时，英国对德国宣战。在接下来的四年中，欧洲各国因为战争而互相屠杀，投放毒气弹，导致大量人员死伤，让彼此陷入饥荒。

热衷于挑起战争的俄国人、法国人、德国人、奥地利人和英国人都认为自己可以不费周折，轻而易举地取得胜利，然而等待他们的却是严酷而不可预知的未来。两个月后，各国对于战争的欢呼声还没有完全停止，但战争停止是早晚的事。在西线战场的战役中，德意志帝国的伤亡人数已达 55 万，法兰西共和国的伤亡人数达 59 万。仅第一场战役——伊普尔战役，从 1914 年 10 月 19 日到 11 月 22 日，各国在佛兰德战场进行了 5 个星期的浴血奋战之后，就有 8.5 万法国士兵和 5.6 万比利时士兵或伤或亡，势力相对弱小的英国远征军几乎全军覆没。另一方的德国有 1.8 万士兵阵亡或者失踪，受伤的士兵超过 2.9 万人。

其中一名 19 岁的德国士兵名叫格哈德·多马克，曾经是德国基尔大学医科专业的学生。他在战争初期应征入伍，加入了来自法兰克福–冯–奥德的莱布格雷纳迪尔兵团。该兵团在伊普尔战役中受到重创，有超过十分之一的士兵受伤或死亡。由于在本军团无法发挥个人特长，他被调到东部战线德军的医疗部门。这个部门被命名为“卫生服务部”，显然并没有讽刺意味，但正如多马克所预料的那样，这家位于乌克兰的战地医院并不具备相应的卫生条件，同时还缺乏真正可以抵抗感染性疾病的药物。而在“一战”中死于感染性疾病的士兵人数和死于枪击的士兵人数一样多，这些疾病包括霍乱、斑疹伤寒、坏疽、痢疾等一百多种病。在后来的战争中，多马克也在治疗病人和协助手术期间，见证了药物的无能为力。随着 1918 年年底停战协议的签订，“一战”结束。此时的他虽然已经饱尝战争的疾苦，但对药物研究的热情却始终不减。三年之后，他从基尔大学毕业，成了一名合格的医生，就职于波罗的海港口城市的中心医院。

他很快就意识到，自己更适合做一名医学研究员而非临床医生。于是他在 1924 年加入了格赖夫斯瓦尔德大学的病理研究所，成为一名无薪大学讲师。在格赖夫斯瓦尔德大学病理学家沃尔特·格罗斯的指导下，他开始研究对抗传染病最强效的武器（唯一真正的武器）：脊椎动物免疫系统。在一系列的实验中，他为几百只老鼠注射了一种已知的病原体——金黄色葡萄球菌，这种病原体会导致从皮肤感染到肺炎等多种疾病，然后他从这些老鼠的肝脏内膜中提取细胞（已知的先天免疫系统[①]的一部分），以检测这些细胞吞噬了多少葡萄球菌。

*

多马克通过实验获得了两个重大发现。第一，当库普弗细胞遇到葡萄球菌时，其本身的性能会增强（尽管当时他并不知道其原因，这个原因直到20世纪80年代才被发现：模式识别蛋白Toll样受体可以识别各种由细菌制造的毒素并通过白细胞的相应措施来摧毁它们）。第二个发现非常重要：预先通过抗菌剂降低毒性的葡萄球菌细胞很容易被库普弗细胞杀死。这一发现也决定了多马克在接下来的30年中的研究方向。1927年，他再次跟随他的上司沃尔特·格罗斯，在同一领域里找到了一份新工作，这一领域曾经是埃利希和贝林的资金来源：染料行业。[②]

两年以前，尤其是在“一战”之后，德国的化学和染料公司通过不断地合并实现了飞跃式的发展。早在1904年，拜耳公司总经理卡尔·杜伊斯堡就通过一项长达58页的备忘录来悉数合并的

① 这些肝细胞也被称为“库普弗细胞”，德国医生卡尔·威廉·冯·库普弗于1876年无意中首次发现了这种细胞。这些细胞是白细胞家族的一部分，它们的作用是巡逻和摧毁入侵的外来物质。

② 尽管格罗斯后来以自己的方式取得了为人所不齿的成就，但他的知名度和多马克旗鼓相当。作为一名激进的反犹太主义者和纳粹党的早期党员，格罗斯在1933年创建了种族政策制定办公室，并运营该办公室一直到1945年他畏罪自杀。

优势，游说其竞争对手进行企业合并：降低成本、共享专利、降低风险、提高利润。从第一次世界大战期间（在此期间，主要以拜耳的阿司匹林品牌闻名的拜耳的美国分公司被美国政府以敌产的名义没收），到通货膨胀极为严重的20世纪20年代，他一直坚持自己的主张，并最终在1925年召开了一次会议（他从来都不避讳浮夸，称之为"神的理事会"），讨论将包括爱克发、巴斯夫和赫希斯特 / 卡塞拉在内的8家德国最大的化学公司合并为一家，公司名称为"染料工业利益集团"，德语为"Interessengemeinschaft Farbenindustrie"，简称"法本公司"（I. G. Farben），原巴斯夫公司的卡尔·博施任法本公司的首席执行官，杜伊斯堡任董事长。

法本公司是当时世界上最大的化工公司，也是全球最大的企业之一，其规模与美国通用汽车公司或者美国钢铁公司不相上下。其经营的领域不仅仅是染料，还有摄影胶片、工业溶剂，随着对巴斯夫的收购，还经营肥料。博施公司发明了一种人工合成氨的方法——哈伯–博施法，这一发明分别诞生了两名诺贝尔化学奖获得者，一位是于1918年获奖的弗里茨·哈伯，另一位是于1931年获奖的卡尔·博施。目前，全球每年使用该制氨法生产的1.5亿吨化肥，几乎可以满足全球近一半人口的粮食生产需要。多马克更看重的是，法本公司同时是法国最大的药品制造商。

虽然贝林的抗血清疗法和埃利希的砷剂在医药界得到了广泛的应用，并且盈利不菲，拜耳的抗原虫药扑疟喹啉和米帕林（Mepacrine，也称为阿的平）也开始用于治疗疟疾，但这些还远远不够。这些药相对于华盛顿去世那一天早上所使用的药物而言，效果并不十分显著。然而，抗菌药物的应用仍然有着美好的前景，因此拜耳药物研究主管海因里希·霍雷恩将多马克安排在装修一新的实验室，这个实验室是卡尔·杜伊斯堡创建的，坐落于威斯特伐利亚地区杜塞尔多夫东部的埃伯菲尔德镇。

杜伊斯堡和霍雷恩认为他们找到了自埃利希的撒尔佛散上市十年以来没有发现新的有效抗菌性药物的原因，这同时也是成立法本公司的原因：规模经营。如果埃利希能够测试几十种方案以找到抗梅毒的药物，拜耳就可以测试几百种甚至几千种方案。反复实验与错误排除，就是为了提高正确率，以确保能够找到有效的化合药物，也就是将亨利·福特在汽车制造方面的成功经验应用到化学行业的变革上。①

于是他们开始实施这一方案。自从 1927 年多马克来到法本公司，两位来自拜耳热带医学团队的化学家约瑟夫·克莱尔和弗里茨·米奇就开始在类似福特里弗鲁日工厂生产线的环形试管装置上制造至少有一些抗菌性的煤焦油基化合物。1931 年，约瑟夫·克莱尔和弗里茨·米奇已经为多马克的实验室交付了 3 000 多种类似的化合物。多马克将每种化合物分别与链球菌家族的各种菌株混合。这些菌株包括常见的、症状相对温和的链球菌性咽喉炎病

---

① 20 世纪末，致力于“组合化学”研究的研究人员认识到这种方法的局限性：原子组合的方式比宇宙中现存的原子数量还要多。因此，即使使用虚拟的超级计算机每秒测试一次新的原子组合的速度，从 140 亿年前宇宙大爆炸时期开始测试，到现在也只能测试完宇宙中所有分子中极其微小的一部分。

原体、脓疱病病原体，也包括可以导致中毒性休克、链球菌性肺炎、脑膜炎等严重疾病的病原体，以及一些导致奇特疾病如食肉菌感染（也叫坏死性筋膜炎）的病原体。克莱尔和米奇为抗链球菌实验提供的大多数化合物都是由染料改性而成的，正如埃利希早期研究的那样，这些染料可以通过对某一种特别的细菌进行染色，从而显示出对它的亲和力。

与此同时，多马克也在以同样快的速度分离一种让实验室老鼠感染后必定丧命的链球菌株。他希望能制造出一种理想的、可以很快测试出克莱尔和米奇所提供的化合物是否有效的实验细菌。在最初的几年里，他的增强型链球菌杀死了成千上万只实验室老鼠，每一只老鼠的尸体解剖记录上都注明了在治疗它时使用的特定化合物，老鼠死亡时疾病的发展情况和症状，以及这只倒霉的老鼠感染疾病的方式和药物的使用情况。当然，尸检记录中最后一栏用于记录哪一种化合物具有显著的抗链球菌的特性。

然而，这一栏多年来一直是空白的。十年之后，医生出身的纽约医学研究院医疗信息局局长艾戈·加尔斯顿这样写道："1930年，医生们的普遍看法是，没有什么药物可以有效治疗由细菌引起的常见疾病。"

此后不到一年，也就是1931年，米奇和克莱尔认为偶氮染料的毒性小于苯胺染料，偶氮染料会更有应用前景，于是他们开始修改偶氮染料的分子结构。当年夏天，他们的努力就获得了回报。他们合成的一种偶氮衍生化合物KL-487，即"克莱尔，#487"，该化合物至少杀死了多马克培养的一些链球菌菌株，并且副作用较小。紧接着，他们又合成了 KL-517、KL-519。现在回想起来，他们所采用的方法更像是对偶氮染料分子的随意修补，最初的尝试包括为偶氮基连续添加由氯原子组成的侧链，每次添加一个。当证明氯原子无效后，他们又继续为偶氮基添加砷原子，然后是碘原子。

最后，根据霍雷恩的建议，克莱尔尝试使用硫来修补偶氮化合物中缺失的成分。他尝试的第一种化合物 KL-695 使用了另一种大约在 1909 年就开始应用于染料工业的重要的化学物质磺胺（正式名称为：对氨基苯磺酰胺）。1932 年年底，多马克使用了磺胺和一种偶氮染料的化合物来治疗更多倒霉的老鼠。

不难想象，经历了四年的失败之后，新的化合物产生效果的时候带给他们的狂喜。多马克在为 12 只感染了增强型链球菌株的老鼠使用磺胺加偶氮化合物治疗的同时，对另外 14 只感染同样菌株的老鼠不用药，将其作为控制组。一周内，14 只未用药的老鼠全部死亡，多数在两天内死亡，而 12 只使用该化合物治疗的老鼠全部存活下来。无论是采用静脉注射还是口服的方式，新的化合药物都能够治愈感染链球菌的老鼠。当克莱尔和米奇为多马克提供 KL-730 的时候，结论已经非常明确，他们的实验室已经发现世界上第一种有效的抗菌性药物。

或者，实际上他们是发现了一批抗菌药物。几乎所有带有磺胺类侧链的偶氮染料都有抗链球菌的作用，对拜耳来说，这意味着专利申请要包含所有可能的变化因素，这将是一场法律噩梦。有形的商品只可出售一次，而专利权如同一个永不枯竭的宝藏，可以多次出售给多个买家而库存不会因此减少。[①] 这意味着专利对发明者至关重要，因为只有他们才有权阻止其他人从发明中获利。在专利发展的早期，法律对专利的保护只在本国有效，因而在一个大的国家如法国或者英国获得的专利远比在一个相对较小的国家如荷兰或者瑞士获得的专利更有价值。机械发明专利与化学发明专利大相径庭，没有人能做到在销售自己的新发动机的同时不让竞争对手了解其发动机的组件，而了解染料和化学产品的逆推过程则极其困难。因此，尽管各国专利局早在 17 世纪就开始发放专利许可证，但在 19 世纪 70 年代以前，瑞士人、荷兰人，以及擅长化学发明的德国人均对此不以为然。他们认为只要染料和其他化学品在售卖的同时其化学成分能够保密，申请专利的风险就会大于回报。

随着化学逐渐发展成为一门可以破解药物和染料配方的科学，分析新化合物的组成和结构的技术不断发展，复制竞争对手发明的专属化合物就变得相对容易了。一旦新的化学品配方难以保密，如机械发明专利一样，化学专利就变得非常必要。由于瑞士、荷兰、德国甚至是法国的专利保护历史各不相同，这些国家仍然固守自身与英美完全不同的专利保护体系。德国化学专利不保护类似新化合物的新产品，保护的是合成这种产品的过程。拜耳不需要为每一种磺胺加偶氮化合物的变异体申请专利，但根据专利法，该公司却不得不将其制造所有变异体的详细过程公之于众，这本

① 肯尼思·罗默称之为非竞争性产权，以区别于竞争性产权。

身就是一着险棋。化学合成的方法很多，如果一个竞争对手足够聪明，他可以通过完全不同的方法来合成某种化合物，仅仅投入拜耳公司所花费的时间和资金的很小一部分，就可以利用拜耳公司的发明牟取暴利。所以，1932 年，拜耳公司为多马克发明的药物申请新专利时，有意尽可能对制造 KL-730 的过程含糊其词，以保护其专利权。

在随后的两年中，被命名为“偶氮磺酰胺”的新药物完成了动物和人体实验。到 1934 年获得专利授权的时候，多马克已经证明偶氮磺酰胺同时能够抗多种非链球菌感染，包括脊膜炎、肺炎球菌的一些菌株及淋病病原体。因此，拜耳将新药更名为“百浪多息”。①

1935 年，多马克在为《德国医学周刊》撰写的一篇文章中公布了他的新发明，以及包括英国受试者在内的人体受试者的人数。该药在英国的首次实验结果远不如在德国的实验结果让人欢欣鼓舞，或许是因为英国受试者所感染的链球菌菌株和多马克改进的超级菌株并不完全相同。然而，值得注意的是，其中的一种链球菌病原体是化脓性链球菌，该菌种引起的疾病在当时被称为“产褥病”或者“产褥热”。已知的最古老的医学文献记录了这种病在女性生产后几小时内感染的风险和概率。然而，19 世纪，随着在医院生产人数的增多，女性感染产褥热的风险也在急剧上升。当时在维也纳总医院工作的匈牙利医生伊格纳兹 · 塞麦尔维斯公布

① 事实上，人们早就在使用“百浪多息”这个名字了：最初为了快速给皮革上色而开发了 KL-730 的主要成分，当时它被称为“百浪多息红”或“坚牢红”。

的 1847 年的一项产褥热研究表明，每 10 名产妇中就有 4 名感染产褥热。值得关注的是，塞麦尔维斯发现，在家里生产的产妇感染产褥热的风险远远小于在医院产科病房里生产的产妇的感染风险。原因是在利斯特时代之前的医生在工作中从不洗手。[①] 改善卫生条件和采取消毒措施之后，产褥热的患者数量大大减少，但这却没有完全杜绝疾病的发生。尽管塞麦尔维斯和其他医生已经将产褥热的发病率降低了很多，但他们的措施只是预防，不能治疗该病。整个 20 世纪 20 年代，医生们使用撒尔佛散和其他的砷剂治疗产褥热都毫无效果。直到 1936 年（美国每一万名产妇中仍然有 300 人感染产褥热，49 人死亡）百浪多息问世后才成功阻止了化脓性链球菌的传播。埃利希的“魔弹”能够准确锁定梅毒螺旋体，而百浪多息的功效有过之而无不及。产褥热的死亡率几乎在一夜之间从 20%~30% 下降到 4.7%。

在百浪多息上市之前，拜耳的科学家们已经亲自验证了它的神奇功效。1935 年 12 月，格哈德·多马克 6 岁的女儿希尔德加德的手上扎进了一根针。虽然伤口不至于留下永久性的损伤，但是感染的概率却非常大，而接下来的几天里出现的情形正是如此。她的伤口开始化脓，体温骤升，最高体温达 104 华氏度（40 摄氏

---

① 1843 年，奥利弗·温德尔·霍姆斯，就是那位对 19 世纪的药典嗤之以鼻的博士，援引了另一位博士的话：“我宁愿那些我最尊敬的人独自在马棚的石槽边上生产，孤立无援，也不愿意她们躺在最漂亮的公寓里接受最周到的帮助却置身于充满了无情的病毒的空气中。调侃着家长里短的朋友们、奶妈们、月嫂们，甚至接生的医生本身，都是产褥热的主要感染源。”他援引的是詹姆斯·布伦德尔在关于助产术的演讲中的话。

度)。链球菌已经进入她的血液。如果在一年以前，她很有可能不得不截掉感染的手臂，还可能不治身亡，但幸运的是，当时正是百浪多息研发成功的那一年。在使用百浪多息治疗一周后，她的感染就得到了控制。

人们不再怀疑百浪多息的疗效，然而，它能够抗菌的原理仍然是个谜。到底是磺胺链激活了偶氮染料的抗菌性能，还是偶氮染料激活了磺胺链的抗菌性能呢？为什么百浪多息可以治愈感染链球菌的动物，却无法杀死试管里的链球菌？整个欧洲和美国的生物化学家都试图攻克这一难题，其中包括伦敦圣玛丽医院的莱昂纳德·柯尔布鲁克，以及巴黎巴斯德研究所的药学研究负责人埃内斯特·富尔诺。他们二人立即请求对百浪多息的样品进行测试，柯尔布鲁克的请求得到了批准，而富尔诺的却被拒绝了。

总的来说，富尔诺和拜耳，尤其是和霍雷恩的关系并不融洽。尽管巴斯德早期的研究代表了法国葡萄酒业和奶酪业，但法国一直小心翼翼，唯恐商业和化学之间建立紧密联系。同时，虽说巴斯德研究所是法国最早的研究机构，但最初为其提供资助的法国家族并不指望他们的投资能带来丰厚的回报。以至于该研究所人员最多的时候也只有几十名研究人员，因此其所研发出的新化合物在数量上远远无法与拥有数百名科学家和技术人员的拜耳公司和法本公司抗衡。尽管如此，拜耳仍然将富尔诺视为一个强大的竞争对手。一方面，富尔诺是一名杰出的化学家，发表过 200 多篇科学论文。1911 年巴斯德任所长的时候，他加入了巴斯德研究所，而在那之前他已经为此前的老板普朗兄弟公司[①]的卡米耶·普朗发明了可卡因的替代品。另一方面，富尔诺还拥有法国专利权的优势。由于拜耳的药物和染料专利的受保护范围仅限于德国，所以对于任何有能力解密专利药物成分的人来说，解密是一场公平的游戏，无论专利说明多么含糊其词也没有用。如果富尔诺只是一个普通的小人物也就罢了，但他的精力过于旺盛：他遍阅德国的各种学术期刊和专利文件，屡次参加德国科学会议和交易会，并花了很长时间制作了一份报告，不厌其烦地详尽阐述了国产药物应当替代进口药物的每一项好处。1921 年，富尔诺逆向解析了拜耳治疗昏睡病的专利药物，从此与杜伊斯堡和霍雷恩彻底决裂。该药由普朗公司引进法国并销售，原商标为舒拉明钠，在法国销售的商标名为乙酰胂胺制剂。

因此，当富尔诺向霍雷恩请求提供百浪多息的样品时，霍雷恩自然是有意拖延，但富尔诺却没有迟疑，他立即成立了一个由法国科学家组成的小组，从拜耳含混不清的专利说明中挖掘线索，复制百浪多息。1935 年年中，法国版的百浪多息——鲁比阿唑——面世了。

对于拜耳而言，尽管富尔诺的做法令人愤怒，但也是意料之中的生意风险。然而，接下来发生的事情不但让拜耳感到震惊，更让其觉得是一种灾难性的打击。1935 年 11 月 6 日，富尔诺科学家团队中的丹尼尔·博韦让 40 只老鼠感染了链球菌，并将它

① 1928 年，普朗公司与罗纳化工厂有限公司合并为罗纳–普朗公司。

们分为 10 个小组，每组 4 只。其中一组受控不予治疗，一组使用最初的百浪多息 / 鲁比阿唑进行治疗，有 7 组使用巴斯德实验室最新研制成功的化合物进行治疗。博韦后来写道："我们只有 7 种新的产品，但我们额外还有 4 只老鼠可以做实验。我问，为什么不用这些化合物的相同成分来试一试呢？"相同的成分就是克莱尔和米奇添加在偶氮染料中的侧链：磺胺。

几天之内就见分晓了。未治疗的控制组小鼠全部死亡，使用新研制的化合物治疗的 7 组小鼠中有 6 只死亡，而注射百浪多息 / 鲁比阿唑的 4 只小鼠和使用纯磺胺治疗的 4 只小鼠全部存活。博韦写道："从那一刻开始，德国化学家的专利对我们而言就毫无价值了。"

拜耳公司的科学家们也知道了这一结果。几乎是博韦在巴黎给他的小鼠做实验的同一时刻，克莱尔和米奇正在埃伯菲尔德测试他们的新化合物——KL-821，他们使用的正是磺胺，且没有加入偶氮染料。磺胺不仅和百浪多息有着同样的药效，而且有着比百浪多息更广泛的用途，它不仅能治疗葡萄球菌感染，还可以治疗链球菌感染。至此，百浪多息只在活体内有效而在试管内无效的谜团也最终揭开：活的动物体内的酶可以将染料和磺胺分离。

各种偶氮化合物的实验表明其抗菌性能很差，这不免让拜耳公司感到沮丧。更糟糕的是，由于维也纳化学家保罗·盖尔莫在其 1908 年的博士论文中宣布合成了磺胺，并于 1909 年申请了专利，磺胺目前不受专利权限制。

这一连串的消息带给了拜耳毁灭性的打击，由于原始的文件早已被封存，至今没有人知道这么多优秀的研究人员为何在一夜之间彻底失败。但一种相对合理的推测是，百浪多息是认知偏差的典型案例，心理学上称之为“功能固着”，也就是人们常说的“如果你只有一把锤子，你看什么都像钉子”。当时的大型化学产业都是建立在染料之上的，难免会让人戴上有色眼镜，从而忽略染料之外的其他物质。这一现象也解释了为什么即使拜耳知道为磺胺增加偶氮染料之后对于提升这种药物的抗菌作用并没有实际效果，并且任何人都可以通过一套1935年的家用化学设备合成百浪多息中的活性成分，但仍然坚持推出百浪多息。

到目前为止，他们能做的就是尝试为自己的新产品注册商标，将新药命名为“白百浪多息”（也称纯磺胺），和传统的百浪多息同时销售一年，这一策略确实有效。1936年，富兰克林·德拉诺·罗斯福总统的儿子小罗斯福感染上了一种毒性很强的链球菌，在死亡之门徘徊了数周之后，医生给他使用了当时还处于实验阶段的白百浪多息，他奇迹般地康复了。这一事件使原本就销路不错的百浪多息的销售额继续攀升。1936年12月17日，《纽约时报》头版的大标题这样写道：

小罗斯福险闯鬼门关，
新神药氨苯磺胺助医生攻克医学难症咽喉
链球菌感染
波士顿医院，年轻人逐渐康复，
未婚妻放心离开

这对于拜耳来说是一件好事。氨苯磺胺是磺胺在美国销售时的商标，它是通过温思罗普化学公司进行销售的，拜耳的母公司法本公司拥有该公司 50% 的股份。氨苯磺胺甚至是由拜耳设在纽约州伦斯勒的老工厂制造的，这家工厂曾经在“一战”期间被查封。但随着美国市场对这种药物空前的大量需求，缺乏专利保护也导致了意料之中的后果。1937 年年底，已经有一百多家企业在销售不同商标的磺胺药。除了美国，很多国家都有自己版本的磺胺药，如日本的普拉坦诺（Pratanol）、荷兰的斯特赖拓潘（Streptopan）、巴西的斯托普顿（Stopton）、捷克斯洛伐克的休珀朗（Supron）等。法国有 5 个不同的版本，英国甚至有 30 多个版本。46 年后，刘易斯 · 托马斯医生写道：“我记得 1937 年波士顿首例肺炎链球菌败血症病人被治愈时，人们深感震惊……当时有很多生命垂危的病人，如果不进行治疗的话，他们必死无疑。但用药几个小时后，他们的病情明显好转，一两天之内就康复了……医药行业正在飞速发展。”

尽管并非总是一帆风顺，但医药行业已经开始启航。有史以来，一种真正有效的药物长期在大范围内被超剂量使用。很多医生将它用于治疗感冒。即使准妈妈们尚未表现出任何产褥热症状，医生们通常也会给她们开磺胺类的药物用作预防感染。

滥用磺胺类药物的直接后果非常严重。成千上万的病人不但没有因此获得任何益处，还不得不忍受该药带来的副作用，例如恶心、尿结晶引起的尿路疼痛。尽管如此，首批高调使用磺胺的治疗行为具有重要的历史意义，这标志着大量的病人第一次要求他们的医生使用某种特定的药物来为自己治疗。虽然此时距离称患者为医疗保健的“消费者”还有一段时间，但这正是他们和后来被称为“疑病症”的患者（那些虽然没有生病，但是却有很多医疗需求的人）的医疗消费行为的开始，而那些医生终于拥有了真正能够治愈感染性疾病的药物，当然是乐意效劳了。

医生们用“后遗症”来描述一种病在急性发作后的慢性的、持续的症状。例如，车祸后的背部疼痛，而公众对磺胺类药物的拥戴所产生的长期后遗症就是他们认为医生应当可以治疗所有疾病。结果之一就是无论是医生还是患者都认为医生们所提供的药物以外的其他服务的价值降低了，比如通过告知病人病情可能的发展情况来安慰病人。抗生素及其所引发的变革，为卫生保健的专业化带来了空前绝后的转变。卫生保健职业化给人们带来了巨大的益处，但代价不菲。

磺胺本身也是如此。由于磺胺不易溶于水，也不易溶于其他任何物质，所以它一直很难监管。这一特性使得它对病人的吸引力有限，尤其在美国，因为美国人喜欢口服药物。这一问题本身引发了抗菌药物在历史上的唯一一大丑闻，美国也因此出台了药物监管条例。

当 1937 年人们对磺胺开始狂热追捧的时候，保护病人不受新药品伤害的法律早已存在，但或许人们对此并不知情。美国医学会（AMA）颁布的第一条职业道德准则就是禁止将直接面向消费者的药物广告与处方药物相关联；1902 年出台的《生物制品管制法》是第一部强调对效力强劲同时又具有高危险性的现有化合药品进行管制的联邦法令；1906 年出台了《纯净食品和药品法》，规定了对生产和销售假药和冒牌药品的处罚。这些惩罚措施是美国农业部化学局制定的。哈维·华盛顿·威利在1906—1913年担任美国农业部化学局局长，他认为，药品监管可以用他在1929年所写的书的标题来概括："捍卫人民生命健康，杜绝食品药品掺假——美国国家食品和药品法背后的神奇故事"。

甚至在威利撰写他的"神奇故事"的时候，大多数医药业务仍然处于专利药品时期，这也是美国人普遍相信可以自我用药（即"自我治疗"）所造成的可预见的后果。刊登广告的化合药物从1858年的约1 000种，年销售额350万美元，提升到1905年的28 000种，年销售额近7 500万美元。1912年，其年销售额超过了1.1亿美元。如果说他们是在欺骗消费者简直是在恭维他们。其中一部分最畅销的药品针对的是同一市场，以至于万艾可（Viagra）成为一项几十亿美元的业务；生产珀塞尼克（Persenico）的企业号称它可以治疗"原发性性功能减退"，而生产雷维维奥（Revivio）的企业只强调它可以"提升男性的活力"。通常那些有效的药物都有毒副作用。如古罗公司生产的东方面霜中的汞含量可能让人中毒。所有专利药物中最具知名度的药物毒性很小。同盟军退伍军人约翰·彭伯顿为了戒掉哥伦布战役之后用于治疗病痛的吗啡，为自己调制了一种酒精、古柯叶及可乐果的混合饮品。这种饮品刚刚上市时的商标名称为"彭伯顿法国古柯酒",1886年，相关人员去掉了配方里的酒精，将其命名为"可口可乐"，从此可口可乐风靡全美国。

"真正的药物规范可以追溯到1820年，早年曾师从本杰明·拉什的雅各布·毕格罗出版了第一版药典，并将其命名为《美国药典》，该药典包含 200 多种药物。”尽管如此，到 1906 年美国联邦政府出台《纯净食品和药品法》，并将《美国药典》确立为国家药典以杜绝药品掺假，已经过了将近一个世纪。《纯净食品和药品法》还规定了对假冒商标的惩罚，假冒商标行为包括以假冒的药名销售药物，药品中含有如吗啡、鸦片、可卡因、海洛因等毒品成分却未标注，等等。然而，其处罚并不到位，因为该法令只规定了没收掺假和冒用商标的药物，对售假者没有任何惩罚措施。[①]同时，由于最初的法律只关注药品的标注而不是它的安全性，所以它几乎没有任何实际意义。罗伯特·N. 哈珀的“克痛脑得福”在市场上作为一种绝对安全的“补脑”药物销售，却包含酒精、咖啡因、乙酰苯胺等。乙酰苯胺是一种可能导致发绀的高毒性镇痛剂。在哈维·威利领导下的美国农业部化学局对该药的最高罚款仅为 700 美元，这些钱和销售该药所获得的利润相比仅仅是九牛一毛。

直到 1911 年，美国联邦政府对 1906 年颁布的《纯净食品和药品法》进行了修订，规定如果药品说明中包含“虚假和欺骗性”语言，可对该药品生产商进行起诉。这一规定导致出现了一个足以影响整个药品行业的漏洞。在药品说明中承诺能治疗肺炎、肺结核、癌症等疾病的药物都可以受到保护，前提是制造商能够声

---

① 事实上，1911 年美国最高法院在《美国政府诉约翰逊案》（221 US 488）的判决中裁定，根据该法案的条款，将混合药物作为癌症药物出售不具误导性，因为它没有歪曲药物的“浓度、质量或纯度”。由于当时所有治疗效果的说明都受到保护，判定疗效说明是否存在误导性并不是政府的分内之事。

称他们确实是这样认为的，这样他们就没有蓄意欺骗。

小罗斯福为“新神药”磺胺做广告代言的时候正是处于这种状态。尽管1933年罗斯福的新政推手们（主要是威利的学生沃尔特·G.坎贝尔，以及农业经济学家雷克斯·塔格维尔）自罗斯福上任以来一直试图扩大《纯净食品和药品法》的影响范围，但每一次都以失败告终。

如果磺胺易溶于水，他们的失败也许还会延续下去。

几十家美国专利药品制造商都迫不及待地想搭上磺胺这趟发财致富的列车。位于田纳西州布里斯托尔的S. E.马森吉尔公司就是其中之一。该公司的销售人员及老板塞缪尔·伊万斯·马森吉尔都认为磺胺药最成功的新版本会像止咳糖浆（一种加糖的液体）一样大有前景。该公司的首席化学家哈罗德·沃特金斯在尝试了多种溶剂之后，偶然将58磅磺胺和树莓香精、糖精溶解在了60加仑[①]的二甘醇中。二甘醇是树脂、制动液和冷冻剂中的一种成分，但沃特金斯显然对二甘醇的特性毫不知情——活的动物服用一小时后会产生眩晕、中毒、恶心等症状，几天之内还会心率加速、肌肉痉挛，引发急性肾衰竭。1937年10月，马森吉尔公司的磺胺酏剂上市销售。

1937年10月11日，塔尔萨县医疗协会主席给AMA化学实验室发了一封电报，报告6名患者在使用磺胺酏剂不久后死亡，引起了该实验室的注意。8天后，《华盛顿邮报》的头条新闻是

① 1加仑约为3.8升。——编者注

“俄克拉何马州的10名性病患者中有8名被‘治死’”。10月25日，《纽约时报》刊登了关于“全国范围内的死亡事故频发”的报道。

华盛顿处理此事的态度异常果断。美国食品药品监督管理局（FDA）倾全员之力——239名检察员追踪马森吉尔首批出厂药物中每瓶药的下落：一共240加仑含有二甘醇的磺胺糖浆，他们追回了其中的234加仑和一品脱[①]。据推测，其余的五又八分之七加仑中的大部分也没有被任何人服用，因为总共的死亡人数不到100人。[②]

尽管马森吉尔公司坚称自己是无辜的（并将患者的死因归咎于磺胺而非二甘醇），它还是受到了法庭的审判，只不过受审的罪名并非人们所期待的“给客户下毒”，因为它的做法并没有违反当时的任何一条法律，而唯一能将它诉诸公堂的原因是该公司对药品错误的标注。他们把这种致命的糖浆命名为“酏剂”，没有按要求在其中加入酒精。事实上，当时的法律只允许FDA追回已经越过州境且尚未拆封的药物。马森吉尔最终承认了174项错误标注，每一项标注罚款150美元，共计交了2.61万美元罚金。

尽管如此，这桩丑闻至少带来了一大好处：1938年6月25日，罗斯福总统签署通过了《联邦食品、药品和化妆品法案》。相较于当时已有的法案，这一新法案在很多方面都有了很大的改进。比如第502条，将错误标注定义的范围进行了扩展，包括要求“对

① 1加仑等于8品脱。——编者注

② 有据可查的死亡人数为73人，但是没有人认真地相信这些人都是因服用此药而死亡的。还有一位受害者是哈罗德·沃特金斯，他在候审期间畏罪自杀。

使用该药的病理状况和可能对儿童造成的健康危险给予足够的警示，或者对不安全的用量、服用方法和服用时间给予警示……”。新法案规定，要列出药物的所有成分，不仅仅是列出“有效”成分（毕竟，二甘醇在马森吉尔糖浆中不属于有效成分）；不能公开药物成分的药物从此被禁止；没有农业部长的批准，药品禁止州际运输。法案的最后一条专门设定了针对“新药”的管理类别。从此，制药商开发的任何新药未经政府批准都不得投放市场。

我们无从知道，在 1938 年，是否有人能预测出在接下来的 10 年、20 年及 50 年里将会有多少“新药”面市。然而，在此后的一段时间内，磺胺仍然保持着它在市场上的领先地位。1939 年，罗纳–普朗公司位于英国的子公司（梅–贝克公司）研制出一种磺胺变异体——磺胺嘧啶，用于治疗在苏丹暴发的脑膜炎。值得注意的是，这种病是由脑膜炎双球菌而非链球菌导致的。同时，磺胺嘧啶对于肺炎球菌性肺炎的治疗也比之前的药物如百浪多息更加有效，将病人的死亡率从 27% 降低到 8%。磺胺嘧啶俗称“M&B 693”，1939 年 3 月获批在美国遵医嘱销售（1943 年 12 月，这种药治愈了温斯顿 · 丘吉尔的链球菌感染，因此声名大噪）。

同样在 1939 年，格哈德 · 多马克被授予诺贝尔生理学或医学奖。当时距离欧洲卷入第二次世界大战仅有几个月，而这一场战争的影响力远远超过发生在 1914—1918 年的第一次世界大战。1936 年的诺贝尔和平奖颁给了曝光德国加强军备的德国反战主义者卡尔 · 冯 · 奥西茨基，德国政府因而禁止多马克去斯德哥尔摩领奖，而多马克也因为在回应获奖事宜时“对瑞典人太客气了”而被判短暂监禁。[①]

当时，英国化学家唐纳德·伍兹和保罗·费德斯已经发现了磺胺类药物的杀菌原理。磺胺可以抑制一种酶的生成，而这种酶是生成细菌制造叶酸时所需维生素 B 的重要成分。磺胺诱使酶进入其表面的锁闭装置内并将其锁住，不让酶与正确的化合物对氨基苯甲酸（或称 PABA）结合，但并非所有的细菌都需要 PABA，因而磺胺的药效仍有一定的局限性。

虽然受到诸多限制，但是磺胺在整个“二战”期间一直被用于治疗创面脓毒症、淋病等各种疾病。在应对狡黠善变的细菌方面，人类发现的这第一种“神药”仅仅起到了抛砖引玉的作用。

细菌的获得性耐药性是一种相当复杂的现象，至今仍是一个医学界尚未完全解开的难题。[②]这些单细胞生物对外界环境的变化非常敏感，它们能够很快适应环境的改变，并能从其他细菌，甚至从自由漂浮的病毒那里获得任何可能的新遗传模板。更重要的是，它们繁殖得很快，有些细菌繁殖一代只需要 20 分钟，因而有利于 DNA（脱氧核糖核酸）迅速传播。在强大的进化压力下，比如在强效的杀菌剂磺胺类药物存在的情况下，一种可以为叶酸进行编码，使细菌在制造酶时不受磺胺影响的基因似乎一夜之间就

---

① 1947 年，尽管根据诺贝尔奖的规定，多马克没有领到奖金，但他终于领到了属于自己的奖章。他在题为“细菌感染化学治疗的未来发展”的诺贝尔演讲中说道：“这些问题……无论是医学研究工作者还是化学家都不能单独解决……只有双方共同努力，通过多年的密切合作才能解决。”

② 抗生素耐药性特指致病菌的耐药性。但真菌、病毒和多细胞寄生虫也会产生耐药性。

出现了，因而随着在战争期间磺胺的广泛应用，细菌也很快对磺胺产生了耐药性。20 世纪 30 年代末，使用磺胺治疗感染淋病的士兵，治愈率为 90%；而在 1942 年，其治愈率快速下降到 75%。

幸运的是，多马克的“神药”不久将被一种新的抗击细菌性疾病的武器替代，这种新武器不仅是一颗“魔弹”，更是一整座“军火库”。

第三章

和细菌玩耍

℞

也许弗莱明很健忘，

在描述青霉素的发现时记错了时间，

但最吸引人的解释是他游戏人生的态度。

1903年春天，医生科伦索·里金勋爵的诊室位于伦敦马里波恩社区的一座不起眼的小楼的二层，诊室的装修风格和这栋楼里其他一百多套维多利亚时代的公寓别无二致。诊室的墙壁上贴着绿色的墙纸，室内有一个铺有厚垫子的沙发和几把椅子；一个桌面铺着大理石的工作台；镀金的桌子腿底部为狮身人面像的爪子的造型；还有一面镜子，由于镜子上画了很多棕榈树、百合花和其他植物，它几乎已经不能当镜子用了。屋里的写字台上放着一台显微镜、几根试管，还有一个小酒精炉及几叠报纸和杂志，看起来拥挤不堪。这间屋子唯一像医生本人一样有些现代感的地方是使用了电灯照明而非煤油灯，但是除此之外，这个处于20世纪初的房间的陈设几乎就是19世纪中叶典型中产阶级家庭的装饰风格。

尽管里金医生的办公室的装饰风格很老套，但他所做的工作却具有非凡的创新意义。具有30多年执业医师经验的里金医生发现了治愈肺结核的药物，这是一项具有重大历史意义的成就。

1903 年 6 月，他正是因为这一革命性的新发现而被授予爵士头衔。

然而，在医学史料中，你无论如何也找不到关于他的任何资料和发现成果。科伦索 · 里金曾经是现在也仍然是一个被想象出来的人物。1906 年，爱尔兰反传统作家萧伯纳在所写的剧本《进退两难的医生》第一幕中描写了里金医生过人的天赋、独特的家具品位及获得爵士头衔的光辉经历。

萧伯纳不但是个费边社会主义者、无神论者、反对活体解剖主义者，还是一个爱尔兰爱国主义者。但他真正的爱好是创作具有讽刺意味的文学作品。他写这部剧的目的是针砭当时医学机构中的问题。关于“进退两难”的辩论：里金是应该用他的肺结核药来治疗一位值得尊敬但人微言轻的朋友还是用它治疗一位品行不端却才华横溢的画家呢？由于医生垂涎于画家的妻子，这一选择就变得更加复杂了。萧伯纳对于“进退两难”的辩论，意在讽刺那些身为医生却不能做到“医者仁心”的医学从业者。莱奥 · 许茨马赫尔医生是科伦索 · 里金的同学，他向里金透露了自己医学实践成功的四字箴言——“治愈保证”，并坦言，“你要知道，绝大多数的病人只要注意他们的身体，同时，你再给他们一点儿明智的小建议，他们就会康复”。急于求成的外科医生卡特 · 沃尔浦尔认为，所有疾病都是由血液中毒引起的，通过完全切除被他称为“核状囊 ”的增生组织，疾病就可以永远被治愈。拉尔夫 · 布卢姆菲尔德 · 波宁顿爵士在粗略地读了一两页科赫和巴斯德的研究报告后，就用他所能找到的毒性最强的细菌来治疗病人，希望借此推动自然疗法的发展。他认为：“药物只是一种安慰剂。关键是要找到致病的细菌，准备一种适合的抗毒素，饭前 15 分钟注射，每天 3 次，结果是吞噬细胞[①]被激活，它们吞噬了病原体，病人因此康复。”在所有医生中，只有当时已经退休的帕特里克·卡伦爵士逃过了萧伯纳的讽刺，他曾经对里金说：“我认识 30 多位医生，他们都声称发现了可以治愈肺结核的药物，但为什么还有人因为得这种病而死亡呢？”

一部讽刺剧要想达到讽刺的效果，它针对的内容必须是观众所熟悉的，《进退两难的医生》也是如此。每一位观看此剧首映的伦敦戏迷都见过这样的医生：他们全然不顾患者当前的症状，习惯性地切除患者的扁桃体或者阑尾，或者无论是治疗皮肤病还是治疗癌症都热衷于开抗生素或者抗血清的药方。观众们应该也已经认出萧伯纳所塑造的科伦索·里金医生的原型是谁——英国最著名的医生阿尔姆罗思·爱德华·赖特。

萧伯纳和赖特是朋友，他们偶尔也会进行一番辩论。1906 年，45 岁的赖特已经在医学界赫赫有名，常常被媒体称为“英国的巴斯德”。赖特具有一部分爱尔兰血统，他的从医经历颇为曲折：1883 年毕业于都柏林三一学院；在成为一名医生之前，他已经获得了现代文学的最高级别荣誉，原本应当攻读“判例法与国际法”。尽管如此，从 1895 年开始，他潜心研究医学，专注于探索伤寒免疫接种方法。伤寒曾是历史上致死率最高的疾病之一。

伤寒是导致公元前 5 世纪的雅典瘟疫、17 世纪英国殖民地詹

① 吞噬细胞是当时描述白细胞的专业术语，现在被称为巨噬细胞。俄国生物学家伊利亚·梅奇尼科夫在 1884 年发现了吞噬细胞。

姆斯敦的毁灭、美国内战期间数万名士兵的死亡等一系列重大历史灾难的十几种疾病之一。伤寒是由沙门氏菌属的一种细菌伤寒沙门氏菌所致。[①] 得伤寒的病人不会突然死亡，最初症状是低烧、心率降低，这些症状通常会持续一个月。随着体温不断升高，心率持续缓慢，患者时常会神志失常，胡言乱语。随着病菌的快速繁殖，患者会出现腹部肿胀症状，随后出现严重腹泻。患者的脾脏、肝脏等器官会变得肿大，导致肠出血，有时会导致肠穿孔，致使感染扩散到腹膜。如果病人自身的免疫系统不能成功遏制病原体的一连串“攻击”，病人就会死亡。未经治疗的伤寒病人的死亡率高达 25%。

感染性疾病的破坏性取决于它的毒性和流动能力：病原体给病人造成的伤害有多大，以及它的传播有多容易。由于伤寒杆菌是通过被人类粪便和尿液污染过的饮用水进行传播的，因而，在卫生条件差、人口密集地区的致死率会格外高，比如 19 世纪经济快速增长的城市的贫民区，或者更甚者——战地部队。在美西战争期间，患伤寒死亡的美军士兵人数比在战争中受伤死亡的人数和患黄热病（一种传染性极强的病毒性疾病）死亡的人数还要多。

因此，军医们对伤寒尤其关注，赖特更是如此。赖特获得医师资格后，在位于南安普顿附近的纳特利陆军医学院开始了

---

① 与医学史上传统的命名方式稍有不同，导致伤寒（一种只有人类才患的疾病）的细菌科是以兽医医学博士丹尼尔·埃尔默·萨蒙的名字命名的。事实上，是萨蒙博士的助理于 1885 年首次分离出了该病原体，并以自己老板的名字为其命名。

自己的医务生涯。1895 年，他发明了第一种有效对抗伤寒的疫苗。他不仅为实验对象接种了降低毒性的伤寒沙门菌（这是罗伯特·科赫的测试方法），还为其接种了更加安全有效的灭活伤寒沙门菌。他首先在自己身上进行了实验，然后为 15 名志愿者接种，最后又为即将远征印度的一个团的士兵进行了接种。这是赖特的首次胜利，也是他最伟大的胜利：在将近 3 000 位受试者中，只有 10 人感染了伤寒。

尽管成效显著，但他仍无法说服思想保守的英国战争部官员们，为 1899 年被派往南非参加第二次布尔战争的英国军队接种该疫苗。虽然远征印度兵团的疫苗接种似乎是一个不容争辩的成功案例，但是执政者对现代医学依然秉持着保守、敌意的态度。但接下来的三年证明，伤寒比战争可怕得多，英军患伤寒死亡的人数超过其在南非与德兰士瓦共和国和奥兰治自由邦的战争中阵亡的人数总和。至少有 2 万名士兵感染了伤寒，有 9 000 多人死亡。出于对当政者的厌恶，1902 年，赖特离开了英国战争部，搬到了圣玛丽医院。圣玛丽医院位于帕丁顿地区的普雷德大街，是当时伦敦幸存下来的为数不多的几家“志愿”医院之一，专门接收贫困的工薪收入患者，也是首家医教结合的医院，拥有一家附属的医学院。在圣玛丽医院，赖特按照巴斯德和科赫的研究模式，也建了一个实验室——接种部。在接下来的 45 年中，他一直领导这个实验室的研发工作。

*

回顾过往可以发现，赖特在圣玛丽医院取得的成就无法与他本人的声望相匹配，而赖特在医学史上的地位也因此受到了影响。在赖特的有生之年，他赫赫有名，具有深远的影响力，但因其性情古怪，常常令人敬而远之。至少在传说中，赖特具有超强的记忆力，曾背下 25 万行诗。赖特身材高挑、相貌超群，虽然不修边幅，但他的演讲语言辛辣讽刺又不乏幽默感。他出口成章、诲人不倦，到 1947 年去世之前，他都是一名热衷于对科学问题、社会问题和政治问题发表个人见解的公众人物。除此之外，他还是一名善于创新的实验家、实验技术大师。仅仅依靠简陋的实验设备——一台显微镜、一盏本生灯和几根配有橡胶奶头的玻璃管——他就可以完成异常复杂的研究，[①] 这让科技史学家们不得不惊叹于他工匠一般稳健的实验手法。他用于收集血液的小瓶，即他的“血液收集器”，是一种定制的玻璃试管，他将这种玻璃试管放在本生灯火焰上烤软后拉成细管，并按照一定角度折弯，然后将玻璃管的一端剪断，插入一根针头，这样折弯的细管就可以通过毛细管工作原理吸取血液了。

然而，赖特精湛的实验技巧在某种程度上是一把双刃剑，因为这些技巧让他倾向于通过自己敏锐的临床观察，将观察结论判定为无可辩驳的证据，但他在数据方面却无能为力。他先前给 2 835 名士兵接种的伤寒灭活疫苗毫无疑问是成功的，但赖特提供的数据却无法证明这一点。用英国一流的统计学家和生物学家卡尔·皮尔逊的话来说，赖特收集的数据毫无价值：没有对照组，

① 1912 年，他写了一本关于实验室操作方法的经典著作，名为《橡胶奶头和毛细玻璃管的妙用》，这一书名让许多医学学生读的时候忍俊不禁。

没有尝试统计学家所称的“零假设”，即假设两种现象没有关系，比如假设“接种者”和“伤寒患者”之间没有关系。赖特对统计知识的缺乏与其说是他的性格所致，不如说这与他所接受的偏文学的教育有关。即使按照19世纪英国的教育标准来说，他在实践数学知识方面的匮乏也是不合乎常理的。赖特接受的是私人家庭教育，他花费了大量时间学习拉丁词尾变化和普通法历史而不是回归分析。[①]几乎可以肯定，正是数学知识的盲点让他无惧于钻药物学中的一大死胡同：接种治疗法，即使用可以激活自适应性免疫系统的物质来治疗一种特定的疾病，而不是预防该疾病。

赖特还是一名疫苗绝对论者，他的著名观点是“未来的医生的工作就是为病人接种疫苗”。对于赖特而言，对抗疾病的关键是病人个体免疫系统的特性，而不是使用化学药物，比如埃利希研制的撒尔佛散或者后来多马克研制的磺胺类药物。当健康的人感染了一种病原体后引发的情况，或者一个不健康的人感染病原体后导致其身体内部环境出现缺陷的情况，是否能让我们完全了解这种疾病？从某种意义上讲，从巴斯德时代至今，这一争论仍然未能平息。[②]赖特对治疗狂犬病等疾病的血清疗法的光明前景充满信心，从而预测，同样的技术可以用来“借助未感染的组织来帮助感染的组织”，并将这种现象称为“调理机制”。

---

① 当时，必要的数学工具已经被发明出来。19世纪的头十年，德国的数学家卡尔·弗里德里克·高斯已经发明如何将测量误差降低到最小的方法。

② 巴斯德和他的朋友及同一时代的生理学家克劳德·伯纳德之间展开的关于疾病本质的最初争论的内容，已经被21世纪的替代医学的倡导者们收编，一些人用它来攻击细菌理论本身。

在《进退两难的医生》中，科伦索·里金在向帕特里克·卡伦爵士解释完全虚构的治疗肺结核的药物时说“调理素的作用就相当于给病菌涂上黄油，以让白细胞吃掉它们”，这说明萧伯纳真的很有先见之明。在这部剧初次公演一年之后，1907 年 3 月 31 日，《纽约时报》登载了一篇名为《结核患者的新希望：调理素的发现是医学革命的标志》的文章。这篇文章援引赖特对新药的介绍，即调理素通过“与入侵的病原体结合，可以说将他们变成了白细胞的更加美味的食物”。①

调理素是真实存在的。从技术上讲，任何促进白细胞吞噬和杀死入侵病原体的分子都可以被称作“调理素”，因为能够激活这些机体潜在能力的物质都属于先天免疫系统的一部分。但是调理素疗法并没有达到预期的效果，阿尔姆罗思·赖特辜负了人们对他的期望。可以肯定的是，“英国的巴斯德”赖特在“一战”期间挽救了数十万人的生命，在西线战场的英军中有 200 多万士兵接种了赖特的伤寒疫苗，其后只有 1 200 人死于伤寒。就战争本身而言，赖特是一名英勇顽强的斗士，他证明了利斯特的石炭酸之类的抗菌膏和抗菌液在治疗战场创伤方面的局限性（石炭酸不仅杀死了病原体，也杀死了免疫系统中的白细胞），以及不透气的绷带的危险性，这种绷带会有利于危险的、造成坏疽的病菌如产气

---

① 《纽约时报》继续说道：“调理素理论有史以来第一次解释了水疱疗法、药膏疗法和过去使用的反向刺激疗法的价值。以开放性伤口为例，如果血液中缺乏调理素，伤口就很难愈合，细菌会攻击创面，从而导致化脓……膏状药物会促进血液和淋巴液向感染区域流动。”

荚膜杆菌在厌氧环境中快速生长。尽管如此，在大多数人的印象中，赖特是英国妇女选举权的主要反对者之一。当然，他也是萧伯纳创作的《进退两难的医生》中科伦索·里金这一角色的灵感来源。

遗憾的是，赖特真正遗留下来的贡献却鲜为人知：他在圣玛丽医院创建了接种部，并且运营这个部门长达几十年，而接种部在他的领导下也成为培养新一代抗菌药物研究员的孵化器。在接种部，他的下属之一是追随他到法国的莱昂纳德·柯尔布鲁克。

另一位是苏格兰医生亚历山大·弗莱明。

*

1906 年，25 岁的弗莱明在加入阿尔姆罗思·赖特的接种部的时候，虽然尚未取得研究成就，但也是一名很有前途的医生。他和赖特形成了鲜明的对比：赖特身材高大健壮，而弗莱明又矮又瘦；赖特留着让海豹羡慕的帅气的胡子，而弗莱明喜欢把胡子刮得干干净净；赖特在发表公共演讲的时候神采飞扬，而弗莱明则过于低调，以至于他的学生不得不竭力竖起耳朵，才能听清他讲课的内容。他以优异的成绩毕业于皇家理工学院（即现在的威斯敏斯特大学）和圣玛丽医院附属医学院，在他的实验研究天赋展露出来之前，他在圣玛丽医院附属医学院学习外科医生课程。1909 年，弗莱明设计出一种梅毒测试方法，这种方法与三年前德国细菌学家奥古斯特·保罗·冯·瓦塞尔曼发明的检测方法相比，只需要更少量的血，但效果更显著。从 1910 年开始，弗莱明与莱昂纳德·柯尔布鲁克合作，共同研究埃利希的“魔弹”撒尔佛散和新撒尔佛散。

第一次世界大战爆发后，弗莱明、柯尔布鲁克与赖特一起到了法国。圣玛丽接种部的核心团队成员加入了英国军队在法国滨海布洛涅建立的医院。这家医院是专门为了安置第一次伊普尔战役（格哈德·多马克在这一战役中受伤）中的大量伤员而建立的几家医院之一。尽管创建初期的环境十分恶劣，这家医院的医学研究仍硕果累累。圣玛丽团队在这家医院工作期间，发现当时他们处理伤口的标准方法——涂抹抗菌膏和用绷带包扎伤口——不但没能阻止细菌的感染，反而适得其反。弗莱明认识到，在无氧环境中，在皮肤的表面也可以繁殖的厌氧菌是罪魁祸首。[①] 事实上，厌氧菌无处不在，即使用药效强劲的抗菌药进行处理也不能完全清除它们。弗莱明需要通过实验来证明这一推断。

弗莱明在《柳叶刀》杂志上发表的一篇在如今看来仍然非常经典的论文中介绍了两套玻璃试管，里面盛有高浓度细菌的液体。弗莱明让一套保持原状，而将另一套玻璃试管打破，使其边沿参差不齐以模拟战场创伤。他将两套玻璃管用抗菌剂清洗后，完整玻璃管的消毒十分彻底，而破损玻璃管虽然经过了石炭酸消毒，但隐藏在凹陷处的细菌仍然没有被杀死。弗莱明通过实验证明了为什么士兵的伤口明明消过毒，但他们穿的没有血迹的军服上仍

① 很多危险的感染都是由这种厌氧菌引起的，除了坏疽，还有破伤风、腹膜炎等。厌氧菌有两个基本类别：专性厌氧菌如梭状芽孢杆菌，氧气对它们而言是一种毒药；兼性厌氧菌，如葡萄球菌和链球菌都可以在无氧环境中生长，也可以在有氧环境中生存。

然会有很多危险的病原体。在战争创伤中，15% 含有葡萄球菌，30% 含有破伤风病原体，40% 含有链球菌……90% 会被可导致坏疽的产气荚膜杆菌感染。

1918 年 11 月，第一次世界大战结束，弗莱明返回圣玛丽医院。对他而言，对抗病原体的战争才刚刚开始。尽管他对狡黠多变的对手已经有了深入的了解，但其研究工作一度进展缓慢，直到 1922 年的一次意料之外的发现改变这一困境。弗莱明的实验助手 V. D. 埃里森后来回忆：

> 一天晚上，弗莱明正忙于清理几个在长椅上搁置了十几天的皮氏培养皿。他拿起一个培养皿端详了很长时间，然后一边让我看，一边说“这个很有意思”……培养皿里长了一片黄色菌群，在我看来这明显是培养皿被细菌污染了。但值得关注的是，培养皿里还有一大片区域没有任何细菌……弗莱明解释说，他在这个培养皿里加过一点儿自己的鼻涕，因为当天他碰巧感冒了。鼻涕滴到的位置没有菌群。他突然想到，一定是鼻涕中的某种物质稀释或者杀死了细菌。

弗莱明将他在鼻涕中发现的物质命名为溶菌酶，即人们首次发现的具有抗菌性能的纯有机物质。然而，埃里森所述的发现过程过于巧合，以至于令人难以置信。据弗莱明后来透露，鼻涕是碰巧被滴到一个皮氏培养皿中的。不仅如此，因为窗户意外被打开，这个培养皿还受到了细菌污染……甚至更不可思议的是，由于大多数细菌（所有重要病原体）并不受溶菌酶的影响，两次受到感染的培养皿中的细菌可能只是对溶菌酶敏感的少数菌种之一。这相当于弗莱明的实验室在同一天中了两次六合彩。

然而，尽管弗莱明发现溶菌酶的过程如此玄妙，但溶菌酶只是一种虽然有趣却效能甚微的化合物。弗莱明准确地认识到它是一种酶，一种可以提升有机物化学反应速度的大分子。几年以后，人们发现溶菌酶是人体先天免疫系统的组成部分，它可以有效破坏细菌的细胞壁。这种酶虽具有很强的抗感染作用，尤其是对新生儿而言，但却无法对抗大多数病原体。而五年之后，弗莱明的下一个发现就不能简单地被称为“幸运”了。

青霉素的发现和溶菌酶的发现一样带有传奇色彩。根据弗莱明后来的回忆，1928 年 8 月他去度假的时候，由于粗心大意，他忘记收拾几个含葡萄球菌的皮氏培养皿，将它们留在了圣玛丽医院实验室的长凳上。结果当他 9 月 3 日度假回来的时候，他发现其中一个皮氏培养皿又一次因为一扇被偶然打开的窗户而受到了污染，这一次的污染物是霉菌。他看到的情景比五年前的更加令人吃惊：在被真菌污染的地方周围的环状区域内，葡萄球菌全部消失了，显然是有什么东西杀死了葡萄球菌。

接下来的几个星期，弗莱明一直在培养这种真菌——特异青霉菌。从专业的角度来说，特异青霉菌是一种霉菌（在英国，“霉菌”指微小的多细胞真菌，呈丝状，外表看起来毛茸茸的。单细胞的真菌被称为“酵母菌”）。这种霉菌可以制造杀死葡萄球菌的物质，弗莱明在 1929 年 3 月发表的《论青霉菌培养物的抗菌作用，尤其是在 B 型流感嗜血杆菌分离样本中的应用》一文中首次将这种物质命名为“青霉素”。

无巧不成书。又一次意外打开的窗户，又一次偶然的污染，成就了又一个伟大的发现。

或许这并非巧合。几十年来，历史学家和科学家对弗莱明矛盾重重的描述大为不解。一方面，弗莱明著名的实验室（现在已经保留下来成为博物馆）的窗户显然极少打开，即使打开也会刻意避免接触弗莱明后来声称的“污染物”。另一方面，他发现真菌的时间也和真菌本身一样含混不清：最开始的说法是皮氏培养皿被遗忘在实验室超过五个星期，但 1944 年弗莱明自己又说，仅仅两周后他就观察到结果。尽管在弗莱明的大事年表中，相关记录显示这一具有重大历史意义的皮氏培养皿中的现象被发现的时间是 9 月 3 日，但他的实验记录中注明的首次发现日期却是 10 月 30 日。

最大的疑点是：葡萄球菌菌落如果已经培养成功，即使被青霉菌污染，也会在青霉菌制造出青霉素之前就将青霉菌杀死。青霉素杀死葡萄球菌或者降低其毒性的原理是破坏葡萄球菌在分裂过程中制造新细胞壁的机制，这意味着只有当葡萄球菌分裂的时候青霉素才有效。[①] 除非青霉菌在葡萄球菌出现之前就已经存在于培养皿中，否则青霉菌周围一圈的细菌被杀死的情况就不会出现。当然，弗莱明无从知道这一点。

① 后面会介绍更多相关内容。

这些疑点并不代表弗莱明在有意欺骗人们，或许是因为他很健忘而在描述溶菌酶或者青霉素的发现时记错了确切时间。尽管弗莱明的说明和正常的逻辑之间存在着种种出入，但其中最吸引人的解释是他游戏人生的态度。

弗莱明在一个沉迷于打扑克、台球和玩智力游戏的家庭中长大。成年之后，他酷爱槌球和斯诺克台球运动，他还是一名技术娴熟的步枪射击手，他最初来圣玛丽医院应聘的是该医院著名竞技运动队的射击手这一职位。作为高尔夫球员，他更喜欢创造性的高尔夫球击球法，比如将推棒作为撞球球杆使用。他也喜欢画画，虽然画得不是很好，但却很有创造性：他成为圣玛丽医院的一名年轻的研究员之后，经常在皮氏培养皿上绘制圣母与圣童的肖像、圣玛丽医院徽标、英国国旗——把琼脂作为画布，用可以长成不同颜色的微生物作为颜料（值得注意的一点是，这种所谓的“画”需要对细菌学有着非常精深的了解，比如了解哪一种细菌会变红，哪一种会变绿，以及手和眼睛的精准协调能力）。弗莱明的一位传记作者这样写道：“弗莱明的出发点就是玩儿……他常常将自己的工作描述为‘我在和这些微生物玩耍’，这一点儿都不假。对他而言，绝大多数研究都是在做游戏，而他的诸多人生乐趣则来自各种各样的游戏。”

尽管弗莱明喜欢和细菌做游戏，但他在和人的互动方面却非常茫然无措：他不但拙于言辞，课也讲得很糟糕。他过于腼腆，对于讨论自己的实验方法和实验结果毫无兴趣。正是因为他痴迷于游戏，并且天生沉默寡言，他才能够全身心地投入溶菌酶的发现之旅中，一如他在桥牌游戏中游刃有余，至少这一点是合乎逻辑的。

要想理解为什么弗莱明要再一次编出一个相似的蹩脚故事来解释他发现青霉素时的情况，我们需要补充一些额外的背景知识。首先，也是最重要的一点，当时没有任何对青霉素发现的相关事宜的记载，1929 年弗莱明将其研究成果公之于众的时候，距离青霉素被发现的时间已经过去 6 个月。而接下来的十年，由于相关研究工作遇到了瓶颈，青霉素仍然是一个新的事物。所以，当人们认识到这一发现的重要性的时候，弗莱明很可能已经记不清相关的细节，或者他虽无意隐瞒，但却只回想起一些关于先前发现的零星片段。因此，人们尽管对他发现青霉素的原因和动机（如果有的话）议论纷纷，却也只能不了了之。

这件事情原本不重要，但却对弗莱明的声誉产生了重大影响，我们接下来将看到它会成为一个非常棘手的问题。就抗生素而言，到目前为止，公众通常倾向于认为是亚历山大·弗莱明发现了青霉素。如果他当时很快就意识到自己的伟大发现，而不是搞错了（显然这是事实，至少耽误了几个月），弗莱明极有可能成为抗菌时代的先锋。生理学家罗伯特·斯科特·鲁特伯恩斯坦给出的解释更容易让人信服，他认为，弗莱明根本就不是在做葡萄球菌的实验，不是在测试各种病原体，而是在观察若干真菌。因此，弗莱明对偶然进入的葡萄球菌菌落感到非常惊讶，而不是他所说的葡萄球菌受到真菌污染。

而实验本身的目的却没有达到，弗莱明因此一筹莫展。毕竟，实验都需要假设。如果他的实验目标是研究不同情况下的葡萄球菌菌落，他的假设是什么呢？相反，如果他的实验目标是研究不同种类的真菌就不存在问题了。鲁特伯恩斯坦给出的答案是，弗莱明在寻找一种新的溶菌酶来源。

到 1928 年，溶菌酶仍然是弗莱明的唯一重要发现。尽管他此后成为享誉世界的名人，但对他而言，他仍然有必要在 1945 年的诺贝尔获奖演说中向世人宣告："在我偶然发现的抗生素中，青霉素并不是第一种。早在 1922 年，我就发现了溶菌酶，这种酶对一些细菌具有超强溶解力（即破坏力）。"同时，对于溶菌酶这类抗菌化合物，霉菌是一种极具开发潜力的资源。早在 1876 年，约翰·廷德尔就描述了青霉菌的抗菌效果："第 13 天，即 1875 年 12 月 13 日，肉上就长出了一片厚厚的青霉，呈浅棕色，似乎覆盖了一层薄薄的黏土混合物……死亡或者休眠细菌的黏液，导致细菌死亡或者休眠的原因是旺盛生长的青霉菌。我发现这支试管中没有生命迹象，而其他试管中则充满了细菌。"约瑟夫·利斯特也注意到，在有霉菌（这种霉菌的学名为郁金香罂粟）的样品中，细菌已经停止了生长。这意味着，弗莱明最早的记录显示，他认为最初抑制细菌的真菌是红色青霉菌，而并非真菌学家查尔斯·索恩后来所说的特异青霉菌。如果弗莱明当时正在测试大量不同种类的霉菌，寻找他已知的溶菌酶，而不是他从未见过的物质，一切就更解释得通了。自 1922 年以来，弗莱明一直在孜孜不倦地测试各种黏液、痰、血液、血浆、禽蛋、花，甚至根类蔬菜，希望从中找到溶菌酶。因此，对于弗莱明多年后的报告中的前后矛盾，最佳的解释是，他最开始认为他在青霉菌中发现的是一种已知的化合物，而不是新的抗菌化合物。

无论弗莱明后来对于发现成果的回忆是否真实可信，他都获得了极高的赞誉，这要归功于他确认了一种被他首次称为“霉菌液”的化合物的潜能，更要归功于他所做的后续实验——他和助手斯图尔特·克拉多克开始培养青霉素，他们使用从公牛心脏中提取的蛋白质作为养分，培养了一批又一批青霉菌。通过进行足够数量青霉菌的测试，他们确认了青霉菌的效用范围：青霉素汁不仅可以杀死葡萄球菌，还可杀死链球菌及大量的其他菌种，但对另外一些菌种没有效果，比如伤寒杆菌。他们还确认，青霉素对非细菌性细胞无害。尽管又过了 30 多年，人们才揭示出青霉素的抗菌机制，但青霉素对一部分而不是所有细菌有效的（并且对动物细胞无害）原因在 30 多年的历程中没有改变。

生物学家从 1884 年就知道，一些细菌在接触某种染料（通常是龙胆紫）的时候会被染上特别的颜色。丹麦生物学家汉斯·克里斯蒂安·革兰首次发现了这一现象，这些细菌被命名为“革兰氏阳性菌”，而那些不能被染色的细菌被称为“革兰氏阴性菌”。

当细菌繁殖时，它们就像中部被绑着一根细线的盛满水的气球。当细胞分裂的时候，细胞壁被拉伸并扭曲。从化学角度来说，当细菌分裂的时候，青霉素（以及类似的化合物）会使细菌的细胞壁变薄，这也是为什么只有当细菌分裂的时候，青霉素才能对其起作用。但是青霉素只对不受脂多糖外膜保护的革兰氏阳性菌有效，如葡萄球菌和链球菌，而对有着脂多糖外膜保护的革兰氏阴性菌，如伤寒杆菌，则没有效果。[①]动物的细胞因为有脂多糖外膜保护而没有细胞壁，同样不会受到青霉素的伤害。

弗莱明和克拉多克在不了解它们的深层机制（尤其是弗莱明坚信青霉素和溶菌酶类似，也是一种酶）的情况下，凭经验就可以证明这些事实。尽管他们既不能做到去除无法预估数量的有毒杂质，也不能使霉菌液的浓度达到1%以上，他们依然对霉菌液进行了提纯和蒸馏。他们甚至可以让感染鼻窦炎的克拉多克亲身测试。但让人费解的是，弗莱明从来没有在患病的动物身上做过实验。用另一位研究人员的话来说："弗莱明仅仅在一只感染了几种链球菌或肺炎球菌，体重为20克的老鼠身上注射了5毫升的青霉素培养液，以此证明青霉素的疗效……他没有做这种显然应该做的实验的原因很简单：他根本没有想到这一点。"

没能将培养液在动物身上做实验的原因之一可能是难度太大，弗莱明和克拉多克一直无法解决青霉素的不稳定性问题：在将青霉素培养液蒸发、浓缩成药浆之后的几天之内，有时候甚至是几个小时之内，它就失去了效用。因此，在接下来的三年中，尽管弗莱明偶尔会回来做青霉素的研究，但实际上，在20世纪30年代，他花了更多的时间研究溶菌酶。直到1940年他在写关于青霉素的文章中还提到"青霉素制造过程过于烦琐"，即使用作一种局部防腐剂，这种麻烦"看起来都是不值得的"。他遭遇了细菌学与

① 革兰氏阳性菌和革兰氏阴性菌并不像生物学基础教科书上说的那样泾渭分明。一些分类学家发现，在12种不同门类的细菌中，只有两种"完全意义上的"革兰氏阳性菌。

生物学之间的壁垒，而当时圣玛丽医院没有一个人有能力解决这个问题。克拉多克后来回忆说，“我们刚开始的时候对此知之甚少”，即使是通过使用传统的方法将青霉素溶解在丙酮（有时候是醚）溶液里，并蒸发掉其中的水分，“我们完成实验之后也没有多少进展”。①

圣玛丽医院在受过高等教育的化学人才方面的缺乏既是绝对的，也是相对的，尤其是相对于人才济济的德国而言。德国在细菌学研究方面，有着实力雄厚的工业背景作为依托，在分子层面研究的专业水平之高超乎了当时人的想象。圣玛丽医院的接种部或许拥有英国当时最先进、最成功的细菌科研设备。1932 年，圣玛丽医院院长查尔斯·威尔逊爵士（后来的莫兰勋爵）呼吁英格兰最有威望的报业大亨比弗布鲁克勋爵捐助 10 万英镑，将圣玛丽医院建设成为一流的机构。而比弗布鲁克勋爵也确实慷慨解囊，捐助了 6 万英镑，但这些钱还不够克莱尔和米奇为格哈德·多马克生产测试化合物的开销。英国贵族所捐助的钱和法本公司所投入的巨额资金相比，就如预科学校的校队与纽约洋基队同场竞技，实力差距非常大。

法本公司甚至有能力让医生转型为化学家，保罗·埃利希就是其中最杰出的一位。埃利希 1908 年的诺贝尔奖获奖演说的核心论点是细菌学的未来发展趋势是化学研究而不是观察研究，这一论点的得出绝非偶然。而遗憾的是，在此后几十年里，只有德国

---

① 当时，即使是经验丰富的化学家也很难解开青霉素之谜，正如伦敦大学的生物学家哈罗德·雷斯瑞克无法提纯汞化合物中的汞一样。

的科学家们认真听取了这一理论。

或者，即使其他国家的科学家们认真听了，他们也未必能真正理解这一理论。尽管当时阿尔姆罗思·赖特的实验技术已经相当精湛，但他对化学分析和化学合成的重要性仍然缺乏足够的认识。更糟糕的是，赖特坚信免疫系统能够成功对抗各种细菌病原体，而不愿花钱聘用有才能的化学家。因此，当 1934 年多马克的磺胺制剂引发了一场医药革命的时候，弗莱明于 1929 年发表的《论青霉菌培养物的抗菌作用》是当时仅有的记录了他在人类对抗疾病感染这一战役中最重要的贡献的文章。

*

英国出生的塞西尔·约翰·罗兹于 1902 年 3 月去世，当时，这位英国南非公司的创始人已经是世界上最富有、最著名的人物。他成功地缔造了一个商业帝国——在众多企业中，他创建的戴比尔斯联合矿业公司无论是当时还是现今都是世界上最大的钻石开采企业。他还拥有一个更为传统的业务类别：他曾开拓殖民地，并以自己的名字将殖民地命名为“罗得西亚”，罗得西亚后来成为一个独立的国家。在罗得西亚独立后，政府认为这个名字带有屈辱的殖民烙印，于 1980 年将“罗得西亚”更名为“津巴布韦”。[①] 因而，罗兹的名字如今仅仅出现在他死后以他的名义设立的机构名称中：如南非罗兹大学，当然还有罗兹奖学金。

每年，罗兹奖学金会授予从现在或以前的英属殖民地、美国

① 准确地说是南罗得西亚。北罗得西亚于1964年独立，国名为“赞比亚共和国”。

和德国（在不受世界大战干扰的情况下）来到英国求学的大学毕业生，为他们提供在牛津大学的一所寄宿学院学习两年或者三年的学费。到写这本书为止，在罗兹奖学金资助过的 7 600 人中，有几十名学者的声望甚至超越了他们的捐助者的声望，其中包括诺贝尔奖获得者、将军、专业运动员、内阁成员、参议员、州长、加拿大和澳大利亚总理，甚至还有一位美国总统。我们很难说他们当中谁对历史产生了最重大的影响，但毫无疑问，第一位罗兹奖学金获得者为改变世界所做的贡献是有目共睹的。他就是 1922 年 1 月从澳大利亚远道而来，就读于牛津大学莫德林学院的内科医生霍华德·弗洛里。

当时 23 岁的弗洛里出生于阿德莱德，是家里五个孩子中最小的一个，其母亲是第一代澳大利亚人，父亲是英国移民。除了数学①，弗洛里在圣彼得学院和阿德莱德大学的各科成绩均名列前茅，他还擅长包括网球、板球和足球在内的一系列运动。1918 年，弗洛里攻读医学学位的时候父亲去世，因而他能够遵循自己的意愿申请并接受罗兹奖学金，和另外 61 名学生一起奔赴牛津大学。②这位刚刚获得学位的医学博士已经做好准备在牛津大学病理学系开始自己的研究。

从广义的角度来说，病理学是研究疾病产生原因的学科。显

---

① 据弗洛里后来回忆，他选择医学而不是物理学是因为他学不好高等数学。然而，和阿尔姆罗思·赖特不一样的是，弗洛里知道自己在数学方面的不足是什么……并且知道在必要的时候如何寻求帮助。

② 其中一位来自密苏里的学生叫约翰·富尔顿，我们后面会提到他。

然，在1922年，病理学还是一门新兴学科，是在50年前科赫和巴斯德有了一系列发现之后才有的学科。牛津大学从1894年才开始设立病理学课程，1901年才专门设立了病理学系。就在弗洛里来到牛津大学的那一年，病理学系获得了苏格兰银行家和政治家威廉·邓恩爵士遗产管理人捐助的一百万英镑。威廉·邓恩爵士和塞西尔·罗兹一样，于19世纪在南非发家致富。尽管威廉·邓恩爵士病理学院的规划和建设花了整整四年的时间，直到1927年才正式运营，但弗洛里却来得恰逢时机。

1923年，年轻的弗洛里获得了生理学院一等奖和专门颁发给病理系最有前途的研究员的弗朗西斯·戈奇奖章。弗洛里在当年的笔记中记录，罗兹奖学金基金会秘书长弗朗西斯·怀利爵士评价弗洛里为"一流的栋梁之材"。认识到弗洛里具有非凡天分的人不只是怀利，弗洛里的导师之一查尔斯·谢灵顿爵士于1923年提名其为剑桥大学冈维尔与凯斯学院约翰·卢卡斯·沃克奖学金获得者，每年获得300英镑奖学金（大约相当于目前的1.5万英镑或者2.4万美元），外加用于购买实验设备的200英镑。

弗洛里来到英国的第二年就取得了丰硕的成果。他发表了四篇不同主题的论文，并担任了一个北极探险队的随行医师。同时，尽管弗洛里认为自己的性格不讨人喜欢（1923年，他在写给未婚妻埃塞尔·雷德的信中说自己"越来越让人讨厌"），但他仍然交了很多朋友，其中包括日后成为现代种群生态学研究奠基人之一的查尔斯·萨瑟兰·艾尔顿。同样在1923年，弗洛里还为自己找到了一位导师——谢灵顿。谢灵顿不仅是牛津大学的生理学教授，在 1923 年还担任世界排名第一的科学协会英国皇家学会的主席。这意味着，作为一名胸怀壮志的年轻研究员，弗洛里前途无量。①

在牛津大学的第三年，弗洛里首次与洛克菲勒基金会取得联系。

洛克菲勒基金会由洛克菲勒家族于 1913 年创建，旨在“提升全人类的福祉”。1923 年，该基金会成为当时世界上最大的慈善企业，关注重点是医药和健康领域。此前，该基金会已经在约翰斯·霍普金斯大学建立了世界上第一所公共卫生学院，在世界各地创建了十几个公共健康大学，致力于根除如疟疾、黄热病等寄生虫疾病。

当时，世界上最富有的洛克菲勒家族捐资数百万美元支持医学革命，其中的原因之一就是希望能挽回家族声望。洛克菲勒家族历经几十年建立起来的“标准石油”托拉斯，被指责使用残酷的竞争手段垄断了整个石油行业，在此情形下，老约翰·D. 洛克菲勒在美国并不受人尊重。善意的、可以广泛宣传的慈善事业可以扭转这一局面。尽管如此，这条路也并非一帆风顺。行为和社会科学（包括任何涉及劳资关系本质的事情）的投资方向受到严格的禁止，尤其是 1914 年拉德洛罢工事件（俗称“拉德洛大屠杀”，几十名矿工及其家属在小洛克菲勒的科罗拉多煤矿被杀害）之后，洛克菲勒的投资方向就以纯科学为主，越纯越好。

① 谢灵顿也是一位才华横溢、富于创新精神的科学家，因与剑桥大学的埃德加·阿德里安因“发现了神经元功能”而共同获得了 1932 年的诺贝尔生理学或医学奖。

尽管如此，洛克菲勒基金会最具开创性的意义是对于发放款项的管理。因为洛克菲勒既没有时间也没有兴趣决定如何发放资助金（况且他的参与还可能给基金发放造成负面影响），他希望由专业人士来做资助对象的筛选工作。通过科学家们的互相举荐，最优秀、最聪明的科学家就会脱颖而出。该基金会的高管之一维克立夫·罗斯甚至花了整整一年的时间寻访欧洲最杰出的研究员，以确定谁有资格获得该基金会下属的国际教育委员会的资助。用他的话来说，他们是要“助力顶尖人才不断进取，以让他们的研究成果福泽万民”。[①] 被誉为洛克菲勒基金会“巡回骑手”的维克立夫·罗斯，支票在手，踏遍了世界各地，重金寻访具有“未来科学领袖”气质的人，而剑桥大学和牛津大学成了他的定期驿站。

1925 年，霍华德·弗洛里首次获得洛克菲勒基金会助学金。从 1925 年 9 月到 1926 年 5 月，他辗转于洛克菲勒基金会资助的位于纽约、芝加哥和费城的各大实验室。在此期间，他和未来的美国国家科学院院长阿尔弗雷德·牛顿·理查德建立了深厚的友谊。

事实证明，弗洛里所建立的跨越大西洋的关系是非常重要的，而他与欧洲大陆所建立的联系也同样重要：1922 年和 1923 年，他在哥本哈根和维也纳的实验室工作过一段时间。尽管联合这些实验室并不是一件容易的事情。早在科赫和巴斯德时代，科研人员为了赢得预防接种和卫生领域相对重要的地位而你争我夺，斗

---

① 国际教育委员会（IEB）成立于 1923 年，1938 年并入洛克菲勒基金会。在这 15 年间，国际教育委员会为 57 个机构和 603 名研究生提供了资助，包括尼尔斯·博尔和恩里科·费米。

争相当激烈，而到了 20 世纪 20 年代，科学研究已经变得更加国际化。德国、法国、英国、瑞典和美国的科学家们定期合作，共同发布医学成果，他们虽然仍会因为研究发现和优先权而针锋相对，但合作与竞争并不矛盾。尽管仍然存在国别的不同，但这些竞争已经从国家之间的对垒转变为实验室之间的较量。

但无论是合作还是竞争，其背后都离不开资金的支持。在接下来的 20 年间，资助和科研方向分为两种模式。一种是工业资助模式，这种模式因为目标明确，管理规范，成就了保罗·埃利希的撒尔佛散，也在很短的时间里帮助格哈德·多马克研制出磺胺类药物，但这种模式对保密性的要求非常高。另一种是慈善资助模式，这种模式的优势是可以建立广泛的合作关系，同时进行多个方向的研究，缺点是即使获得了全世界最富有家族的资金支持，其研究资金仍然匮乏。更糟糕的是，无论是威廉·邓恩爵士这样的个人慈善家还是如卡耐基基金会和洛克菲勒基金会之类的信托机构，都做不到像法本公司那样铁血无情，他们的慈善身份不适合当机立断地从某个项目上撤资，结果必然导致基金会很难为已有成效的项目追加更多资金。亚历山大·弗莱明领导的圣玛丽医院医学研究部门即使获得了比弗布鲁克勋爵的资助，也聘用不起其需要的化学人才来进一步研究他们最先发现的青霉素。因而，依赖慈善资助的优秀的且有着光明前景的研究项目常常面临资金短缺的问题，同样的故事也将发生在牛津大学，只是结果并不相同。

1926 年，弗洛里与他早先在医学院时的同学埃塞尔结婚。埃塞尔当时已经是一名医生。虽然弗洛里自认为在职业生涯中是个个性迟钝、不善交际的人，并且当时在英国和澳大利亚之间进行书信传递缓慢而低效，但他对埃塞尔所表达的爱意却势同暴风骤雨。尽管如此，这和结婚后的生活相比，却显得异常平静，因为婚后他们彼此揭短，互相嘲讽。婚后第五年，埃塞尔抱怨弗洛里毁了她的职业生涯，而弗洛里则指责埃塞尔性格冷漠、缺乏热情、性冷淡、没有情趣，以及厨艺糟糕、不讲个人卫生等，甚至提醒他失聪的妻子说她“从身体上来说不是一个正常的女人”。

尽管弗洛里（或者准确地说，弗洛里夫妇）的婚姻生活并不幸福，但这没有影响弗洛里职业生涯的发展。1927 年，他获得了剑桥大学冈维尔与凯斯学院博士学位，并被任命为该学院的特种病理学讲师。他在受到谢灵顿关注之前对这门学科一无所知，但这门学科却成为他后半生的研究课题。

要想在病理学领域有所建树，就意味着要从事病原体研究。在此后的两年里，弗洛里开展了大量关于大脑循环、毛细血管、黏液分泌物等方面的研究工作。他的一位同事在描述当时的情况时说，“我们每天都泡在实验室里，包括周日”。1929 年夏天，弗洛里获得了另一笔出差资助金，他前往马德里，和组织神经学先驱圣地亚哥 · 拉蒙 · 卡哈尔教授一起研究先进的细胞染色技术。拉蒙 · 卡哈尔教授曾因描述了神经系统细胞性质于 1906 年获得诺贝尔奖。同时，弗洛里开始考虑做关于肠道的研究。1931 年，谢菲尔德大学聘请弗洛里担任病理学约瑟夫 · 亨特教授一职，弗洛里也将自己的研究课题带到谢菲尔德大学。四年后，他回到牛津大学。

届时，邓恩病理学院已经创建 8 年。邓恩病理学院院长乔治·德雷尔是一位优秀的病理学家，因研究白喉毒素而享誉医学研究领域。他还效仿保罗·埃利希确立测量白喉毒素标准的做法，将血清的凝血力标准化，使之成为一个单一的数值。

设定标准是一项枯燥的科学研究，在大多数历史时期很容易被忽略。然而，设定标准极其重要，并且将会变得更加重要，因为病理学和药理学研究需要测试大量不同的化合物，衡量标准越细越好。由于克莱尔和来自拜耳热带医学团队的米奇几乎是在同一时期研制出数百种偶氮 + 磺胺侧链，使用同一数字标准来比较不同样品的能力就变得至关重要，对于这方面，在英国没有人比德雷尔更胜一筹。德雷尔在邓恩病理学院取得了一系列显著成就，其中包括创建了英国首个标准实验室，该实验室拥有可储存多种病原体的纯样本库。

德雷尔于 1934 年去世，用牛津大学的话来说：邓恩病理学院“法定教授”一职虚位以待，静候贤才。该职位属于牛津大学内部职位，按照传统应由牛津大学 39 个住宿学院[①]之一来任免。邓恩病理学院的“法定教授”是由林肯学院来任命的。多名牛津大学的重要人物都向林肯学院院长推荐弗洛里来担任邓恩病理学院“法定教授”这一职位，其中包括一贯支持弗洛里的导师查尔斯·谢灵顿和弗洛里的新支持者爱德华·梅兰比。爱德华·梅兰比发现了维生素 D，并论证了维生素 D 与被称为“佝偻病”的维生

① 自 2008 年格林学院和坦普顿学院合并以来，目前一共有 38 所学院。

素缺乏症之间的关系。在谢菲尔德大学任命委员会成员当中，他是弗洛里的支持者之一，并因为担任过英国医学研究理事会的秘书长而声名显赫。英国医学研究理事会创建于1913年，负责为医学研究提供资金，是一个接受公共资助的研究机构。该理事会起初工作的重心是肺结核研究，从1920年开始资助所有的疾病研究。在1934年，该理事会想要获得研究资金依然很难，尤其是和资金充足的德国化工集团的投资相比。但是英国医学研究理事会拥有一项得天独厚的优势：与学术领域（如邓恩病理学院）的研究人员和化学、制药企业的研究人员开展广泛合作的皇家特许授权。

显然，这是一个千载难逢的合作机会，而邓恩病理学院则是合作的理想之地。于1935年上任的新领导人弗洛里是否有新的研究计划，人们拭目以待。没有人真正了解，在什么时候或者为什么弗洛里开展了对众所周知却鲜有人了解其中原理的现象——细菌无法渗透胃肠道，即细菌无法感染胃肠道壁——的一系列研究。当时的理论可谓百家争鸣，其中有一种理论认为，这是由于胃肠道中存在抗菌化合物，即弗莱明在8年前发现的溶菌酶。

从此，弗洛里迷上了对溶菌酶的研究，并且因为成功地从蛋白中提取了纯溶菌酶而获得了奖金。对于纯溶菌酶的需要直接影响了医学研究中的一项最重要的决定，这一决定无关乎技术和理论，而是一项人事决定。和多马克一样，弗洛里也需要化学家为他的实验提供原材料（更准确地说是提纯后的材料）。即使是在谢菲尔德大学期间，他也一直在请求医学研究理事会调拨一名合作者，以提取弗莱明发现的溶菌酶，找到其底物，即使化合物发挥作用的分子成分。尽管他考虑过多个牛津大学的人选，但直到1936年，他才最终确定了合作伙伴：来自世界上最先进的有机化学部门戴森·佩林斯实验室[①]的E. A. H. 理查德。1937年，理查德成功突破了弗莱明的研究局限，提取出纯溶菌酶。更重要的是，同年，弗洛里任命另一名化学家研究溶菌酶的底物。这名德国的犹太移民化学家名叫厄恩斯特·钱恩。

从表面上看，钱恩的成长背景似乎和弗洛里的截然不同。1906年，钱恩出生于柏林，母亲是德国人，父亲是来自俄国“定居区”的移民。1791年至1917年，俄国东部的“定居区”允许犹太人永久居住。钱恩的父亲移民到德国后，学习了化学并更改了姓氏，开设了约翰尼斯塔尔·阿德绍夫化学工厂，制造工业用的纯铜、纯镍等元素。

但事实上，两人却有着诸多的相似之处。弗洛里的父亲从英格兰来到澳大利亚，同样是移民。两位父亲和每个地方的移民一样，都有创业经历，弗洛里的父亲经营的是制靴生意。同时，两位父亲都是在他们的儿子还在上学的时候就撒手人寰，弗洛里的父亲于1918年去世，钱恩的父亲于次年去世，两个家庭都因父亲的离世而陷入了经济困境。虽然钱恩父亲的离世还不至于让钱恩辍学，从而走到无法享受德国优秀教育的地步，但这确实让钱恩

---

① 戴森·佩林斯实验室和罗兹奖学金项目、邓恩病理学院一样，也是19世纪英国的商业大亨们通过源源不断的资助以彰显自己的善念、满足个人虚荣心而建立起来的20世纪的丰碑，它的资金来源于“利 & 佩林斯伍斯特郡酱汁”秘方创始人威廉·佩林斯的孙子的遗赠。

一家人（包括钱恩的母亲和妹妹海德薇格）生活拮据。1927 年，钱恩从弗里德里希-威廉大学（即现在的洪堡大学）毕业。1930 年，他获得了柏林慈善医院病理学研究所的哲学博士学位。该学校是包括埃米尔·冯·贝林、罗伯特·科赫、保罗·埃利希在内的德国半数以上的诺贝尔奖获得者的母校。据钱恩后来回忆，同年 4 月，他揣着 10 英镑和自己的新学位，离开了母亲和妹妹，只身来到英国。

在随后的两年中，尽管钱恩的护照签注页上标明，禁止他“接受有偿或无偿的工作”，但他仍然不停地在学术期刊上发表论文，并加入了伦敦大学学院医院的化学病理实验室。1933 年 5 月，他克服了就业过程中遇到的种种困难（他当时的生活费是每年从伦敦犹太难民委员会和自由派犹太教会领取的 250 英镑津贴），在剑桥大学生物化学系找到了一份工作，给自己的导师弗雷德里克·哥兰·霍普金斯打工。1929 年，霍普金斯因为发现了几种维生素而赢得了诺贝尔生理学或医学奖的一半奖金，并且自 1930 年开始担任英国皇家学会主席。①

钱恩和弗洛里还有一个共同点，他们都雄心勃勃，充满自信，博学睿智。用一位传记作者的话来说，钱恩“总能想到解决问题

---

① 自 1885 年以来，英国皇家学会主席每届任期为五年。另一位诺贝尔奖获得者——物理学家欧内斯特·卢瑟福任职的时期介于弗洛里的导师查尔斯·谢灵顿（任期为 1920—1925 年）和霍普金斯（任期为 1930—1935 年）之间。实际上，1915 年到 1990 年上任的 15 名英国皇家学会主席都是诺贝尔奖获得者……唯一的例外是数学家迈克尔·阿蒂亚爵士，因为阿尔弗雷德·诺贝尔基金没有设数学奖。

的办法，提供切实可行的建议”。如果不是因为他过于恃才傲物，不愿屈尊于他人之下（也许他无法掩饰或者根本不屑于掩饰自己的个性），他本可以是一位理想的合作伙伴，而这一点也恰恰和弗洛里常常冒犯同事的个性如出一辙。但钱恩的同事们并不介意他的性格，因为他杰出的实验技能和过目不忘的超凡记忆力，同事们甚至心甘情愿地追随他。钱恩无须去图书馆就可以回忆起与每个研究课题相关的生物和化学学术文献中的内容，这就相当于在20世纪30年代将图书馆连上了因特网。据钱恩的十几名同事后来回忆，对于相关期刊的文章，钱恩不仅能记住援引的内容是登载在哪一卷、哪一页，还能逐字援引，甚至说出所引用的文字在页面的具体位置。

钱恩还有一项过人之处。早在成为科学家之前，他还是一名钢琴奇才。他在十几岁的时候就可以在柏林开钢琴演奏会，而且通过长期练习，他始终保持着高超的演奏水平。1930年，他参加了访问布宜诺斯艾利斯的巡回演出，这一点足可以说明他在钢琴方面的天赋。1933年，他曾因为是选择生物化学作为今后的职业生涯还是选择BBC（英国广播公司）乐队的工作这一问题而左右为难。

钱恩的传记中多次提及他的音乐才能，这也证明是良好的艺术修养让他成了一位具有非凡创造力的研究员，而艺术带给他的更大价值是钢琴练习培养了他对肌肉的控制能力和手、眼的协调能力，这些能力正有益于实验室工作。化学家就如同舞台上的魔术师，需要一双稳健的手，因为简易滴定实验技术需要向一种液体中滴入另一种液体，一次只能滴一滴，以便在精确的测量仪器中观察化学反应的过程；做晶体实验时必须缓慢而平稳地将一种溶剂滴入另一种溶剂中，以使两种溶剂之间产生明显的分界线。不难理解，和钱恩超凡的记忆力一样，他敏捷的操作烧杯和吸管的能力同样给同事们留下了深刻的印象。

*

1935年弗洛里上任后，钱恩并不是弗洛里为邓恩病理学院招募的生物化学家的第一人选。弗洛里首先考虑的是弗雷德里克·哥兰·霍普金斯在剑桥大学的爱徒——苏格兰的生物化学家和病毒学家诺曼·皮里埃。但或许皮里埃不感兴趣，或许他没空，于是霍普金斯向弗洛里推荐了钱恩，理由是："我发现他精通生物化学知识……他已然是一名优秀的生物化学家……"[①]而钱恩对这一职位很感兴趣。正如他后来写到的那样，他的"首要激励原则……就是不断寻找一种可以从化学或者生物化学的角度来解释的有趣的生物现象，并且尝试分离造成这种现象的活性物质，研究它们的活动模式"。

当然，这段话是在他作为世界上最著名的科学家之一离开牛津大学很久之后写的。初到牛津大学的时候，他的首要任务是少做让人感到乏味的科学解释研究，而多关注那些"玩具"。在柏林的慈善医院接受了先进的实验设备培训之后，他毫不掩饰自己

① 对于钱恩的劣势（他的犹太身份），霍普金斯继续说道："我认为，如果你的部门不在乎他的种族和外籍身份，你们将拥有一名博学多才的同事。我偶然发现，他作为音乐家的卓越天分让他在某些社会圈子里备受欢迎……"

对剑桥霍普金斯实验室现有实验设备质量的失望。当钱恩来到邓恩病理学院，弗洛里的总技师吉姆·肯特陪同他到他的实验室的时候，钱恩透过隔壁诺曼·皮里埃的实验室看到一个索氏提取器（一种罕见的实验设备，用于从固体中提取脂类，可用于所有提纯实验），他的眼睛瞪得很大，那表情就像小孩子参观巧克力工厂一样。钱恩问肯特，邓恩病理学院是否有这些仪器，肯特说他认为有一套，钱恩对他说："一套？我要十套！"

但事与愿违。邓恩病理学院实验室的设备状况仅仅强于英国其他实验室的配置标准，弗洛里的团队仍然依赖个人、基金会的不定期捐赠，以及英国医学研究理事会的有限补贴。在世界范围的经济大萧条期间，没有人能称得上慷慨。此前，实验室的冰箱一直是由一位后勤人员手动操作，当他认为天气过热的时候才会开启。当钱恩安排扩充冰箱空间和更换先进的冰箱时，花费仅仅超出预算金额 15 英镑，结果"导致了一场激烈的争论，弗洛里对此事念念不忘，在我离开邓恩病理学院之前一直在反复唠叨"。

在接下来的一年里，钱恩克勤克俭，开始了抗蛇毒血清、蛋白质水解等项目的实验。由于一些可能导致残疾却又无法确诊的疾病，他变得非常焦虑和抑郁。为了对抗焦虑，他开始写健康日记。1935 年 8 月，钱恩在日记中详细地记录了自己"周期性的恐慌"。毫无疑问，导致这种恐慌的部分原因是资金问题。钱恩担任部门的实验演示员一职，每年的工资只有区区 200 英镑，即使偶尔能获得补助金，这些微薄的收入也常常让他捉襟见肘。

1936 年年初，钱恩开始了一项关于皮肤癌的研究项目，需要一种可以测量癌组织在代谢过程中所消耗的微量氧气的仪器。那些现有的呼吸机设备所能检测出的微粒数量太少，而钱恩需要的是敏感度更高的设备。为了设计自己的“微量呼吸计”，他建议一位来自剑桥大学的同事去找弗洛里。弗洛里答应了，但是让人备感意外的是，弗洛里虽然能聘用钱恩这样的科研人才，却买不起他需要的设备。

弗洛里再一次向洛克菲勒基金会请求资助。他写信给丹尼尔·P. 奥布莱恩，请求基金会资助以扩大“病理化学研究范围”。时任洛克菲勒基金会医学科学部副董事的丹尼尔·P. 奥布莱恩此前是（基督教卫理公会的）巡回骑手。很快，奥布莱恩的上司韦伯·迪斯戴尔访问了牛津大学并同意了弗洛里的资助申请，使得弗洛里得以购买“价值 250 英镑的天平、微量天平、真空蒸馏装置等实验设备”，并且同意聘用弗洛里曾经的同事——才华横溢的机械家诺曼·希特利。

当时年仅 25 岁的希特利刚刚拿到剑桥大学的博士学位，对于他的同事而言，值得庆幸的是，他的性格相比于弗洛里和钱恩大有不同，甚至连外表也有很大差距。钱恩留着又浓又短的八字胡，头通常微微前倾，似乎随时准备攻击他人；弗洛里长着一张国字脸，精力充沛，给人感觉简洁粗犷；而希特利身材颀长，举止优雅。弗洛里和钱恩都很自信，通常表现得有些傲慢，而希特利则过于谦虚（或许这是个错误），他曾经说：“我那时只是一名三流的科学家，唯一的优点是在正确的时间来到了正确的地方。”他总是那么谦逊有礼，以至于常常对邓恩病理学院其他同事所表现出的狂妄自傲和野心勃勃感到震惊。显然，他和弗洛里的关系比他和他公认的主管钱恩的关系更加融洽。尤其是钱恩在一篇发表于杂志上的描述微量呼吸计的文章中坚称，那是他自己的功劳，钱恩这是在不顾事实，正如希特利在40年后回忆这件事时所说，微量呼吸计“完全是我构思和设计的”。钱恩为了自己的职业野心，把希特利的功劳揽为己有。

这篇存在争议的文章题为《一种新型的微量呼吸计》，刊登在1939年1月出版的《生物化学杂志》上。这篇文章算不上一篇非常重要的科学论文，却有着重要的意义。一方面，它揭示了弗洛里在其所领导的所有研究项目中鼓舞士气、提高生产效率方面的特殊才能：当钱恩认为他作为该篇论文的作者应该受到奖励的时候，弗洛里给予了钱恩奖励，同时没有让希特利气愤难平（至少不是非常气愤）。在弗洛里的领导下，希特利是这篇论文终稿署名的第一作者，而钱恩是最后一名作者，在学术期刊中属于次要位置。署名次序位于希特利和钱恩中间的是邓恩病理学院的职员艾萨克·贝伦布卢姆，他于1949年移民到新成立的以色列，后来成为一名世界知名的肿瘤学家。

更重要的是，此事不仅体现了弗洛里谨慎的管理风格，顾及了钱恩的远大抱负，还激发了希特利的天赋，使他利用闲置的实验备件和废弃的部件制造新的实验设备。希特利在描述使用实验中的磁铁球混合液滴的时候这样写道：“为直径为1/16英寸[①]

---

① 1英寸等于2.54厘米。——编者注

的钢轴滚珠涂几层电木漆……然后将滚珠放在固体石蜡中加热到 100 摄氏度。几分钟后，将滚珠放在热滤纸上滚动，去除多余的蜡……然后将滚珠放在温暖、干净且干燥的手掌中，加一些洗干净的高岭土，搓动滚珠……”

另一方面，这篇论文也使由特殊人才混搭组成的邓恩病理学院团队崭露头角。它同时标志着，或者说导致了希特利和钱恩之间关系的彻底决裂。从文章发表的那一刻起，在希特利的坚持之下和弗洛里的默许之下，所有肯特下达给希特利的指示，都将通过邓恩病理学院的负责人弗洛里而不是学院首席生物化学家钱恩来传达。

此时的钱恩正忙于研究多个其他项目，最重要的是找到溶菌酶的底物，这也是弗洛里招募他和 E. A. H. 理查德来邓恩病理学院的原因。1937 年，钱恩在来自美国密苏里州的医科学生，也是当年的罗兹奖学金获得者莱斯利 · 艾普斯坦的协助下，找到了答案：溶菌酶的底物是一种多糖酶，其温和的抗菌性源于它可以分解覆盖在细菌细胞壁上的多糖（一部分多糖，毕竟仅大肠杆菌就可以制造 200 多种多糖）。艾普斯坦也因此确定了自己论文的主题——溶菌成分的作用。

几乎在同一时期，弗洛里发现了亚历山大 · 弗莱明写于 1929 年的关于青霉素的论文。

没有人确切地知道这篇论文如何引起了邓恩病理学院的科学家们的关注，或者他们之中是谁第一个读到了这篇论文。钱恩直到去世之前都坚称弗洛里是在他的建议之下才考虑研究青霉素的。

钱恩说，在读了弗莱明的论文之后，“我的眼前突然一亮”。而弗洛里同样坚持说是他向钱恩提供了这篇论文。唯一可以肯定的是，在此前的 8 年里，几乎没有研究人员引用过弗莱明的这篇论文。

弗莱明的发现陷入了死胡同：青霉素虽然是一种非常有价值的化合物，但稳定性极差，即使是弗莱明也无法通过可靠的方法来制造青霉素以用于未来的实验，其他人更做不到。尽管弗洛里的前任乔治·德雷尔曾经对弗莱明发现的青霉菌很感兴趣，并为病理实验室弄到一些样品（此前他曾经多次弄到其他具有潜在价值的化合物），但在对青霉素作用机理的了解方面没有人能够超越弗莱明，直到 1937 年弗洛里和钱恩开始了对所有微生物制造的抗菌物质进行研究的宏伟计划。该项研究计划的对象包括几十种菌株的细菌和真菌，尤其是青霉菌。

这项新研究的第一批实验仍然以溶菌酶及其他潜在的抗菌物质为重点，因为显然在“自然”状态下的青霉素的纯度不高，抗菌性并不稳定。但钱恩认为青霉素是一种“霉菌溶菌酶”，类似弗莱明发现的蛋白溶菌酶，它作用于细菌的细胞壁，同时作用于葡萄球菌和链球菌的细胞壁，所以应用于溶菌酶的实验似乎也可以应用到青霉素上。

有人清楚地记得，在一次下午茶期间的讨论会上，弗洛里提醒其他人：青霉素的性质极不稳定，不仅弗莱明没有办法保持其稳定性，就连实验技术高超、经验丰富的生物化学家哈罗德·雷斯瑞克都拿它没有办法。钱恩回答说雷斯瑞克称不上是一位好的生物化学家，因为他一定可以找到办法研制出青霉素的稳定形态。

弗洛里有意无意地反驳了钱恩。

钱恩表现得像一头好斗的公牛，反应激烈。尽管他和弗洛里的意见相左，但值得一提的是，他和弗洛里都认为青霉素的研究是一项饶有意义的科学挑战，而绝非仅仅为了开发一种新药。毫无疑问，当时的百浪多息和磺胺被认为是一种革命性的药物，似乎没有必要，也没有人想要用新药取代它们。

钱恩此时已经开始研究由绿脓假单胞菌产生的物质和更具前景的可激发免疫系统能力的耐寒微生物枯草杆菌。绿脓假单胞菌是导致一系列感染性疾病，如感染性休克和多种皮肤感染的罪魁祸首。19 世纪 80 年代开始，人们已经证实，绿脓假单胞菌提取物具有杀灭其他细菌的能力……并且对哺乳动物有很强的毒性。在此基础上，钱恩还研究了德雷尔留下的冷冻特异青霉菌。但是他的第一批实验的结果并不理想。如果他有足够多的青霉菌，他可以继续做研究，但“在培养青霉菌的同时进行化学研究是不切实际的”。

恰在此时，希特利闪亮登场。虽然他为人低调谦逊，但拉德克利夫医院血液学家格温 · 麦克法兰（后来弗洛里的传记作者之一）对他的评价是“多才多艺，天资聪慧，擅长操作各种实验设备。除此之外，他在生物和生物化学方面受过良好的训练，精通在光学、玻璃加工、金属加工、水暖、木工方面的技术工艺，并掌握了必要的电气技能”，最重要的一点是，“他能够即兴在尽可能短的时间内巧妙地利用已被废弃的实验设备或者家用器具来完成工作”。

当希特利准备提升青霉菌抗菌物质产量的时候，他对青霉菌的了解甚少，只知道这种霉菌可以在琼脂上培养，以及在不超过1.5 厘米深的浅口容器里培养的效果最佳。当容器为 1.5 厘米深的时候，霉菌的树枝状菌丝体可以在琼脂的表面生长，然后变干。当菌丝变干的时候，菌丝上就会形成被弗莱明称为“霉菌汁”的黄色液滴，并且可以通过玻璃吸管收集这些液体。更重要的是，未被收集的霉菌汁会滴入琼脂培养液里，将其染黄。也就是说，当菌汁分泌得足够多，可以“收割”的时候，也是青霉素产量最旺盛的时候。并且当菌汁分泌得足够多，达到饱和状态的时候，青霉菌的数量便不再增加。希特利通过仔细观察，确定了琼脂培养基培产量最高的时期。

弗莱明的琼脂培养基为青霉菌的生长创造了很好的条件，但是制造的菌汁量极其有限，并且风险很高，因为开展任何相关实验都需要大量的菌汁。希特利尝试了在邓恩病理学院实验室里能找到的所有物质，比如硝酸盐、盐、糖、甘油、肉类提取物，在培养基中加入氧气、二氧化碳等。1939 年 12 月，他尝试着在培养基中添加啤酒酵母，这种方法虽然并没有使菌汁的产量明显提升，但是将青霉菌制造菌汁的时间从 3 周缩短到了 10 天。

希特利用几个月的时间确定了培养青霉菌的最佳方案。首先，他将霉菌放在察氏培养基（将无机盐、糖和琼脂加热后制成的汤汁）中进行培育。一旦霉菌开始旺盛生长，就在培养基中添加啤酒酵母。几天之内，培养基上面就形成了一层薄膜，很快，青霉菌会长出绿色芽孢。在 10 天内，霉菌会生长，然后希特利会吸出青霉菌上的菌汁，更换培养基。如果幸运的话，他在青霉菌停止生长之前可以更换12次培养基，否则他只能更换两三次。

这一方案可以为希特利提供足量的霉菌汁，却无法测量其杀菌效力。尽管弗莱明和其后继者能够证明从霉菌中提取的霉菌汁具有抗菌性能，但他们得到的并非青霉素，而是一种混有青霉素的液体。那么这种液体的生物活性有多强呢？没有人知道。希特利需要一个测量抗菌性能的标准，他再一次找到了一个巧妙的解决办法：他从皮氏培养皿的底部切下多个圆片，并在镂空处装上试管，这样容器底部就有了多个凹槽，他在凹槽部分植入了菌群。然后，他再加入一定量的此前培养的黄色霉菌汁，并记下每个试管周围无菌环的尺寸。无菌环越大，就表明杀菌能力越强。

希特利为了节约资金千方百计地自行制造实验设备，弗洛里在省钱方面也毫不逊色。弗洛里绝不乱花一分一厘，无论在哪里看到的实验设备，他都会收集起来。用“一分一厘”来形容弗洛里的节省并不令人意外，因为说邓恩病理学院的实验项目资金匮乏一点儿也不过分。在1938年苏黎世生物学大会上，弗洛里对爱德华·梅兰比软磨硬泡，以请求英国医学研究理事会资助600英镑。现在看来，这区区600英镑不过是杯水车薪，当他获得了这笔款项后，研究经费仍然入不敷出。弗洛里曾告诉邓恩，该实验室已经山穷水尽，他必须停止采购任何物品，包括并且不限于玻璃器皿。尽管英国医学研究理事会最终同意在1939年为该实验室增加一部分资助——在此后的4年中，每年为钱恩的实验室拨款300英镑；另外，从1940年开始，每年增加250英镑额外的研究经费，这些也仅仅是解了燃眉之急。当牛津大学告诉弗洛里，因为新建的大学供热厂降低了邓恩病理学院实验室的公用事业开支，所以学校准备削减提供给该实验室的运营经费预算，弗洛里回信说："为了保证拥有必要的研究经费，我甚至打算放弃供暖的要求。"

1939 年，当英国医学研究理事会拨给钱恩的青霉素研究项目经费就要用完的时候，形势变得相当紧迫。弗洛里或许并不欣赏钱恩的为人，但却非常认可钱恩的工作价值，于是他决心为钱恩解决衣食住行的问题，让他安心工作。他们在资助申请中不仅明确指出真菌是一种颇有前途的抗菌化合物来源，还阐述了青霉素实验进展情况。亚历山大·弗莱明在 11 年前发现的青霉素在当时几乎已经被遗忘，而他们的研究首次将青霉素列为研究项目的重要组成部分。①

为了确保万无一失，弗洛里采取迂回的方式，递交了两份几乎一模一样的捐助申请。一份和通常一样，递交给了洛克菲勒基金会，另一份递交给了新成立的纳菲尔德省级医院基金会。纳菲尔德省级医院基金会是根据另一位富豪威廉·莫里斯的意愿和遗赠而建立的慈善基金会，这位富豪生前通过销售名爵跑车积累了

---

① 也许是为了增加筹码（无论当时还是现在，以资助经费为生计的研究人员对申请中任何可能引起捐助人兴趣的信息都非常审慎），该申请还承诺会进一步拓展关于短杆菌素的研究。当时，抗菌化合物短杆菌素是一种被称为"放线菌"的土壤细菌产物，是一项令人振奋的新发现。短杆菌素的发现人微生物学家勒内·迪博出生于法国，当时就职于洛克菲勒医学研究所，从事关于短杆菌素的医学研究。短杆菌素是一种抗菌化合物，当时被称为"放线菌"的很多种土壤细菌都能够制造这种化合物。关于迪博和放线菌的更多内容见本书第六章。

巨额财富。寄给洛克菲勒基金会的申请于 11 月 20 日送达洛克菲勒基金会驻法国办事处，10 天之后，这份申请又被递送到洛克菲勒基金会纽约办事处。纽约办事处科研主管瓦伦·韦弗回信说："我对弗洛里的申请很感兴趣，但我尚不确定在当前的形势下，为期三年的资助是否可行……"

"当前的形势"显然是指第二次世界大战。1939 年 9 月 1 日，德国入侵波兰，第二次世界大战开始。几天之内，英法对德宣战。韦弗收到邓恩病理学院的捐助申请时，波兰已经被德国和苏联瓜分，美国通过了《中立法案》（该法案允许法国和英国从美国购买武器），德国 U 型潜艇袭击了泰晤士河口。战争的威胁也严重影响到邓恩病理学院团队。作为难民的钱恩也许更担心德国的入侵，也更感激英国为他提供了容身之所。因此，他自愿参加红十字会的紧急救援行动，获得了红十字会颁发的证书，并于 1939 年 4 月加入英国国籍，而后加入牛津市议会防空部。希特利是哥本哈根的研究员，但他当时无法离开英国，便应弗洛里的要求仍然留在牛津大学。

参战国正处于公开敌对关系过渡阶段的初期，导致洛克菲勒基金会的研究经费被削减，尤其是关于"有趣的科学难题"之类的研究经费。经过反复沟通之后，韦弗承诺，只要邓恩病理学院团队的研究出现进展就会追加资金，邓恩病理学院终于又有了流动资金。尽管如此，和通常一样，资金到位将经历一个漫长的过程。弗洛里向英国医学研究理事会申请了区区 100 英镑的研究经费，用于青霉素作为活体治疗剂的研究，而英国医学研究理事会仅仅批准了 25 英镑。幸运的是，1940 年 2 月 19 日，邓恩病例学院团队获悉洛克菲勒基金会的资金申请已经获批，第一笔款项计划于 3 月 1 日支付。

即使在资金预算严重不足的情况下，邓恩病理学院的研究项目也获得了进展，而且进展速度惊人。1940 年 3 月，希特利用自己的方法获得的霉菌汁产量大大提升，此前他一次只能提供给钱恩一毫克霉菌汁，而采用新方法后，一次可以提供 100 毫克。

然而，希特利仍然没有找到将霉菌汁中的青霉素以稳定的形式提取出来的方法，这也是雷斯瑞克和其他科学家未能攻克的难题。弗莱明曾经尝试使用一种简单的化学方法将霉菌汁中的活性成分进行分解：将霉菌汁溶解在醚中，当醚快速蒸发后，就可以获得浓缩的青霉素。但这一方法以完全失败而告终。技术更加娴熟精湛的化学家哈罗德·雷斯瑞克使用了液–液萃取法：将霉菌汁倒入一个看起来像倒置的泪滴的“分液漏斗”中。“分液漏斗”顶部有个漏斗，漏斗底部有个旋塞阀，旋塞阀下面连接一个烧瓶。液体在分液漏斗中因密度不同而分层，较重的“含水层”位于底部，包含离子或带电粒子，而不带电的“有机”层位于顶部。用力摇动分液漏斗，打开旋塞阀，让底部的“含水层”流出，就可以得到萃取的液体。

这一方法的关键在于，可以为霉菌汁中所含的有效成分的分子增加电荷。[①] 有很多种方法可以为中性物质增加电荷，其中最有

① 在霉菌汁里，青霉素只占很少的一部分。青霉素在最初的霉菌汁中所占的比例不足百万分之一，对于这一点，当时雷斯瑞克和弗莱明都不知道。

效的方法之一是对其进行酸化处理。酸具有酸性，是因为它得到了一个带正电荷的氢原子——质子。为中性化合物增加一个质子，该化合物就带电了。电量越大，就有越多原先的中性化合物聚集到分液漏斗底部。这就是雷斯瑞克的策略。通过每次在溶液中加入少许酸化乙醚，他就可以将霉菌汁中冗余的液体成分分离出来，最后剩下大约相当于原液五分之一容量的浓缩液体。

然而，当雷斯瑞克试图将浓缩液体中的乙醚蒸发掉（乙醚是一种挥发性很强的物质，非常容易操作）以获得高浓度的青霉素时，他没有料到，残留的霉菌汁中没有留下任何弗莱明发现的抗菌物质——青霉素也随之蒸发了。

在此后的几年中，没有人能改进雷斯瑞克的提取方法。也就是说，尽管希特利能够巧妙地培养出珍贵的青霉菌汁，但没有人知道如何将他培育出来的菌汁转化成一种青霉素的稳定形态。

希特利重新开始实验。他首先尝试了将化合物放在不同温度和 pH 值中稳定下来，然后缓缓加入碱、盐，使其回到中性。但这个方法就如同在篝火上烘焙蛋奶酥一样不切实际。他的第二种方法后来被他称为“简单得可笑”：从酸性乙醚溶液中重新萃取化合物，将其注入中性介质（水）中，然后再次使用分液漏斗，加入碱为其增加电荷。1940 年 3 月 19 日，他按照此方法操作：用降落伞绸过滤霉菌汁（以去除固体颗粒），然后将过滤后的霉菌汁与乙醚混合，使液体分层后进行分离。此后，将乙醚和青霉素的混合液与溶解于水的碱性盐进行混合，然后再次分离。这一次，青霉素处于“含水层”。不同于此前雷斯瑞克得到的失去了所有抗菌活性的乙醚青霉素混合溶液，希特利获得的青霉素与水的混合溶液中的抗菌活性非常稳定，在室温下可以保持至少 11 天。“高纯度实验用量的青霉素萃取方法”由此产生——这一说法有些浮夸，因为在弗莱明的霉菌汁中，青霉素的含量仅为百万分之一，而希特利的第一批萃取液中的青霉素含量也不超过 0.02%。

钱恩此时早已准备好用新的青霉素萃取液做实验了。一拿到提纯后的青霉素，他便指导约翰 · M . 巴尼斯（邓恩病理学院里少数几位获得英国内政部颁发资质的研究员之一）实施动物测试，将仅有的 80 毫克青霉素萃取液全部注射到两只老鼠的腹部。

我们无从知道当时钱恩对实验结果的预期。在此前的一年中，人们逐渐淡忘了钱恩关于青霉素特性的假设——这是一种复杂的蛋白质分子，可能和溶菌酶一样，是一种酶。尽管 1939 年申请资助的明确目标是“从某些细菌和真菌中提取可以有效抗击葡萄球菌、肺炎球菌和链球菌的强力杀菌酶”，但 1940 年年初钱恩完成的大量实验证明，青霉素既不可能是“杀菌酶”，也不可能是任何一种蛋白质。在一次实验中，透析的青霉素在受到通过透明管的外力时分裂为多个部分，蛋白质由于尺寸较大而无法做到这一点。钱恩说其“美丽的工作假设随风而逝了”。如果青霉素是一种蛋白质，老鼠会表现出免疫反应：可能会出现红肿或者炎症反应，但是它们并没有。老鼠在被注射青霉素的同时被注射了盐水，但这没有任何影响，因此青霉素绝非任何一种蛋白质。

坏消息是，钱恩发现青霉素的分子式不但不复杂，而且相对简单。尽管如此，正如钱恩所说：“我们发现这种简单的结构是造成它的不稳定性的原因，这一点很有意思。显然，我们研究的对象是一种化学性质非同寻常的物质。”好消息是，实验老鼠对青霉素几乎完全能适应，这说明青霉素很安全。更有意思的是，在老鼠尿液中的青霉素萃取液呈棕色，几乎和注射时的颜色一样，同时它仍具有很强的杀菌性。

邓恩病理学院团队即将分离出一种能够杀死病原体却不会伤害宿主的物质，这一消息引起了医学界的高度关注。

霍华德·弗洛里将青霉素研究列为邓恩病理学院首要的研究项目。在钱恩做第一次实验的两个月后，1940 年 5 月 25 日上午 11 点，弗洛里让 8 只老鼠感染了化脓性链球菌。该病原体可引发脓毒性咽喉炎、脓疱病、丹毒等疾病，甚至是可怕的食肉菌疾病，即坏死性筋膜炎。中午，研究人员给两只老鼠注射了 10 毫克青霉素，给另外两只注射了 5 毫克青霉素。接下来的注射时间分别为下午 4 点 15 分、晚上 6 点 20 分和晚上 10 点。希特利的实验笔记显示，在午夜之前，“一只老鼠站起来挣扎了几分钟，然后倒下，抽搐了一两下就死了。”5 月 26 日凌晨 4 点，控制组的四只老鼠全部死亡。

而另外四只接受青霉素治疗的老鼠全部活了下来。

当时，“二战”正处于白热化阶段。接下来的一天里，有近 700 艘英国船只和小型船舶开始帮助英国首相温斯顿·丘吉尔所称的“英国军队的中坚力量”从敦刻尔克撤离。他们在四年后的诺曼底登陆日，即 1944 年 6 月 6 日，将重返法国。当他们解放法国的时候，他们的医生和野战医院使用的最重要和最有效的药物将会是挽救了邓恩病理学院这四只老鼠的青霉素。

第四章

青霉素的发现和批量生产

℞

磺胺类药爱莫能助，神奇霉菌拯救苍生。

这种霉菌并不直接杀死细菌，

但其效力等同于或超过了已知的最强效抗菌剂。

敦刻尔克救援行动是数月以来英国迎来的最好的消息，因为纳粹国防军看似无往不胜，先后征服了比利时、挪威、海峡群岛，6 月 25 日又侵占了法国。邓恩病理学院团队敏锐地感受到德国的威胁，但更专注于自身的研究。5 月 25 日实验的成功不但激励了霍华德 · 弗洛里，也鼓舞了邓恩病理学院团队的每一位科学家。在接下来的几天里，邓恩病理学院团队在老鼠身上的几项实验均获得了更大的成功。这些实验表明，即使进行高度稀释，青霉素的效力同样可靠。

同时，邓恩病理学院团队急需补充人才。尽管两次老鼠实验证明了青霉素菌汁的杀菌效果，但却无法揭示其杀菌原理。细菌学家邓肯 · 加德纳和让 · 奥尔尤因也参与了研究，希望找到青霉素施展“魔力”的原理。弗洛里本人和吉姆 · 肯特一起设计和实施了一系列实验，比较在不同感染阶段使用不同剂量的链球菌和青霉素的实验结果。

随着化学研究的快速进展，邓恩病理学院团队需要更多更大浓度的青霉素，这就需要对青霉素化学结构有真正进一步的了解。27 岁的化学家爱德华·彭利·亚伯拉罕受命与钱恩一起解决棘手的青霉素提纯问题。

亚伯拉罕和钱恩两人配合得十分默契。他们实验了多种提纯技巧以提升霉菌汁的杀菌效力，即通过活性成分与该溶液的其他成分之比来测量：以每升溶液中含有 5 毫克青霉素计算，其活性成分不到一百万分之一。实验证明，最有效的提纯方法是冷冻干燥法：第一步，使用干甲醇溶解青霉素，再用水稀释，然后对所得的液体进行冷冻；第二步，将冷冻后的溶剂置于高真空环境中以升华溶剂，使溶剂从固体直接变成气体；第三步，在溶剂全部升华后，通过高温，对剩余部分进行分离。真正让两位化学家吃惊的是，他们发现，青霉素的活性成分占比即使被稀释到百万分之一后，仍然能够抑制细菌的生长，这使其抗菌性能比磺胺类药物至少强 20 倍。

这一发现也让人喜忧参半。一方面，青霉素可能是迄今为止人们所发现的最强大、最有效的药物；另一方面，它又是最难生产的药物之一。缺乏原料是未来研究面临的最大瓶颈。那么，如何能制造出更多的青霉素呢？尽管有了洛克菲勒基金会和英国医学研究理事会的资助，弗洛里的研究资金仍然捉襟见肘，更不要说现在还需要大规模的生产资源。

一种很有前景且可行的解决方案是与英国的制药企业开展合作。尽管英国的制药企业规模通常都远远小于德国的联合型大企业，但其专业性比较强，资金充足，尤其是它们对任何治疗传染病的化合物都有浓厚的兴趣。当时，1880 年成立于新西兰的葛兰素公司已经进入英国市场，与其说它是一家药物生产企业，不如说它是维生素 D[①] 强化牛奶的生产和加工企业。到 20 世纪 30 年代，它已经成为英国最大的营养品生产商。比彻姆药丸是英国最知名的泻药，也是比彻姆有限公司的基础产品。英国帝国化学工业集团（ICI）类似法本公司，是多家竞争企业（包括诺贝尔炸药和英国染料公司）合并的公司，从 1926 年至今是英国最大的化学公司，但与德国公司不同的是，ICI 对药物不感兴趣。几家小型化学制造企业如肯博尔、毕肖普、康帕尼对青霉素有一定的兴趣，并于 1940 年 3 月在英国皇家学会主席亨利·戴尔爵士的陪同下参观了邓恩病理学院，但以这几家公司的实力是无法承担起这项研究的。

最有希望投资的是英国技术最先进的制药公司——伯勒斯·韦尔科姆公司。这家公司由两位毕业于费城药剂学院的美国侨民亨利·S. 韦尔科姆和西拉斯·M. 伯勒斯创建。他们于 1880 年前往伦敦，创立了该公司。16 年后，这两位有远见的美国人创立了英国首家工业生物研究机构——“生理研究实验室”，主要目的

① 天然维生素 D 存在于油性鱼类和某些动物内脏（如肝脏）中。全脂牛奶中含有微量的维生素 D，但不够人体日常所需。由于最容易患佝偻病（一种由于缺乏维生素 D 导致的疾病）的儿童日常需要摄入大量的牛奶，所以 20 世纪 30 年代初开始，市场上便盛行通过多种工艺来增加牛奶中的维生素 D。

是根据罗伯特·科赫的抗白喉血清研制出自己公司的版本。[①] 1940年6月，伯勒斯·韦尔科姆公司的两位化学家在参观邓恩病理学院时，弗洛里向他们建议双方共同攻克青霉素的提纯和生产难题，但他们礼貌地拒绝了。

在找不到其他合作者的情况下，邓恩病理学院不得不想方设法地弥补资金的缺陷，自己生产实验所需的青霉素，这也意味着学院把艰巨的任务交给了诺曼·希特利。

要制造足够多的青霉素，希特利面临的首要问题是没有尺寸足够大的培养皿。而要想购买合适的玻璃培养皿，或者说购买任何东西，在当时的经济条件下都是不可能的事情。弗洛里为了每年节约25英镑，甚至关停了邓恩病理学院的电梯。于是，邓恩病理学院的馅饼盘和烤盘莫名其妙地从厨房消失了。拉德克利夫医院的16个便盆也突然不见了。它们都神不知鬼不觉地出现在了邓恩病理学院的实验室里。

*

在1940年这一年中，希特利不断改进从“便盆工厂”生产的霉菌汁中提取青霉素的技巧。他发现的最有效的方法是，通过一台真正神奇的实验设备将乙醚与霉菌汁混合，使其酸化，并分离

---

① 该公司早期将最初为制造铅笔而发明的研磨、压缩石墨的设备，改造为可以制造稳定纯度药丸的机器，通常用于生产如吗啡、可待因等生物碱类物质，公司因此获得了快速发展。颇具营销头脑的伯勒斯·韦尔科姆公司还巧妙地将“药片”（tablet）和“生物碱”（alkaloid）两个词相结合，首创“tabloid”一词，并且将其注册为商标。虽然后来“tabloid”一度转化为新闻摘要类报纸的统称，但至今在官网上，伯勒斯·韦尔科姆公司仍声称自己拥有这个词的所有权。

浓缩后的霉菌汁。

这台自制的实验装置操作起来与鲁布·戈德堡[①]的卡通画中的设备大相径庭。

1. 将分别装有霉菌汁、乙醚和酸的三个瓶子倒置固定在架子上。直到

2. 取下装霉菌汁的一号瓶子上的玻璃球塞，让瓶中的霉菌汁流下来

3. 霉菌汁流入由冰包裹的玻璃蛇管中进行冷却。冷却之后，将三号瓶中酸化液和酸的混合物喷洒到霉菌汁中

4. 然后，让该混合液体流入 6 个分液试管中的一个。同时，

5. 取下盛有乙醚的二号瓶的瓶塞，让乙醚流入整个装置的底部。将分液试管中的滤出液喷洒到向上延伸 4 英尺长的乙醚试管中。由于青霉素对乙醚具有化学亲和力，它会转移到乙醚试管中，排出剩下的霉菌汁原液中的其他成分。

6. 然后，将混有青霉素和乙醚（后来使用醋酸盐）的溶液注入另一支试管中与弱碱性水混合。青霉素与水的混合液就被提取出来了，大约占过滤后的霉菌汁（即开始这一烦琐流程的最初原液）体积的 20%。[②]

希特利制造了这台能够大幅度提纯青霉素的神奇过滤机，

① 美国漫画家鲁布·戈德堡在他的作品中创作出一种设计过度复杂的机械，以迂回曲折的方法去完成一些其实非常简单的工作，例如倒一杯茶或打一颗蛋。之后，人们就以“鲁布·戈德堡机械”命名这种装置。——编者注

② 以上步骤描述按英文原书样式翻译。——编者注

他收集的废弃垃圾和打包钢丝，经过他的改造，可以在一小时内把 12 升霉菌汁浓缩成 2 升含有杂质的青霉素：玻璃管上尺寸刚好的滴液小孔是希特利在加热玻璃管后使用缝衣针穿刺而形成的，当每个瓶子装满液体的时候，使用废弃门铃改造的警报器就会响起来。至少，用于老鼠实验所需的青霉素量可以得到保证了。

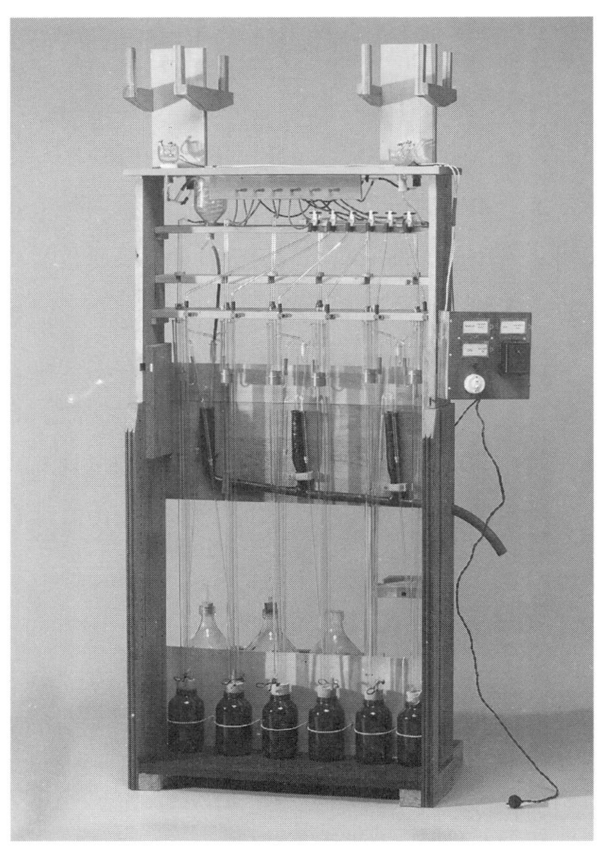

弗洛里认为，到了将实验成果公之于众的时候了。1940 年 8 月 24 日出版的《柳叶刀》中有 6 篇论文，由于纳粹德国对伦敦发动空袭，其中两篇就变得很典型，都是关于肺爆震伤治疗的。另外，还有一篇关于脑膜炎的治疗，一篇描述了“腕关节锁住”的骨科创伤。但在正中间的位置刊登的是一篇即将改变整个世界的论文——《作为一种化学治疗药物的青霉素》，作者为厄恩斯特 · 钱恩、霍华德 · 弗洛里、阿瑟 · 邓肯 · 加德纳、诺曼 · 乔治 · 希特利、玛格丽特 · 詹宁斯、让 · 奥尔尤因和 A. G. 桑德斯。由于钱恩和希特利之间关于著作贡献的争议，弗洛里迟迟未提交作者顺序表。论文的首行这样写道：“近些年，人们对化学治疗效果的关注几乎完全集中在磺胺类药物及其衍生物上，然而我们还应当关注其他的可能性……”

接下来的两页就详细介绍了这种可能性，包括邓恩病理学院自 3 月开始实施的 5 项关键研究的结论。在这 5 项研究中，75 只老鼠感染了葡萄球菌、链球菌、梭状芽孢杆菌等各种病原体：“在过去的一年中，为了获得大量青霉素，快速测定其抗菌能力，我们设计了多种方法。我们从培养基中获得了一种易溶于水的棕色粉末。它的溶液可在相当长的时间内保持稳定性，虽然它并不是一种纯净的物质，但它的抗菌活性非常强……”

在亚历山大 · 弗莱明发表了题为《论青霉菌培养物的抗菌作用》的论文的 11 年零 5 个月后，人们终于了解到，他的发现并不仅仅是出于对皮氏培养皿的好奇心：“实验结果清楚地表明，青霉素在生物体内的活性至少可以抗击三种体外微生物。”

*

在《柳叶刀》8 月的期刊发表之前，邓恩病理学院团队的研究甚至在向三个不同的方向推进。诺曼 · 希特利和技术人员仍然致力于改进实验流程，提高青霉素菌汁的产量，以提取更多活性成分；主要由钱恩和 E. P. 亚伯拉罕负责的生物化学组，正在用青霉素做一系列实验以确定其结构；生物学家和药理学家小组则在设计新的方案，将青霉素用于实验动物身上以测试其抗菌性能。

这个项目的进展也充分印证了弗洛里在科学管理方面的出色才能。尽管邓恩病理学院团队的成员们个性都很强，彼此产生了诸多冲突，但项目在生产、分析和效益方面都取得了巨大成功。也许可以说，至少一部分实验室管理问题是由弗洛里自身造成的，但弗洛里取得的成就仍然令人瞩目。1940 年，弗洛里和玛格丽特 · 詹宁斯开始了一段婚外情。詹宁斯是一名医生和组织学家，于 1936 年加入邓恩病理学院，无论是作为实验室助理还是作为整个实验室科学出版物的编辑，她对于弗洛里来说都是不可或缺的。这意味着，负责管理青霉素研究团体临床实验的埃塞尔 · 弗洛里要让其丈夫的情妇来审核自己的论文和报告。①

① 玛格丽特 · 詹宁斯在埃塞尔死后成为弗洛里的第二任妻子。詹宁斯在很多方面都和埃塞尔截然不同，有很多为霍华德 · 弗洛里写传记的作者都对此做了诸多描述。玛格丽特精力充沛，而埃塞尔不但耳聋还体弱多病。同时，玛格丽特出身名门，是英国准男爵之女，待人彬彬有礼，亲和力强，性情温顺，这些优点埃塞尔都不具备。但有一点值得注意的是，弗洛里的两位妻子都是技术精湛的科学家，她们两人在 20 世纪最重要的医学发现中都做出了重大贡献，这一点绝非巧合。

相比之下，安抚天性敏感的厄恩斯特·钱恩的事就不值一提了。钱恩和爱德华·彭利·亚伯拉罕深知，如果不能使青霉素结晶成相对稳定的形式，就无法破译它的结构。

那篇文章在《柳叶刀》上发表的时候，亚伯拉罕和钱恩正在苦心钻研结构化学。在得知这个情况后，杂志的编辑们附上这样一条注释："它（青霉素）的化学性质是怎样的？能否实现化学产品的规模生产？毫无疑问，这些是牛津大学的病理学家正在解决的问题。"这段话读起来像是委婉的责备，似乎邓恩病理学院团队在当时对工作秘密有所保留，或许这是为了确保他们能够承揽这项发现的全部功劳。

他们确实在谋划着一些事情。9 月 2 日，亚历山大·弗莱明出其不意地造访了邓恩病理学院（邓恩病理学院团队中的有些人甚至比其他人更为惊讶，钱恩显然认为弗莱明已经去世），想看看邓恩病理学院团队在"我之前发现的青霉素"的研究上有些什么进展，而功劳之争显然不可避免。

"成功有一千个父亲"，任何熟悉这句谚语的人都应该预料到接下来会发生什么。在《柳叶刀》上发表的那篇文章结尾，作者很礼貌地加上补充说明，感谢纳菲尔德省级医院基金会、英国医学研究理事会及洛克菲勒基金会的支持，但却没有达到所期望的效果，反而为接踵而来的关于青霉素发现的功劳和认定的争端埋下了伏笔。爱德华·梅兰比指责弗洛里对洛克菲勒基金会的感谢远比对自己领导的英国医学研究理事会的感谢更殷勤："如果洛克菲勒基金会对这项研究的支持和英国医学研究理事会提供的一样多（他不知道1939年洛克菲勒基金会捐助金的事情），我都会感到惊讶……如果你在自己的国家获得了帮助，你应当表达相应的感谢，不要像这些人，在一些研究案例中，更愿意赞誉外国人而不是他们的同僚……”

在文章发表后不久，弗洛里收到了瑞士联邦理工学院欧内斯特·卡门的报告说总部位于巴塞尔的巴塞尔化学工业公司（CIBA）一直在与他进行接洽，以帮助公司提纯和生产青霉素。更令弗洛里震惊的是来自瑞士的其他消息：德国研究人员正在不顾一切地寻找青霉素样品。

弗洛里陷入了进退维谷的境地。一方面，青霉素必将带来不可估量的价值，引领科学和医学革命，而20世纪科学研究的准则之一是，如此重大的发现应当尽可能地被广泛分享。更重要的是，即使青霉素的治疗信息仍然处于不完善的阶段，没有法律规定可以拒绝了解药物知识的请求。另一方面，当时英国正处于水深火热之中，如果将药物知识分享给德国研究人员，将有利于让受伤的德国士兵尽快康复，无异于助纣为虐，帮助德国侵略者。弗洛里似乎并没有因为应当忠于科学还是忠于祖国而纠结太长时间，他当即写信给爱德华·梅兰比说：“我绝不希望瑞士，继而德国，获得青霉素。我认为有必要让国家标准菌库发布一条命令，不要将青霉素培养物发给任何可能和敌人有联系的人，同时请写信给弗莱明，告知此事。”

梅兰比回复说：“对于你的心情，我完全理解，但我认为英国医学研究理事会无法限制国家标准菌库递送特殊菌类培养物……给瑞士这样的中立国。”信中还说：“如果已经证明磺胺类化合物的药效不如青霉素的药效，我想你有理由这样做。尽管我并不怀疑青霉素的药效可能会强于磺胺类化合物的药效，（但是）我很难相信这种优势会强大到要动用国家力量来限制它的传播。”

1941 年 1 月，希特利的青霉素工厂已经制造出足够用于人体实验的青霉素，原先的产量只够用于体重为 20 克左右的老鼠，现在的产量可以用于体重为 150 磅的人。做人体实验的目的在于确认青霉素是否对人体有害，以及其抗菌性在人体内是否同样有效。毕竟，生物学家和病理学家已经发现几十种对人体健康细胞和病原体有着同样的杀伤力，因而不能用于人体治疗的抗菌化合物。弗洛里和他招募来对病人进行治疗的拉德克利夫医院临床医生 L. J. 威茨负责甄选这一次实验的对象。是选择来自牛津大学的志愿者还是选择濒临死亡的病人？邓恩病理学院团队决定选择后者。1 月 17 日，已经处于癌症晚期，预估寿命只有一个月的拉德克利夫医院的患者艾娃·埃克斯志愿接受 100 毫克的青霉素注射治疗。

研究人员认为，鉴于此前在几十只老鼠身上做了实验，均未发现青霉素有副作用，该药用于人体也应该是安全的。但事实并非如此。刚刚完成注射，埃克斯便立刻发高烧并伴有癫痫发作。然而，这并非由青霉素本身导致，而是因为生物化学团队不能从青霉素溶液中去除杂质。这是钱恩和亚伯拉罕成功将青霉素过滤液分层的副产物。为了让其中一层液体相对纯净（接近 80% 的纯度），他们也增加了其他几层液体的杂质，这其中至少有一部分杂质是致热原，即会导致高烧的化合物。

他们很快就认识到，纯青霉素是良性的。钱恩和亚伯拉罕用于解析青霉素结构的分离过程同样可以用于充分提纯青霉素，同时他们可以使用更严格的层析法以剔除在提纯过程中混入的有毒物质。注射第二轮青霉素后，埃克斯既没有发高烧也没有发抖。

实验证实了青霉素的安全性，但这并不意味着它就有治疗价值。下一阶段的测试，邓恩病理学院团队需要将青霉素实验从癌症患者身上转移到细菌感染者身上。

他们无须去远处寻找。1940 年 9 月，牛津的一名警察阿尔伯特·亚历山大在他的玫瑰园里干活儿的时候被刺划伤了脸。最初，其脸部受伤的部位被感染，但很快，这些在亚历山大的花园土壤中普遍存在的细菌——至少包括链球菌和葡萄球菌——开始大量繁殖并在伤者体内积聚毒素。10 月，他的头皮也出现了明显的感染症状，于是亚历山大先生住进了拉德克利夫医院接受治疗。尽管拉德克利夫医院为其使用了磺胺类药物，但感染仍然扩散到亚历山大的肺部。到次年 2 月，他的躯干、双臂和左眼开始化脓，很快就会失明。2 月初，诺曼·希特利见到他的时候，希特利在日记上写道，这位警察“浑身上下都在流脓”。

1941 年 2 月 12 日，亚历山大先生接受了 200 毫克青霉素静脉注射治疗，后续每 3 个小时注射 100 毫克。他的医生后来才知道，当时用的青霉素的纯度仍然低于 5%。一天之后，连续 8 次的注射产生了奇迹般的疗效。亚历山大的烧退了，他的身体已经不再排脓，脸上的肿也消了，他可以进食了。

他们所面临的问题是需要足够多的青霉素以维持疗效，希特利的机器连续工作几天才能生产出亚历山大一小时的用药量。通过老鼠实验，邓恩病理学院团队知道青霉素可以通过肾脏快速排出体外，并仍然保持其抗菌性能。于是，医生们设立了一个程序来收集亚历山大每次注射青霉素后排出的尿液，然后用自行车将尿液从拉德克利夫医院送到邓恩病理学院实验室（1.5 英里的路程）以提取更多珍贵的青霉素，再次使用。

亚历山大并非需要青霉素的唯一病人。另一位年仅 5 岁的男孩儿亚瑟·琼斯在做完臀部手术后感染了病毒，生命危在旦夕，也在接受类似的治疗。邓恩病理学院的医生们既不知道青霉素的药效有多大，也不知道治疗琼斯所需要的剂量。2 月底，包括回收后重复利用的青霉素在内，所有的青霉素都用完了。亚瑟·琼斯得救了，而阿尔伯特·亚历山大于 1941 年 3 月 15 日去世。

也就是说，当药量足够多的时候，青霉素就会发挥作用。弗洛里估计下一轮临床实验所需的青霉素用量为一千克，然而没有一个英国大学实验室有能力制造这么多的青霉素，英联邦的任何一家化工企业也做不到。法国被德国占领，德国、日本和意大利都是敌对国，只有一个国家可以考虑。

苏联解体后，人们普遍认为美国是“世界上唯一的超级大国”。从经济上而言，在 1912 年，美国就已经处于世界领先地位。保罗·埃利希发现撒尔佛散的那一年，德国的 GDP（国内生产总值）刚刚超过 2 270 亿美元，仅仅领先英国 110 亿美元，而当年美国的 GDP 为 4 980 亿美元，超过了英德两国的总和。1940 年，刚刚走出大萧条的美国的 GDP 接近一万亿美元。

不可否认，并非美国的所有行业都处于领先地位。虽然在1940年，美国的钢产量达4 300万吨，相当于世界钢总产量的1/3（远远超过位居世界第二、钢产量为2 200万吨的德国），但与法本公司相比，美国的化工企业和制药企业就如同巨鲸旁边的小鱼小虾。虽然美国大学和工业界的研究人员在“二战”后在科学领域占据主导地位，但德国在科学领域的声誉，尤其是在物理和化学领域，仍然远远高于美国。虽然众所周知，诺贝尔奖衡量科学成就的标准并不完美，但1940年，德国人囊括了1/3的诺贝尔科学奖项，这当然不是巧合。美国人获得了12项诺贝尔奖……1934年获得的三个奖项都是因为同一发现——恶性贫血。

然而，美国的农业则是无与伦比的：技术之先进，生产效率之高，是世界上其他国家无法抗衡的。农业、林业与畜牧业仍然占这个世界最大经济体的20%。

因此，当洛克菲勒基金会的瓦伦·韦弗于4月14日访问牛津大学的时候，弗洛里提出去美国考察的请求，明确表示希望找到“愿意担负起大规模（比如10 000加仑）青霉菌的培养任务的美国霉菌或者酵母菌培育者”。韦弗几乎立刻就答应了，并特批了6 000美元作为此次访问的开销。万事俱备，弗洛里只差一个离开英国的授权。4月底，他写信给爱德华·梅兰比，请求他帮助自己和诺曼·希特利获得战时出境批准。弗洛里此次远行的目的在于解决青霉素大规模培养的问题。几天后，他收到梅兰比的答复：“我认为，只有派你和希特利去美国进行为期3个月的考察，才有可能推进这项至关重要的研究。”

1941年6月27日，弗洛里和希特利乘车离开牛津大学，前往一个绝密机场，在那里登上了一架荷兰客机，7个小时后到达里斯本。在里斯本，他们与洛克菲勒基金会的代表们见面，三天后，他们登上了泛美航空公司的“狄克西飞剪号”，继续他们的美国之行。7月2日下午，飞机抵达拉瓜迪亚海空航站楼。短短几个小时之后，弗洛里就坐在了洛克菲勒基金会曼哈顿办事处的会议桌前，向洛克菲勒基金会医学科学部负责人艾伦·格莱哥阐述青霉素实验的重要性。客观地说，美国人在弗洛里和希特利到来之前就已经开始重视青霉素了。《柳叶刀》的那篇文章发表后，哥伦比亚大学医学院很快就成立了一个研究团队，并向钱恩申请获得青霉素样品以在曼哈顿建立一个类似希特利在牛津大学的生产线。事实上，1940年10月，哥伦比亚大学制造的青霉素（仍然是含有杂质的霉菌汁过滤液）已经足够用在两个人身上，哥伦比亚大学甚至早于邓恩病理学院团队将青霉素用在埃克斯身上。新泽西州立罗格斯大学的土壤科学家赛尔曼·亚伯拉罕·瓦克斯曼[①]和明尼苏达州罗切斯特市梅奥诊所的研究人员也开始了关于特异青霉素的研究。

美国的创新型小规模医药公司也很快表现出对青霉素的极大兴趣。几十年前，帕克-戴维斯就同意和圣玛丽医院接种部建立合作关系，在读了《柳叶刀》上的这篇文章之后，帕克-戴维斯的上级问阿尔姆罗思·赖特，他或弗莱明可否从牛津大学弄到青霉

① 关于瓦克斯曼的更多内容见本书第六章。

素样品（这也许是上一年9月弗莱明意外造访邓恩病理学院的原因）。总部设在布鲁克林区的威廉斯堡，以生产用于防腐、调味的化合物柠檬酸为主营业务的化工企业辉瑞公司，以及另一家总部位于布鲁克林、主要生产乙醚类外科药品的企业爱德华·罗宾森·施贵宝公司都对制药有兴趣，而德国默克制药公司在美国的分公司对青霉素更感兴趣，该公司早在1940年1月就开始培养特异青霉素。由于洛克菲勒基金会总经理艾伦·格莱哥与默克制药公司的董事长乔治·默克关系稔熟，因此他为霍华德·弗洛里安排了与乔治·默克的会面。

弗洛里对与乔治·默克的会面很感兴趣，但他有更紧迫的事情要做。在上一年的7月，随着英国的战争愈演愈烈，弗洛里将他的两个孩子帕基塔和查尔斯送到了美国康涅狄格州的纽黑文。霍华德·弗洛里的故交约翰·富尔顿答应在“二战”期间帮助照顾弗洛里的两个孩子。与弗洛里一样，约翰·富尔顿也是罗兹奖学金获得者，时任耶鲁大学生理学斯特林教授。7月3日，弗洛里前往康涅狄格州，想给他的孩子们一个惊喜[①]，并与和他志同道合的科学家叙叙旧。富尔顿可以为弗洛里引见十几位朋友，他为弗洛里引见的最重要的人物莫过于NRC执行委员会主席罗斯·哈里森，NRC自1916年开始，负责“运用科学方法加强国防建设”。相应地，哈里森也为弗洛里引见了在马里兰州贝尔茨维尔市场植物工业局的农业部的真菌学家查尔斯·桑姆。在接下来的一周里，

---

① 就这件事情而言，他只成功了一半：10岁的帕基塔已经去夏令营了，他只见到帕基塔5岁的弟弟。

弗洛里和希特利便赶往华盛顿与他会面。

桑姆在此之前和青霉素的研究领域已经有了长期的接洽。最初，弗莱明将制造青霉素的霉菌误认为是红色青霉菌而非特异青霉菌，桑姆曾通过老友哈罗德·雷斯瑞克给弗莱明发去样品，为弗莱明指正。[①] 尽管如此，比桑姆先前的研究成果更重要的是他当前关注的内容和他的能力。就在几个月之前，他的几名学生从原来位于弗吉尼亚州阿林顿国家公墓的实验室搬迁（因为作战指挥部占用了那里的土地，修建五角大楼）到农业部最大的中西部的实验室。因此，7 月 12 日，霍华德·弗洛里、诺曼·希特利和桑姆会面之后，三人立即从华盛顿联合车站乘火车奔赴芝加哥，在那里，他们将登上"皮奥里亚火箭号"列车。他们最终的目的地是位于伊利诺伊州皮奥里亚市的美国农业部北方区域研究实验室。

*

1862 年 7 月，亚伯拉罕·林肯签发了《莫里尔法案》，并"在美国政府所在地创建了美国农业部"。[②] 1864 年年底，林肯在最后一次的国会发言中说："农业部……很快会证明它在美国发展进程中的举足轻重的地位。它是真正造福美国人民的部门，相比于其

---

① 作为政府科学家，桑姆需要权衡商业和社会的需求。一方面，他致力于青霉科的两个重要成员的研究：娄地青霉和卡门培尔青霉，因而受到美国奶酪生产商的尊崇。另一方面，几乎从 1904 年加入农业部的那一刻起，他的主要工作就是贯彻和实施 1906 年颁布的《纯净食品和药品法》。

② 1863 年 3 月 3 日，林肯还签署了创建美国国家科学院（即美国国家研究委员会的前身）的授权书。

他任何一个部门，这个部门会让美国人民感受到更多来自政府的直接关怀。”

80 年之后，农业在美国社会中所占的比例已经大大下降，但美国农业部对美国经济的繁荣发展起着更加重要的作用。农业部除了推广美国食品生产项目，为美国农民提供贷款，还为 40 多个实验站、研究中心提供研究资金，通过这些实验站、研究中心，农民、牧场主和农学家共同协作以改进现有的农产品和农业实践，开发新品种。农业部通过合作延伸项目，提供农学、畜牧业的持续教育。农业部还是 1906 年《纯净食品和药品法》的主要执行机构，包括对冒牌药品进行处罚。与弗洛里和希特利直接相关的是美国农业部的四个地区实验室，它们是位于美国农业研究金字塔顶端的最高级别实验室。

除了在皮奥里亚的北部实验室，美国农业部还拥有位于宾夕法尼亚州温德穆尔的东部实验室，位于新奥尔良的南部实验室，以及加利福尼亚州奥尔巴尼的西部实验室。这四个实验室多年来完成了数千项发明，获得了速食土豆泥、抗皱棉布等多项专利。尽管如此，我们仍然可以说，这些地区实验室的最辉煌的时刻要追溯到 1941 年 7 月 14 日弗洛里和希特利登上“皮奥里亚火箭号”列车的那一刻。

无论是在青霉素的发展史上，还是在任何医学史上，美国农业部的北部实验室都算得上规模宏大的实验室。在这里，将邓恩病理学院团队的发现从实验室过程转化为工业过程的三个关键目标得以实现：第一，找到青霉菌中青霉素产量最高的菌株；第二，找到加速青霉菌生长的方法；第三，改进发酵技术，增加霉菌汁的产出量。用传统的农业术语来说，他们需要找到优良的种子、更适宜的土壤和先进的培育技术、收割技术。

首先是优良品种的筛选。就在 7 月弗洛里和希特利到来之前，北部实验室的首席真菌学家肯内斯·雷帕尔曾经发信息给全球的研究人员（甚至是美国陆军航空运输指挥部的研究人员），要求他们收集青霉菌样本，递送到皮奥里亚。1941 年年初，他开始测试几十种青霉菌菌株。到目前为止，雷帕尔所在实验室的技术员玛莉·亨特发现的线索最为重要。玛莉·亨特是一名细菌学家，她的任务是去皮奥里亚集市上寻找发霉的水果和蔬菜。1943 年，她发现一个甜瓜上长了霉菌。这些霉菌的生命力非常旺盛，将是 20 世纪 40 年代末世界上几乎所有青霉素的祖先。

*

雷帕尔在派玛莉·亨特去皮奥里亚的水果摊寻找霉菌的同时，还派了另一位下属微生物学家和真菌学家安德鲁·莫耶去寻找更适合青霉菌生长的土壤——一种可以使霉菌快速生长的培养基，用这种培养基培养霉菌，所用的时间可以比希特利在便盆中放置的察氏培养基和啤酒酵母所用的时间更短。安德鲁·莫耶无意中发现了一种极具潜力的替代培养基。创建北部实验室的初衷是研究“农业富余产品的工业用途”。在实践中，这意味着在美国玉米丰收后，开发剩余产品的商业价值。1940 年，美国的玉米剩余量超过 5 600 万吨，大部分用于生产玉米片、动物饲料、甜味剂及十几种其他商品，其中最关键的是提取玉米淀粉后剩余的玉米浆。

莫耶和希特利合作几个星期后发现，玉米浆加糖后可以大幅提升青霉素的产量。事实上，提升幅度可达1 000倍（这可不是印刷错误），效果非常显著。1941年年初，邓恩病理学院团队定义了“牛津单位”，即在含有标准量细菌的一毫升的水中，存在的完全抑制细菌生长所需要的青霉素量。[①]使用新的培养基可以将原先每一毫升的霉菌汁中的青霉素产量由两个“牛津单位”提升到2 000个“牛津单位”。

接下来的问题是如何收集霉菌汁：发酵本身不仅仅是生物学的挑战，也是几何学的挑战。代谢过程，即糖转化为酸、气体和酒精的过程有多种形式，早在巴斯德之前，人们就对此有所了解。但目前为止，人们只知道青霉素可以在培养基的表面发酵，这里所说的培养基通常是指琼脂培养基（这就是皮氏培养皿曾经并且现在仍然常用于生物实验中的原因）。表面发酵意味着青霉菌的生长只能用到两个维度，而要扩大霉菌的产量需要多个开阔的发酵表面，也就意味着需要将希特利的便盆扩展到篮球场那么大。

北部实验室发酵部的主任罗伯特·科格希尔首次提出使用与酿造啤酒的方法相同的深层发酵法来培养青霉素。

深层发酵法并非一种全新的理念，说德语的捷克化学家康拉德·伯恩豪尔[②]自1920年开始，曾发表数十篇相关的论文。甚至更

---

① 1944年，“牛津单位”被采纳为“青霉素单位”，即溶于50毫升培养液中的可以抑制葡萄球菌菌落生长的药量，事实上是指国际青霉素标准中6微克青霉素的比活性，本质上与原“牛津单位”相同。

② 由于伯恩豪尔是纳粹党早期的狂热党徒，他的很多开创性工作在标准的发酵历史中未被提及。

早还可以追溯到“一战”时期，辉瑞公司研究过深层（当时被称为“浸入”）发酵，以提升柠檬酸的产量。作为古老的调味剂和防腐剂，柠檬酸后来成为辉瑞的核心产品。

早先，人们只能从含有柠檬酸的果实（尤其是柠檬）中提取柠檬酸，后来，德国化学家卡尔·韦默尔证实，霉菌也可以制造柠檬酸，尤其是青霉属霉菌。但从霉菌中提取柠檬酸可能会导致产生草酸，草酸不但没有用处还有毒。1917 年，辉瑞公司的杰出化学家詹姆斯·库瑞[①]发现黑曲霉可以制造柠檬酸（为黑曲霉添加糖作为养分，就可以收获酸），并开始实施将糖转化为柠檬酸的“SUCIAC”（Sugar Under Conversion to Citric Acid）项目。辉瑞公司柠檬酸的产量因此大增。1929 年，辉瑞公司的柠檬酸销售额超过 450 万美元。

此类发酵为有氧发酵，使用与希特利所用的浅托盘类似的培养皿，将黑曲霉暴露在空气中就可以发酵。1931 年，辉瑞公司的化学家们对制造柠檬酸的方法进行了升级（如果我措辞正确的话），他们在容量约为一升的相对较小的烧瓶中制造柠檬酸，其间用一根搅拌器搅拌，保持液体与空气的充分接触。他们还为这一技术申请了专利。

当莫耶和科格希尔刚开始他们的青霉素发酵实验的时候，辉

---

① 库瑞同指点弗洛里和希特利去皮奥里亚的真菌学家查尔斯·桑姆一样，都是美国农业部研究分部的研究生。事实上，这两位科学家一直在美国农业部的授意下通力合作，力图生产美式罗克福奶酪，因此需要广博的发酵知识，同时，显然也需要罗克福青霉菌（青霉菌变异体）。

瑞的这项技术仅用于生产柠檬酸。为什么不试试将这项技术用于青霉素的发酵呢？正如巴斯德首次发现的那样，所有形式的发酵大致都相同。因此，从理论上讲，用于生产柠檬酸（或者啤酒）的工业过程可以用来生产青霉素这种“神药”。但它们之间的差异也不容忽视：啤酒和柠檬酸对发酵环境的卫生要求不高，但青霉素的生产需要在无菌环境下进行，以避免混入有毒杂质；培养容器内应保持恒温；在生产过程中需要一种整体控制方案，以使培养容器的每升中有等量的培养基和霉菌。这些困难都是可以克服的。1937 年，美国农业部位于艾奥瓦州埃姆斯的副产品实验室（北部实验室的前身）设计过一种铝制旋转发酵罐。于是，1941 年秋天，皮奥里亚研究团队拥有了一个类似于搅拌机的演示桶，由一个桶和一台洗衣机组成，同时通过一个注射器将无菌空气源源不断地注入搅拌桶内糊状的培养基中。在接下来的五年中，类似的旋转桶将用于青霉素的工业化生产。

就在皮奥里亚的科学家们和工程师们致力于培育有史以来最强大、最纯净的青霉素菌株的同时，青霉素的潜在药效超越了它最狂热支持者的预期，尤其是英国支持者的预期。尽管粗滤后的毒霉素菌汁因为浓度低，所以在安全的同时也比较低效，哥伦比亚大学医学院的亨利·道森依然为两名病人注射了粗滤后的青霉素菌汁。1941 年 6 月到 8 月，英国又有五位感染葡萄球菌的患者（以及来自拉德克利夫医院的更多志愿者）接受了青霉素治疗。严格地说，因为药物数量非常有限，而儿童预计的使用剂量相对较少，所以研究人员选择的志愿者中有三名是儿童。8 月 16 日，《柳叶刀》登载了邓恩病理学院团队的另一篇文章，文章指出："这些病例均获得了良好的治疗效果……"尽管如此，其中一位年仅4岁半的患者约翰·考克斯在接受治疗两周后不幸因脊髓动脉瘤破裂而去世。青霉素虽然杀死了导致其窦腔、肺部和肝脏感染的葡萄球菌，但对其脊髓动脉瘤破裂无能为力。

*

1941年9月，弗洛里完成了他在美国的游说工作，回到英国继续自己的研究工作，将希特利留在了北部实验室。因此，1942年3月，当那小瓶棕色青霉素粉末挽救了患败血症的安·米勒的时候，他并不在场。从某种意义上讲，安·米勒事件不仅开启了抗生素时代，而且终结了欧洲，尤其是英国在抗生素领域的优势地位。在接下来的一个月里，弗洛里打开了从美国寄来的包裹，希望能看到他等待已久的一千克青霉素，但包裹里只有5克青霉素。实际上，这个分量比默克匆匆寄往纽黑文医院用来挽救安·米勒的药量还要少。美国人保留了他们可以制造的所有青霉素，用于自己的研究。1941年，尽管弗洛里在从夏天到秋天的这段时间里都在马不停蹄地四处游说，但英国的青霉素研究最终不得不依赖本土的生产。

在希特利、弗洛里穿越美国北部，竭力寻求支持，希望将他们的临床实验所需的一千克青霉素带回英国的这段时期，邓恩病理学院尽管存在一些问题，但仍然是世界上最重要的抗生素研究中心。当钱恩注意到他的两位同事收拾好了行李，才知道他们要去美国。钱恩不仅没有被邀请同行，更没有被任何人告知这件事情，他不由得怒火中烧。

弗洛里给出的理由非常充分：此行的目的是促进青霉素的工业化生产，这是希特利的专长，而无关乎青霉素的结构问题（钱恩负责的工作），但钱恩并不买账。弗洛里从一开始就知道，无论是从治疗的角度还是从科学突破的角度而言，只有完全了解青霉素的结构，才能真正发掘它的潜力。但弗洛里并不了解他的移民同事，钱恩对于荣誉的渴求远远胜过弗洛里的，同时钱恩担心，如果不能进一步参与青霉素的发现，自己可能会受到欺骗而与"属于他的"诺贝尔奖失之交臂。显然，他已经在憧憬来自斯德哥尔摩的召唤。

他不仅仅对任何轻视其科学重要性的事情非常敏感，而且对自己犹太移民身份十分敏感（也许这一点更容易理解）。尽管钱恩当时还不知道他的母亲和妹妹的命运如何（两人很可能在 1942 年死于特莱西恩施塔特集中营），但他深知对于一名犹太人来说，这个世界从来没有如此危险过。用钱恩的话说："一个人不能相信弗洛里的任何承诺。最后，我还是屈服了……以避免任何可能引起潜在的反犹太主义的行为，因为到处都在盛行反犹太主义。我不得不牢记这一点，犹太人社区都不会支持任何反犹太的辩论公开化……我一直认为，直到现在也是这样认为，从 1941 年到 1948 年我离开牛津大学时，弗洛里对待我的态度都是不可原谅的。"

1942 年的前几个月，钱恩和亚伯拉罕最终完善了生产稳定的青霉素盐所需的化学技术。邓恩病理学院团队仍然使用希特利临时拼凑成的设备生产少量青霉素，这些青霉素应用在拉德克利夫医院患者身上的效果越来越显著。与此同时，在温斯顿·丘吉尔的号召下，英国的医药公司最终开始迎接挑战。1942 年秋天，肯博尔、毕肖普两家公司每 10 天向牛津大学送去 150 加仑霉菌汁，这使得邓恩病理学院（当时是英国青霉素产量最高的“工厂”）在 1942 年到 1943 年为埃塞尔·弗洛里提供了充足的研究材料。

同时，弗洛里也意识到，美国是唯一拥有足量青霉素用于开展临床实验的国家，青霉素的生产重心正在向美国转移，这个趋势已然无法扭转。弗洛里最初的研究项目包含三个关键目标：找到更有潜力的菌株；提升产量；解密它的化学结构。对于其中两个目标来说，美国的研究进度正在快速赶超英国。位于皮奥里亚的实验室将很快找到最有潜力的青霉菌株，美国工业拟将大批量生产青霉素这一珍贵的药物。而第三个目标，也就是解析青霉素的基本成分和化学结构，以及其抗菌机制——为何能抗菌，仍然是邓恩病理学院尚待解决的难题。

由于无法过于频繁地重复做实验，了解一种化合物中各种成分的构成原理要比仅仅辨别出包含哪些成分难得多。例如，通过简单的工具虽然可以识别蛋糕中是否含有糖分、黄油和鸡蛋，却很难了解蛋白质、碳水化合物及脂肪的分子链是如何组合在一起的，也无法得知烤箱的温度或者烘烤的时间。所以，简单的工具无法解析青霉素的化学结构。所有研究的最终目的不是在发酵罐里进行青霉素的培养，而是找到一种可以在工厂里生产青霉素的方法以确保质量稳定和产量的提升。这种方法和埃利希制造百浪多息的方法完全相同：解析化学结构，然后合成。

这并不意味着解析青霉素是一件容易的事情。大西洋两岸的团队花了一年多的时间来确定构成青霉素分子的元素类型和数量。早在 1940 年，邓恩病理学院团队已经证明，青霉素和很多有机分子一样，含有碳、氢、氮和氧。但从一开始，青霉素的样品中就有硫存在，但硫只是存在于一部分样品而不是所有样品中，这可能是由于化学分析中出现了错误，或者硫只是在青霉素的培养过程中或者提纯过程中混入的一种杂质。

或者还有可能，硫才是青霉素有杀菌效力的原因。钱恩、亚伯拉罕和其他来自牛津大学戴森·佩林斯实验室的有机化学家们决心解开这个谜团。当时，钱恩在硅胶上使用“分配色谱法”，可以生产出纯度为 70%~90% 的青霉素盐，然后再将其氧化，变成酸。尽管青霉素被分解为更简单的化合物（书面名称为“降解产物”）后没有任何药用价值，但它最重要的价值在于：主要的降解产物青霉胺、青霉素二酸和青霉醛都是晶体。

研究人员可以对晶体进行进一步分析。

早在 17 世纪，博学家罗伯特·胡克和约翰尼斯·开普勒曾分别推测，宝石、普通食盐，甚至雪花之类的晶体，具有相似的结构。它们都是由多个可见的平面按照一定的角度、一定的重复顺序组合在一起的。科学家们认识到所有物质都是由原子组成，他们还推断，宏观晶体反映了它们在微观结构上的相似性：它们的原子构成必然会遵循某种有规律的，因而也是可解析的结构。结构可以被解析，例如，为什么纯碳元素既可以形成木制铅笔中最软的石墨，也可以形成最坚硬的钻石？

到了 20 世纪 20 年代，晶体学甚至被划归到声誉不佳的矿物学系，这要归因于分类学：牛津大学的矿物学家托马斯·维庞德·巴克将其毕生精力都放在了为地球上自然出现的晶体进行分类的工作上。1942 年，巴克的一名学生开始与钱恩和亚伯拉罕合作，分析青霉素的化学成分。她的名字叫多萝西·克劳福特·霍奇金。截至本书写稿时，她仍然是英国唯一一位获得诺贝尔科学奖的女性。

*

1928年，多萝西·玛丽·克劳福特（她在1937年与托马斯·霍奇金结婚）来到牛津大学萨默维尔学院时，距离 X 射线结晶学成为一门独立的学科刚刚过去十年，但人们在很早以前就了解了衍射原理。几个世纪以前，苏格兰数学家詹姆斯·格雷果里注意到，当阳光穿过鸟的翅膀时，会分离成多种颜色的光谱。从那以后，光波分光镜一直用于对化学元素的分析。另外，德国物理学家威廉·伦琴于 1895 年发现，X 射线是以波的形式传播的，其波长比光波短几千倍。也就是说，使用棱镜和其他用于分离光波的工具来衍射 X 射线是一种太过于粗糙的过滤，无异于用渔网捕捉小飞虫。尽管如此，1912 年，另一位德国物理学家马克斯·冯·劳厄提出，晶体中密集且重复的原子，比如硫酸铜，可以用来分离 X 射线光波。三年之后，英国物理学家威廉·亨利·布拉格和威廉·劳伦斯·布拉格父子俩描述了一种数学方法，可以解码分散的 X 射线穿过晶体之后在感光片上留下的多点图：如果 X 射线波长和图像的强度是已知的，晶体的分子结构就可以被计算出来。两位布拉格先生认为，比如，精制食盐的分子式是一个钠原子加上一个氯原子——NaCl，但是X射线衍射图显示，它是一种交替的立方体结构：一个钠离子周围有6个氯离子，旁边是一个氯离子被6个钠离子环绕。

多萝西·玛丽·克劳福特年仅15岁的时候，仍然居住在喀土穆。她的父亲约翰·温特·克劳福特在英国殖民地办事处的埃及教育处工作。当时在韦尔科姆实验室工作的A. F. 约瑟夫博士送给她一本威廉·亨利·布拉格爵士写的关于X射线衍射的书，使她迷上了晶体学。克劳福特到牛津大学后，这种迷恋变成了激情。在来自日后的诺贝尔奖得主，时任戴森·佩林斯实验室负责人一职的罗伯特·鲁宾逊，以及更为主要的J. D. 伯纳尔的指导下，她掌握了一种技术——使用X射线晶体学知识来绘制比布拉格的食盐复杂几个数量级的有机分子内部结构。[①] 她绘制了包括胆固醇、睾酮、黄体酮、胃蛋白酶及十几种其他有机分子的内部结构，特别是胰岛素的内部结构。多萝西·克劳福特·霍奇金自1934年就开始研究胰岛素，经历了35年，一直到1969年才弄清楚胰岛素的结构。

1940年，霍奇金从洛克菲勒基金会的瓦伦·韦弗那里接受了一笔1 000英镑的捐助，由此开启了她与洛克菲勒基金会的长期

---

① 伯纳尔是另一位对X射线晶体学做出重要贡献的科学家，他不仅是霍奇金的导师，还是她的情人。伯纳尔和霍奇金都是忠实的社会主义者，终生拥护苏联。伯纳尔最终成为特罗菲姆·李森科伪遗传理论的最坚定的英国支持者。

合作之旅。相比于和伯纳尔的关系，霍奇金与洛克菲勒基金会的关系甚至更长久，她从中收获得更多。尽管如此，能够慧眼识英才并且已经发现了霍华德·弗洛里和厄恩斯特·钱恩两位杰出科学家的韦弗，评价霍奇金申请资金支持的要求“用于蛋白质和病毒的探索，目的是进行更普遍和更基础的研究”，是一个“当前并不确定的提案”。这是双方长达近30年的合作关系的开始，而霍奇金也是洛克菲勒基金会有史以来持续资助时间最长的科学家之一。

1940年，凭借杰出的天分，霍奇金和其牛津大学化学晶体学实验室的团队都成了青霉素项目组的成员。甚至在1940年8月《柳叶刀》那篇文章发表之前，有一次，霍奇金在牛津南公园路散步时遇到了厄恩斯特·钱恩，钱恩告诉她邓恩病理学院正在推进一项神奇的科研发现，当时青霉素刚刚治愈了第一只老鼠。钱恩向霍奇金保证：“有一天，我们会给你青霉素晶体。”一年多过去后，钱恩的保证并没有兑现。1941年11月，霍奇金写信给丈夫说：“现在是晚上10点半，我刚刚去找钱恩了。这次见面的收获很大，我真的是太兴奋了……显然，青霉素到目前为止还无法被制成晶体，但毕竟……钱恩看起来很热心，愿意给我一些材料，我只是很想尝试一下。”信中所说的“一些材料”是指青霉素的降解产物。

霍奇金很快发现，这些降解产物是一些极难处理的微小结晶体，用她的话说，这些物质“浸泡在黏性液体中，吸湿性很强（从环境中吸收水分子），因此将其暴露于空气中几分钟几乎都是不可能的”。但是，这些晶体揭示了青霉素的一个秘密：该化合物的基本元素是硫，其分子构成似乎含有 9 个碳原子、11 个氢原子、4 个氧原子、2 个氮原子……以及一个硫原子。[①]

但是，这些原子是如何排列成为一种可以彻底阻止传染性病原体侵入的结构的呢？X 射线结晶学是研究这类问题的有效工具，但却不是简便易行的方法。X 射线在照射青霉胺晶体后会散射到一张感光板上，形成图像，这只是第一步，而且接下来的发现同样会令人困惑。

其原因是，当 X 射线从化合物晶格表面折射到反光板上时，通过反光板上捕捉的光点强度可以测量出 X 射线的波的振幅，从理论上讲，这就可以得到晶体的完整图像。电子密度越高，振幅越宽。但是，稠密、高强度的点可能是由两束同时到达的同频率（每秒的波数相同）和同振幅的波形成的。当这种“同相”的波到达感光板的时候，它们会加强光点的密度。同样，密度低的图像可能是由两种相互抵消的异向的波形成的。

解决可能出现的混淆问题需要一种微妙而复杂的数学技巧。19 世纪早期，人们就开发了这种技巧，以描述随着时间推移，热波如何在三维空间中扩散。例如，如果将一根点燃的火柴放在一枚硬币的底部中心位置，硬币的中心就会变热，火柴熄灭后，硬币中心位置的温度会逐渐降低，而同时硬币的边缘温度会逐渐上升，直到硬币中心与边缘的温度相同。然而，这种现象是极其复杂的，因此，在 19 世纪早期，法国的数学家让·巴普蒂斯·约瑟

---

① 青霉素的第一个配方是钠盐，钡盐形式的青霉素的化学式为（$C_{14}H_{19}O_4N_2S)_2Ba$，被命名为青霉素 F。另一个稍有不同的版本为青霉素 G。

夫·傅立叶开发了一种技术，将此类复杂的波函数转换成一系列简单的正弦或余弦波，这在高中教材的三角学中就有涉及。

当分子结构比较简单的时候，通过 X 射线的振幅可以相对容易地为分子构图，比如布拉格父子研究的食盐分子。但分子越大，构图就越困难，电子密度图就越来越像标示着旋风、气流和旋涡的三维天气图。绘制青霉素分子这样尺寸的图像（这对充分了解其结构是非常必要的），以及计算哪些波是“同相”或者“异相”的，将花费霍奇金两年多的时间。

同时，在大西洋两岸，关于生产足够用量的青霉素的竞争也越来越激烈：在竞争中出现了越来越多的动物实验，越来越先进的生产方法，当然，解析这种神秘化合物分子结构的构图也越来越准确。这些工作中最关键的部分是对公众保密的。尽管如此，在邓恩病理学院团队 1941 年 8 月于《柳叶刀》上发表了那篇文章之后，紧接着在 1941 年 9 月 15 日，《时代周刊》就发表了相关的报道：

> 磺胺类药爱莫能助，神奇霉菌拯救苍生。牛津大学教授霍华德·弗洛里及其同事们上个月在英国杂志《柳叶刀》上介绍了他们研发的新药。该药的成分青霉素提取自绿色天鹅绒般颜色的，与奶酪霉菌属同一分类单元的特异青霉菌。这种霉菌并不直接杀死细菌，只是阻断链球菌和葡萄球菌的生长，其效力“等同于或者超过了已知的最强效抗菌剂”。

让人难以置信的是，尽管以希特利、科格希尔、弗洛里甚至是钱恩这样的科学家的观点来看，青霉素的诞生应当一石激起千层浪，但是这篇文章和 1942 年青霉素治愈安·米勒的事件一样，并没有引起多大的反响。由于没有足够量的青霉素用于最低限度数量的人体实验，邓恩病理学院团队的成员最不希望看到的事情就是英语国家和地区的所有病人对青霉素燃起希望。然而，随着战争的趋势从反对轴心国逐渐转向支持盟军，公众，尤其是美国和英国的公众，已经准备好迎接拯救生命的奇迹——世界上第一种抗生素药物。

当然，还有发现这一药物的英雄。

1942 年 8 月底，《泰晤士报》发表了一篇简短的社论，进一步推动了公众对青霉素发展的投资热情。出于无知或谨慎的原因，这篇社论拒绝透露任何科学家或者公职人员的名字，以避免吹捧或者人身攻击。

因此我们无从得知这篇社论本身的影响有多大。然而，8 月 31 日，《泰晤士报》刊登了一封信，内容如下：

> 先生，在您昨天发表的关于青霉素的重要文章中，您回避将这项发现的桂冠戴在任何人的头上。如果您允许，我将补充一点，原则上讲，荣誉当属获胜之人，[①] 这一荣誉非本研

① “Palma qui meruit ferat” 的意思是“荣誉当属获胜之人”，这是霍雷肖·纳尔逊勋爵的座右铭，巧合的是，这也是南加利福尼亚大学的校训。

究实验室的亚历山大·弗莱明教授莫属。因为是他发现了青霉素，也是他最早在论文中提出青霉素可能在医学上有重要的应用价值。

细心的读者可能已经从“本研究实验室”中猜到，这封信的签名是：

阿尔姆罗思·E. 赖特
圣玛丽医院接种部

英国最有名的医生之一，弗莱明的老板和导师阿尔姆罗思·E. 赖特站出来说话了。短短几个小时之内，英国“舰队街”的媒体记者们纷纷出动，前往帕丁顿采访弗莱明和赖特。8 月 31 日的《标准晚报》刊登了对弗莱明的采访。9 月 1 日，六七家其他报社也对弗莱明的发现进行了报道。弗莱明被《新闻纪事报》称为“本周杰出人物”。有些报道中甚至称牛津大学使用了圣玛丽医院接种实验室生产的青霉素样品。在《每日邮报》的报道中，弗莱明甚至给人这样一种强烈的印象：7 年以前，研究过青霉素的圣玛丽医院才是最有可能取得突破性进展的地方，报道说：“该药的结构非常复杂，研究困难重重，但是他们一直在努力克服这些困难。”

其中的含义不言自明：圣玛丽医院才是青霉素研究的中心。英国的有机化学家和诺贝尔奖获得者罗伯特·鲁宾逊爵士已经于 9 月 1 日在《泰晤士报》发表的信中回复了阿尔姆罗思·赖特。这封信的大意在某种程度上可以被解读为：如果弗莱明应当戴上月桂花环，那么霍华德·W. 弗洛里至少应当获得一束鲜花，而且是一束漂亮的鲜花……他和他的合作团队在英国医学研究理事会的协助下已经证明了青霉素作为药物的实用价值。

弗洛里对鲁宾逊的声援非常高兴，但对弗莱明仍然余怒未消。1942 年 12 月 11 日，他写信给英国皇家学会主席亨利·戴尔："现在我有充分的证据，事实上是 BBC 的总经理提供的证据……弗莱明正在想方设法地误导公众：是弗莱明预见了青霉素的研究课题并做出了成就，而我们部门的工作只是坐享其成，获得了几项最终成果。"

公众对青霉素的发现和进展一头雾水。在 20 世纪 70 年代 BBC 拍摄的纪录片中包含这样一段情节——弗莱明为了治疗阿尔伯特·亚历山大而制备青霉素，然而这个事件的年份竟然被搞错了。W. 霍华德·休斯在为弗莱明写的传记《亚历山大·弗莱明与青霉素》中称，1928 年弗莱明发现了青霉素之后，圣玛丽医院的技术人员每周都在制造青霉素。邓恩病理学院团队用自己的方式表达了自己的积怨——开导：开导是打开研究员工作动机的一扇窗户。向其他同僚们宣布一项发现，哪怕是不重要的发现，也会导致一些人的职业生涯在几天内大起大落。毕竟，科学家们都是人，他们尽管薪水微薄，但却能在通风条件极差的实验室里废寝忘食地工作数千小时，原因非常复杂：攻克难题之后的激动；终其一生所培养的才能得到施展时的愉悦；由衷的自豪感和获得的赞誉。这些都是首次发现科研成果的回报。

成果的首次发现还会带来诸多的现实利益。毫无疑问，阿尔姆罗思·赖特早已深刻地认识到这一点。首次发现青霉素的机构可以将青霉素的知识产权归为己有，不但可以拥有公众的赞誉，还能赢得更多来自政府和慈善机构的金融资源。和此前的撒尔佛散和百浪多息的发现一样，通过合法的途径声称自己的发现，将会给青霉素的发现者带来巨大的利益：即使不计对整个社会的贡献，回报也是相当丰厚的。

但这些途径所带来的收益与青霉素被发现后将带来的有形利益相比，都显得苍白无力。

第五章

将问题了解透彻

℞

青霉素挽救了几万人的性命，

创造了一个全新的行业，

也将创造一批有史以来盈利最丰厚的公司。

发现青霉素的功劳之争发生在1941年夏天霍华德·弗洛里离开皮奥里亚一年之后。他离开皮奥里亚的时候把希特利留在那里与莫耶及北部实验室的其他人合作，而他自己成了北美最杰出的青霉素“布道者”。他已经将这一“福音”传播到位于纽黑文市的NRC，以及位于华盛顿和皮奥里亚的美国农业部分支机构。8月7日，他和宾夕法尼亚大学的阿尔弗雷德·牛顿·理查德抵达费城，参加了一个对他而言最为重要的会议。1925年，作为初级研究员的弗洛里首次踏上了由洛克菲勒基金会资助的美国之旅。在此期间，他结识了理查德，并与他合作。现在，他有一个在所有医学领域内最令人振奋的发现，阿尔弗雷德·牛顿·理查德是能够把这个令人振奋的消息转化为获得美国全国范围内支持行为的最佳人选。一年前，阿尔弗雷德·牛顿·理查德出任美国新成立的科学研究与发展局（OSRD）的医学研究委员会（CMR）主席。因此，对弗洛里而言，理查德是他在美国的一个至关重要的人物。

从某种程度上来说，OSRD在即将到来的战争中将成为美国最重要的战略资产。严格地说，当弗洛里和理查德会面的时候，

OSRD 刚刚成立一周，是根据罗斯福总统签发的第 8807 号行政命令成立的，目的在于“为与国防相关的科学和医学问题提供充足的保障”。OSRD 替代了它的前身——成立于 1940 年的美国国防研究委员会。两者都由电气工程师万尼瓦尔·布什负责运营。在罗斯福委任万尼瓦尔·布什领导国防相关的研究前，布什早已声名显赫，他不但成功地发明了一些将用于数字计算机和模拟计算机的基础元件，还担任了麻省理工学院工程学院院长、卡耐基学院院长，并且是当时美国器械公司（该公司后来发展成为电子产品巨头雷神公司）的创始人。布什是美国国防研究委员会的第一任主席，也是唯一一位主席。事实上，他还是美国历史上第一位总统科学顾问。作为 OSRD 局长，他为历史上最重要的战时研究项目制定了战略发展方向。最值得注意的是，他所领导的“曼哈顿计划”项目将会引领全人类进入原子时代。

无论核能的长远影响是否比 1941 年 OSRD 的医学研究委员会发起的这场抗生素革命更加意义重大，这都是一着险棋。建立 CMR 的初衷显然不是为了发起新的研究而是为了监管现有的研究项目，并拟定通过该委员会下属的 6 个部门来发放资金的相关政策，这 6 个部门分别为：医药学部、外科学部、航空医学部、生理学部、化学部和疟疾部。尽管如此，8 月 7 日弗洛里与理查德的会晤并没有空手而归，他与 CMR 签订了协议——CMR 保证会为他的青霉素生产项目推荐一项政府补助金。

联邦机构为医疗研究拨款并对其进行管理，即使在当时，这也并非一个崭新的概念。在 20 世纪 40 年代以前，美国政府就曾经直接对疾病治疗和预防的重要研究项目进行投资。1887 年，海军医院服务部的约瑟夫 · 金原医生在史坦顿岛的海洋医院内创建了一个细菌学实验室。1891 年，该实验室迁至华盛顿哥伦比亚特区，更名为“卫生实验室”。1902 年，美国国会通过《生物制品管制法》的主要目的在于规范跨境疫苗销售，同时，这一法案也授权卫生实验室测试并改进如疫苗和血清类的产品，并增设化学、药理学及动物学分部。1912 年，海军医院服务部更名为“美国公共卫生服务部”，1930 年，卫生实验室更名为“国立卫生研究院”，于 7 年后迁至马里兰州的贝塞斯达。

但在此之前，政府对研究的投资通常都是拨给联邦政府所管理的机构：美国农业部下属的实验室，或者另一种专门的研究机构——马萨诸塞州斯普林菲尔德兵工厂。像研究青霉素这一类的政企联合项目从来都没有被提上日程。1941 年 10 月 8 日，理查德和布什在华盛顿召开了一次会议，受邀者是 OSRD 各部门的负责人：CMR 副主席刘易斯 · H. 韦德、化学部部长威廉 · 曼斯菲尔德 · 克拉克及农业部的查尔斯 · 桑姆。更值得注意的是，这次由布什主持的会议还邀请了施贵宝公司医学研究所的乔治 · A. 哈洛普、辉瑞公司的贾斯珀 · 凯恩、立达公司的耶拉普拉加达 · 苏巴拉奥，以及默克公司的研究负责人伦道夫 · 梅杰。[①]

---

① 十几年后，1957 年，布什被任命为默克公司董事会主席，虽然对多数人而言，这在很大程度上是一个没有实权的职位，但布什却颇有拿着鸡毛当令箭的架势。他上任一年后，就在写给乔治 · 默克的信中指责其企业“戾气太重”，而默克本人则过于软弱。

特设委员会将于 12 月 17 日在纽约再次召开会议。这次，制药公司不仅派出了研究负责人参加会议，同时安排了他们的总裁出席会议。默克家族企业的总裁乔治·默克预计：“如果这些药效可以得到确认……为弗洛里生产一千克青霉素是没有问题的。”但遗憾的是，那次会议召开的时间恰逢珍珠港遇袭后的第十天，美国当时有着更为宏大的目标。因此，理查德并不指望仅仅依靠某一个对此感兴趣的公司来生产一千克的青霉素。当务之急，“(必须）尽一切可能找到对抗战场伤病感染、减少战争伤亡人数的方法”。北部实验室的罗伯特·科格希尔也出席了会议，他后来证实：“由此开启了制药工业化时代。”

随着制药工业化时代的到来，一系列相关问题也接踵而来。尽管在第一阶段中，受到爱国热情的鼓舞，这些公司都积极投入青霉素最初几个阶段的生产中，但毕竟这些企业是商业实体，是需要营利的。同时，尽管青霉素的潜在商业利润对这些企业充满诱惑，但他们很快就敏锐地意识到，与青霉素项目相关的知识才是长久的利益所在。在此情形下，至少需要某种机制来解决有关知识所有权的纷争，那就是专利权。

人们通常认为，科学史学家德瑞克·德索拉·普莱斯最重要的发现是：专利对于科技的重要性无异于学术论文对于科学家的重要性，因为它提供了功绩分配和传播知识的重要方法。尽管自美国建国以来，专利制度一直都是美国社会备受称道的特色之一（《美国宪法》第一条第八款就明确授权联邦政府提供有限的专利权“以促进科学和实用艺术的进步”），但这些制度也一直饱受争议。至少在最初的时候，托马斯·杰斐逊对专利这一理念持反对态度，他曾写道："如果说自然创造了相对于其他专有财产而言不易受到影响的事物，那就是被我们称为'理念'的思维能力……从本质上讲，发明不能成为财产的主体。"甚至，当专利应用于医学发明中的时候更具有争议性。由于药物研发者追求自己的商业目标是无可厚非的，所以，至少从理论上讲，应当有更高的法律来对其进行约束以确保其研究工作满足更多人的利益。因此，在法国，药物专利权自拿破仑时代起就曾经一度被禁止，德国早在19世纪80年代现代工业体系出现后不久，就颁布了第一部专利法，但在几十年内都禁止对药物专利权的获取。

而美国医学研究人员尤其反对获取医学专利权。早在1923年，威斯康星大学的生物化学教授哈利·史蒂恩博克发现，将如牛奶这类的高脂肪食物中所含的甾醇暴露在紫外线下，将使其维生素D的含量增加，因此，喝牛奶可以预防当时流行的维生素D缺乏症，即佝偻病。[①]据说，尽管哈利·史蒂恩博克以自己的名义申请了专利权，但他拒绝了桂格燕麦公司100万美元的专利转让费，而是将该专利权转让给了一家新成立的非营利组织——威斯康星大学校友研究基金会（WARF）。1940年，威斯康星大学校友研究基金会起诉多家牛奶制造商使用这项专利技术，并因此获得了高达750万美元（这笔钱当今的市值远远超过10亿美元）的专

① 1921年，纽约市有四分之三的儿童出现了佝偻病症状——罗圈腿、四肢关节疼痛、牙齿松动、骨骼退化。

利使用费。[①]

这一事件导致了公众的强烈不满及后续的反应，这是意料之中的。包括哈佛大学、宾夕法尼亚大学、约翰斯·霍普金斯大学、加州理工大学在内的几十家研究机构，禁止或者严格限制研究员申请专利。1937 年，美国化学学会甚至召开了一次大会，标题为“医学发明专利和食品专利是否符合公共利益？”

当涉及知识产权的时候，无一例外至少会出现另一方面的情况——厄恩斯特·钱恩从邓恩病理学院成功提取青霉素的时候开始，就提议为这一化合物申请专利。1941 年 3 月，他一直在不厌其烦地游说当时韦尔科姆研究实验室的负责人 J. W. 特里文博士支持他们的专利申请，他从自己的上司那里也获得了很多支持。弗洛里和钱恩一样也渴望获得专利，但是他更希望通过专利争取到一个像 CMR 这样的独立实体，获得他们的支持和赞助，其次才是为邓恩病理学院的研究人员谋福利。

然而，不巧的是，CMR 对此专利毫无兴趣。其负责人爱德华·梅兰比，也就是维生素 D 的发现者，曾经带头指责史蒂恩博克，并宣称其专利权在英国无效。他甚至认为专利权助纣为虐，通常成了富有贵族们赚取巨额利润的工具。梅兰比和钱恩在专利问题上各持己见，互不妥协。钱恩认为，抗生素的发展是“一个极具潜力、尚待开发的广阔市场，在这里我们目前处于领先地位。并且，如果我们有足够的钱，我们就可以一直保持自己的领先地

① 该专利也用来防止人造奶油生产商通过照射来提升产品的口味，这对威斯康星最重要的农业产业而言意义重大，并非巧合。

位”。他后来说，“不能使用专利权来保护本国的公民以对抗国外企业的剥削”是不道德的。

梅兰比指责钱恩对申请专利一事执迷不悟，并告诉钱恩，如果他“坚持向钱看，他在英国将无科学前途可言”。在这种情况下，弗洛里没有劝说梅兰比，而是转而与洛克菲勒基金会合作。洛克菲勒基金会有一项规定是，由该基金会资助的科学发现应当没有专利纠纷……而自 1939 年开始，该基金会一直在资助弗洛里和他的邓恩病理学院团队。

但是，1941 年年底，洛克菲勒基金会和英国医学研究理事会都失去了对青霉素项目的掌控权，青霉素项目主要掌控在 OSRD、美国的制药公司及美国农业部的手里。这些机构都对追逐专利权乐此不疲——为了经济利益，更为了利用专利权系统地掌控新知识的传播。这种热情源自一种强大的历史基础：被誉为“美国农业部之父”的亨利 · 莱维特 · 埃尔斯沃思于 1839 年创建了美国农业部的前身——专利局农业司。

1941 年秋天，包括诺曼 · 希特利在内的所有在美国北部实验室工作的各方，共同签署了一份协议，同意任何后续的专利权都归属美国农业部长，这一点也就不足为奇了。显然，当时各方并未对此产生异议。

直到 1942 年 6 月，希特利都在皮奥里亚和他的美国同行真菌学家安德鲁 · 莫耶一起工作。希特利尽管天性随和，也有过和极其难以相处的厄恩斯特 · 钱恩相处的经历，但和安德鲁 · 莫耶之间的关系并不和睦。在希特利的回忆中，莫耶是一名言辞激烈、举止粗鲁的孤立主义者，莫耶深信是英国让美国卷入了一场错误的战争，因而“（美国）血流成河”的灾难将不可避免。

甚至从长远的角度来讲，莫耶申请并获批的专利更令人不安。这个专利的内容不但包括他和希特利共同研发的深层发酵方法（该专利本身这样写道：一种有效的、通过培养霉菌生产青霉素的新方法，和之前所用的方法相比，借助这种方法，青霉素的产量会大大提升），还包括使用玉米浆作为培养基的方法。专利的署名是罗伯特·科格希尔和安德鲁·莫耶，根本没有提及任何与邓恩病理学院相关的信息。事实上，尽管希特利和莫耶共同撰写过一篇总结他们在皮奥里亚研究工作的论文，但莫耶从来没有将这篇论文提交给媒体进行发表，甚至他在他的个人参考书目和专利申请中都对这篇论文只字未提。基础的专利权已经被授予美国农业部长，允许美国所有用户无须授权就可以使用专利，与此同时，却并未提及在与美国签订专利条约的国家的专利持有者具有提起诉讼以获得赔偿的权利，这些国家中就包含英国，而英国允许莫耶为自己的生产方式申请英国的专利。

一石激起千层浪，牛津大学团队的成员们异常愤慨。尤其是钱恩，他在后半生对这项专利一直耿耿于怀，虽然他有自己的理由，却并不充分。事实是，自 1928 年青霉素被发现以来，青霉素的专利申请本身就困难重重。随着时光的飞逝，人们渐渐认识到，生产一种物质的专利化过程比这种物质本身的价值更高。钱恩虽然怨愤难平，但他的愤怒不满得不到法律的支持。生产青霉素的真正创新方法是在皮奥里亚研发成功的，而非牛津。比如，“科格希尔–莫耶专利”的关键在于为青霉素霉菌汁添加苯醋酸，由此使得青霉素的产量提升了三分之二。当然，这也并不能成为莫耶的两面派行为的借口。但是，自人们对专利的质疑聚焦在 1941 年北部实验室研发的步骤上以后，希特利才是最有理由感到委屈的人。

如果希特利因为失去了功绩而心生愤懑，他甚至都没有时间跟别人倾吐他的怨言。就在专利被授予之前，弗洛里给希特利发了一封电报说：“如果默克公司付给你钱，你为什么不去那里工作 6 个月？去那里比回这边更有用。”

*

1942 年，诺曼·希特利离开皮奥里亚，前往新泽西州的拉威。默克公司是当时世界上历史最悠久的制药公司，但却乏善可陈。该公司自 1668 年弗雷德里奇·杰考伯·默克收购天使药房之后，便一直从事药用化合物的制造和销售工作。天使药房是位于黑森·达姆施塔特公国内的一家药店。黑森·达姆施塔特公国是组成 17 世纪神圣罗马帝国的诸多说德语的公国之一。

尽管在巴斯德和科赫确立微生物导致传染病学说之前的一个世纪，该药房的业务并无长足进展，但将近两个世纪以来，天使药房的唯一业务就是向消费者和医生销售药品。1816 年，弗雷德里奇·杰考伯的一位后人海因里希·伊曼纽尔继承了家族产业，将其企业名字改为 E. 默克，并整合了多种经营方式。作为一名 19 世纪早期的科学药剂师，雄心勃勃的伊曼纽尔敏锐地感知到，大量的强效植物提取物（比如颠茄和咖啡因）中均含有生物碱，这种化学品可以被提纯和标准化。这些植物提取物中效力最大的是罂粟提取物。1827 年，默克从一位名叫弗雷德里希 · 塞尔吐纳的普鲁士药剂师那里购买了一种工艺，这种工艺可以将鸦片制成一种化合物，他用奥维德的《变形记》中梦之神的名字“吗啡”为其命名。

一个世纪以来，吗啡都是默克公司生产的最赚钱、最受欢迎的药物，但最重要的是，吗啡让这家目前为止规模依然很小的企业在化学制造领域占有了一席之地。从杂质较多的鸦片中提纯出剂量稳定的吗啡的技术使默克公司成为一家所谓的“精细化学品制造公司”：制造小批量、高价值、高纯度的化合物。机缘巧合，在威廉 · 亨利 · 珀金首次发现苯胺染料后，社会上出现了一大批化工巨头，它们都成了默克公司的大型客户，也成了默克公司洞悉 19 世纪最先进的工业化学技术的重要途径。1889 年，默克公司首次出版的《默克索引》，为一代科学家和化学工程师提供了很有价值的化学信息。

默克公司也是药品生产商。1887 年，默克公司在美国开设了第一个办事处，作为当时仍以吗啡为主营业务的德国母公司的营销部。1891 年，该营销部成为默克公司的美国子公司——美国默克公司，由乔治 · 默克负责经营。1892 年，乔治 · 默克按照英语的拼写习惯在其原先的名字“Georg”后加了一个“e”，成为“George”，并迎来了他的第一个孩子：乔治 · W. 默克。

在接下来的 25 年里，美国默克公司空前繁荣：1900 年，该公司收购了位于新泽西州拉威的 120 亩[①] 沼泽地，在这片沼泽地

① 1 亩约为 667 平方米。——编者注

上建立了一家工厂，生产铋（1901 年发明，是止泻药佩托比斯摩中的活性成分）、可卡因和吗啡。在这家工厂隔壁是默克公司的另一家子公司——拉威煤焦油产品公司。该公司生产的诸多产品中包括 40 年前约瑟夫 · 利斯特发现的杀菌剂石炭酸。1917 年，美国默克公司的年销售额记录为 800 万美元，差不多相当于现在的 9 600 万美元，但考虑到同年美国通用电气公司的销售额为近 2 亿美元，美国钢铁公司的销售额为 4 亿美元，800 万美元的数字虽然很庞大，却还不算令人震撼。

1917 年，美国卷入了第一次世界大战，德国企业在美国设立的子公司都受到严重影响。由于德国的企业，尤其是法本卡特尔，垄断了几乎所有药用化学品的生产，美国市场中重要的化合药物供应面临很大问题。例如，颠茄提取物阿托品作为当时全世界用于治疗心脏病的关键药物被德国和其盟友垄断。1917 年 4 月 17 日，美国国防顾问委员会医疗部召开了一次会议，寻求阿托品的替代药物，有 250 家公司派代表参加了会议，包括默克公司。

同时，受反德势力的影响，美国出台了十几条新的法律，意在限制“敌国机构”的活动，比如限制德国企业的活动。影响最为重大的是 1917 年 10 月开始实施的《1917 年与敌对国家贸易法案》，其中一条提供了选举外国财产托管局的法律依据。联邦法官亚历山大 · 米切尔 · 帕尔默立即要求在美国的德国化学公司“美国化”。为了兑现自己的诺言，帕尔默没收了默克公司美国子公司 80% 的股份，即位于黑森 · 达姆施塔特的默克母公司所持有的 8 000 份股份，在老乔治 · W. 默克申诉之后，改为其代管这些股份。

老乔治 · W. 默克持有美国默克公司另外的 2 000 份股份，他不希望该公司在自己的任期内被卖掉。[①]

就在美国默克公司遭受重大打击之际，29 名刚刚入职的研究人员（化学家、药剂师和化学工程师）及时地帮助默克公司在战争期间迅速成长壮大，默克公司在拉威的工厂厂区才得以扩大三倍。也正是因为如此，老乔治 · 默克才得以在 1919 年以 375 万美元的竞价，挫败孟山都公司和美国苯胺公司，顺利回购了美国默克公司的股份。1925 年，当小乔治 · W. 默克接手该公司的时候，一部分研究人员仍然在职。

那些一直在寻找品行完美无缺、值得尊敬的成功商业领袖的传记作家，一定会认为小乔治 · 默克就是他们要找的人。小默克出生于纽约，成长于新泽西郊外、环境宜人的卢埃林公园。至少根据家族传说的记载，小默克与托马斯 · A. 爱迪生的两个儿子关系甚好，曾经是伟大发明家爱迪生的实验室和车间的常客。据说，爱迪生称这位默克家族的继承人为“小个子”，之后可能再也没有人这样称呼小默克了，因为小默克成年以后身高为六英尺五英寸（约 1.93 米），身材健硕，充满活力。1915 年，小默克从哈佛大学毕业（提前一年毕业），由于当时欧洲正处于战火之中，他无法完成在德国攻读化学硕士学位的原定计划，于是加入了默克家族企业——美国默克公司。1918 年，小默克成为该公司的副总裁。

① 默克公司并非特例。拜耳美国子公司售价 510 万美元，是被卖掉的最大的德国公司。卡塞拉制造公司和法贝韦尔克 · 赫希斯特公司在“一战”结束前一直被外国财产监管机构托管。

1925 年，当老默克病倒的时候，他接任了总裁一职。

尽管人们有理由认为小默克的快速晋升是由于他的身份而不是他的才能，但从一开始，他就以实际行动证明了自己的实力。由于从外国财产托管局赎回公司的股份花费不菲，默克公司在 1927 年的时候仍然负债累累，乔治计划与另一家精细化工制造商——费城的鲍尔斯-韦特曼-罗森加滕公司（默克公司最大的非家族股东阿道夫·罗森加滕准备退休）合并。1929 年，乔治甚至做出一个更为大胆的决定：在拉威创建实验室。1933 年 4 月 25 日，在实验室落成典礼上，未来的英国皇家学会主席亨利·戴尔爵士（十年之后，亨利·戴尔爵士试图说服英国的制药公司参与邓恩病理学院的青霉素创新研究，却未能成功）为现场 500 多名观众做了题为“治疗领域的学术和工业化研究”的演讲。而乔治·默克也表达了自己的决心：“我们对这个新的实验室充满信心……推动科学进步，积累科学知识，让人类生活远离病痛，赢得更多自由。”

默克公司将赌注押在医药科学的未来前景上并非特立独行。1938 年，雅培公司（1914 年前名为雅培生物碱公司）建立了占地 53 000 平方英尺（约为 4 924 平方米）的芝加哥研发中心（基地内饰由天才设计师雷蒙德·罗维完成）。同年 10 月，施贵宝医学研究所在新不伦瑞克投入使用。1934 年，美国礼来公司在印第安纳波利斯开设了礼来研究实验室。一年后，杜邦公司在特拉华州的纽瓦克建成了哈斯克尔工业毒理学实验室。

但总的来说，默克治疗研究所是第一家，而且是最具创新性的一家科学医药研究机构。“从学院到工业企业”的人才输送方式使得德国的化工企业受益匪浅，默克对此深受启发。他聘用维也纳药理学家汉斯·莫里特作为研究所的第一任所长，从普林斯顿大学招募了伦道夫·梅杰加入阿尔弗雷德·牛顿·理查德（来自宾夕法尼亚大学，曾经是霍华德·弗洛里的导师）的拉威研究团队。[①] 他的投资方向不限于引进尖端人才，研究所1933年的年度研究预算为14.6万美元，而到了20世纪40年代初，预算增长到近100万美元。

如果乔治·默克的目标是“推动科学进步，积累科学知识”，那他应该不会失望。1937年，梅杰劝说马克斯·蒂什勒离开哈佛大学来拉威工作。（曾有一所大学这样评价马克斯：“马克斯天生具有雪崩之能量和活力四射的大脑。”）在默克治疗研究所成立的前五年中，研究人员在同行评审期刊上发表了30篇论文，从1939年到1941年，发表了将近50篇论文。这些论文中还不包括默克本人于1935年在《工业与工程化学》杂志上发表的题目为“化工与医药”的文章，文章中提到：“为了做名副其实的研究，为行业带来真正的价值，为知识的进步做出贡献，行业必须重视、保护真正的创造性思维，这样才能将思考、研究、创造力的精神力量集中在解决最大的困难上。将问题了解透彻本身也是一项重

① 1930年，美国默克公司与理查德接洽。其时，美国药理学和实验治疗学会禁止会员与任何商业企业有关联。与学会协商未果的理查德接受了默克公司的职位，同时向学会递交了辞呈。美国药理学和实验治疗学会在面临坚守制度或失去其最受尊崇的会员的两难选择时，放低了身段，修改了自己的章程，并开始接纳工业企业会员……这也许是理查德所取得的诸多辉煌成就中影响最为深远的一个。

要的任务。”

1942 年，希特利抵达默克公司位于拉威的实验室。在梅杰的领导下，该实验室仍然以研究维生素为主要工作，当时维生素的销售额超过了默克公司总销售额的 10%。1936 年，默克公司的约瑟夫 · 克莱因和贝尔实验室的罗伯特 · 威廉斯首次合成了维生素 B1。1940 年，不久前还在耶鲁大学供职的卡尔 · 福克斯分离并合成了维生素 B6 和维生素 B5。伦道夫 · 梅杰亲自聘用了马克斯 · 蒂什勒，并明确了其工作内容为维生素研究。梅杰告诉蒂什勒：“我们决定专攻维生素领域的研究。我们要分离出每一种维生素，确定它们的结构……将它们合成后提供给需要的人们。”法本公司和霍夫曼 · 拉 · 罗氏公司都不愿意将专利使用权授予默克公司，而蒂什勒争分夺秒，于 1938 年发现了一种新的合成维生素 B2 的方法，从而使默克公司无须再为获得法本公司和霍夫曼 · 拉 · 罗氏公司的专利而四处奔走。

一切都将发生改变。不仅仅是默克公司，其他投资了数百万美元建设实验室的美国公司，都急切渴望开发比维生素和抗菌剂更具有商业潜力的产品。1942 年 2 月，默克公司与施贵宝公司签署了一项研究共享协议。施贵宝公司成立于 1858 年，主要生产手术麻醉剂，创始人爱德华 · 罗宾森 · 施贵宝曾经是一名美国海军外科医生。施贵宝公司的创建时间可以说占尽天时：两年之后，美国内战爆发，因此美国年度截肢手术的配额随之增加，其他外科手术用品也供不应求。联邦军队的外科医生们携带着数千个装满药品的木制药箱，从安提塔姆一路辗转到阿波马托克斯。当时，这种药箱被称为“施贵宝急救箱”，里面装着一套化合药品，包括乙醚（此后 40 多年里都是施贵宝公司的标志性产品）、类麻醉剂、治疗疟疾的奎宁，当然还有威士忌。

1942 年年初，施贵宝公司的掌门人为默克公司的前高管西奥多·韦克。[①]韦克在30年前收购了施贵宝，并一直经营着这家公司。1903 年，韦克卖掉了自己持有的默克美国分公司的股份，在其资金雄厚的实业家岳父洛厄尔·帕尔默的支持下，从默克的同事变成了默克的竞争对手。如果说当初韦克离开公司的时候与默克之间有任何积怨，随着时间的流逝，加之当时美国的危急形势，这种积怨早已被冲淡。默克–施贵宝协议详尽规定了合作方对未来可能获得的任何发明所共同享有的权利。同时，共享权利不仅限于目前的两家公司，还包括其他“为科研问题的解决方案做出特定贡献的公司”。

在 1942 年的“其他公司”中，最重要的是位于纽约州布鲁克林区的查斯·辉瑞制药有限公司。

虽然辉瑞公司在美国建立的时间比默克公司的更长，但它同

① 韦克是位颇有天分的化学家，他的营销策略则更为出色。1921 年，他了解到广告的宣传推广潜力，为了不引起医生们的反感，他特意从广告代理公司 N. W. 艾尔父子公司挖来优秀的广告文案撰稿人雷蒙德·鲁比堪，负责策划一系列广告活动，目的是向公众推广施贵宝公司，同时不得罪专业人士。鲁比堪（也很有可能是韦克，不同版本的记录都给出了各自的理由）杜撰了一则由“智者哈基姆”讲述的寓言故事，故事结尾提出一条醒世箴言：产品制造商的信誉和诚实是无价之宝。当然，“哈基姆”这个名字很快就被人们遗忘了，但在随后的 25 年里，几乎在任何施贵宝公司名字出现的地方都有这条标语作为陪衬。

样有着德国的渊源。在 19 世纪 40 年代初期，大量德国移民抵达新大陆，其中一部分人是因为政治原因而移民（1848 年，德国革命失败导致几千人成为政治难民），但大多数人是因为经济原因而移民。1840 年到 1860 年，有超过 140 万母语为德语的移民来到美国，他们同时带来了大量先进的技术知识，并准备将其商业化。药店学徒查尔斯·辉瑞和他的表兄糖果制造商查尔斯·厄哈特就在这些移民之中。19 世纪 40 年代的某一天，他们离开了路德维希堡市（位于当时仍然独立的符腾堡王国辖区内）。1849 年，他们开了一家营业厅。后来，他们从辉瑞的父亲那里贷款 2 500 美元，在布鲁克林威廉斯堡区巴特莱特和汤普金斯街道的拐角处建了第一家化工厂。

这对兄弟最初除了提供糖果制造技术，还提供化学知识培训，将口感很苦的抗寄生虫药散道宁（更准确地说，是一种肠虫驱除剂，用来杀死或者至少是驱除肠道蛔虫的药物）包在圆锥形的太妃糖内。带糖衣的散道宁在随后的 60 多年里一直是该公司生产的最重要的医疗药品，该公司还生产如碘、杀菌剂、三氯甲烷、氯化亚汞（用于治疗便秘和梅毒，是一种曾受到高度质疑的含汞化合物）之类的消毒剂，但其真正的业务和几十年后的默克公司的一样，是生产精细化学品：酒石酸（作为膨松剂添加到烘焙粉中，同时改善口感）、樟脑，特别是柠檬酸。

柠檬酸不仅为辉瑞公司带来了高额的利润，还为该公司积累了全世界最丰富的深层发酵加工经验。这也使他们成为莫耶、希特利和科格希尔在皮奥里亚的创新项目的理想合作伙伴。1941 年年底，辉瑞公司将其 SUCIAC 工厂用于制造柠檬酸的充气瓶用于青霉素制造。虽然其产量仍然小且极不稳定（产量最大的时候为每毫升 20 个青霉素单位，有时一无所获），但足够提供给哥伦比亚大学的同一实验团队做实验用。该团队曾在 1940 年向厄恩斯特·钱恩索要青霉素样品，团队成员均为研究溶血性链球菌的科学家，其中包括亨利·道森、化学家卡尔·迈耶、微生物学家格拉迪丝·霍比等。其他团队也在做相关研究。亚历山大·霍兰德是美国国立卫生研究院的一名研究员，也是放射生物学领域的创始人之一。他在冷泉港实验室组建了一个团队，希望通过辐射找到青霉菌产生的变异体，并招募了明尼苏达大学和威斯康星大学的研究人员，使用 X 射线对青霉素进行冲击。从 20 世纪 20 年代开始就致力于通过射线照射的方式来提升牛奶中维生素 D 含量的麦迪逊研究团队建立了一个深层发酵实验工厂。这些团队的研究进展非常顺利，最后研制出一种新型的青霉菌株 Q-76，每毫升的 Q-76 可以制造 2 000 个青霉素单位，大大提升了辉瑞公司的青霉素产量，与莫耶和希特利在皮奥里亚创造的青霉素最大产量不相上下（牛津大学最初的产量：每毫升只有两个青霉素单位）。

在不到一年的时间里，美国一直在不断拓展其青霉素的研究资源：农业部下属的各大实验室、美国大学的生物部，尤其是 20 世纪 30 年代美国各大制药公司建立的研究机构。这些资源加快了青霉素研究的创新速度，青霉素产量的攀升更是让人难以想象。

邓恩病理学院（更不用说圣玛丽医院）的才华横溢但苦于经费不足的科学家们已然了解青霉素制造行业在美国的飞速进展，但他们唯一能做的就是眼睁睁地看着美国政府斥资数百万美元掠夺他们的研究成果。然而，除了偶尔关于“神药”的文章见诸报端，英国和美国大众对青霉素的潜在抗菌性知之甚少。1942 年，OSRD 的各分支机构在全美只授权了 22 名专家获取这一药物，而且只允许他们将青霉素用于研究有限的几种感染情况，主要是对磺胺类药物没有效果的葡萄球菌、链球菌、肺炎双球菌。

就在青霉素逐渐淡出人们的视野之际，1942 年 11 月发生的一起恶性事件，将人们的关注点重新聚焦到青霉素身上。

位于波士顿后湾附近皮埃蒙特街的椰林夜总会，在禁酒令执行时期曾经是一家地下酒吧，在沃尔斯特法案被废除后成为波士顿最受欢迎的夜总会。11 月 28 日（感恩节周末的周六），椰林夜总会会集了 1 000 多人，而当时波士顿消防局只允许该夜总会接待不超过 500 人。晚上 10 点多，一棵用于装饰的人造棕榈树着火了，火焰迅速点着了夜总会墙上和天花板上的装饰品。5 分钟后，夜总会就变成了到处弥漫着炽热气体和有毒浓烟的人间地狱。惊慌失措的人们争先恐后地冲向出口大门，互相挤踏，结果导致 492 人死亡。

数百人吸入了浓烟，被火焰灼伤的程度达二级和三级，100 多名伤者被送到马萨诸塞州总医院。医院的急救医生决定先不清理烧伤的创面（即清理掉创面上的衣服残渣或者其他不明物质），他们认为清理创面的同时将会使皮肤失去保护，更容易造成细菌的入侵。相反，他们希望病人通过“内服化学药物”来抵抗感染。医院虽然有磺胺类药物，但磺胺类药物仅仅可以对抗有限种类的病原体感染。因为情况紧急，需要采取应急措施。火灾发生几天后，默克公司的拉威工厂就打包了一批青霉素（不是安·米勒用的那种粉状物质，而是32升高度稀释的霉菌汁），并全程由警察护送运到马萨诸塞州总医院。

当时，鉴于医生们很难判断神奇的青霉素是否真的会产生奇效，马萨诸塞州总医院和其他波士顿医院急诊室的医生们对烧伤患者采用了多种治疗方法。仅仅在几年以前，葡萄球菌感染还是致命的，但这一次，数十名伤者都转危为安。医生们给伤者同时使用了外用的保护性敷料和包括磺胺类药物在内的内服抗菌药，因此并没有确凿的证据可以证明是默克公司提供的青霉素起了决定性作用。尽管如此，《波士顿环球报》在12月2日的报道中仍称青霉素“千金难求”，也没有人对此说法表示怀疑，因为即使有，也无据可查。人们坚信，一种神奇的药物很快就可以在大范围内被使用了。在椰林事件之前，使用青霉素治疗的患者总共不过几十人。出于政策的原因，CMR主席阿尔弗雷德·牛顿·理查德严格限制关于新药青霉素的公开报道，在后续的媒体新闻稿中含糊其词。他的用意很明显，由于国家优先考虑的是制造足够的青霉素用于支援战场，所以让普通民众燃起使用青霉素的希望不仅残忍，还容易使公共关系陷入紧张状态。波士顿大学的切斯特·基弗当时担任美国化学治疗和其他药物委员会主席，他对新闻记者持有敌意，认为新闻记者必定会让公众对青霉素产生一种期待，而这种期待不可能得到满足。几个月以来，所有关于青霉素项目进展的公报只能通过CMR媒体办公室来发布。但某一天晚上，波士顿有人走漏了风声。1943年2月8日，《时代周刊》

发布的报道一语道破天机："事实证明，1943 年的'神药'极有可能是青霉素。从 1929 年英国发现青霉素以来，没有人解开其神秘的面纱，现在这种'神药'正处于临床实验阶段。"

虽然基弗和理查德竭尽全力封锁消息，但该报道所列举的几条椰林事件之后的文章标题又给足了猛料："生死攸关 7 小时——飞速送达的稀缺药品挽救了婴儿的生命""20 岁的女孩儿因拒绝使用青霉素而不治身亡""青霉素……挽救众生的人间甘露"[①]。

俄克拉何马城的一位妇女写信给罗斯福总统，因为"我不知道除了您还有谁能帮我，或者您能不能告诉我，我的儿子在哪里能买到青霉素这种药"。另一位母亲也给总统写了一封信，她在信中说道："我知道您为了战争日夜操劳，但是……请您救救我们吧。我的丈夫得了重病，只有新药青霉素才能救他……"鉴于公众对青霉素的迫切需求，《纽约先驱论坛报》甚至为公众提供了百无一用的青霉素的家庭制造方法作为精神安慰。

在此后的一段时期内，青霉素的供应与需求严重失衡。1943 年 1—5 月，美国的青霉素产量仅 4 亿单位，由于治疗单一的葡萄球菌感染需要 200 万单位的青霉素，生产的所有青霉素都不够治疗 100 人的用量。比如被称为"丹毒"的急性链球菌性皮肤感染性疾病，治疗一位患者需要 900 万单位甚至更多的青霉素：每天用药 3 次，一连 10 天，每次的用量为 20 万 ~40 万单位。

青霉素的生产必须走上产业化的道路。

---

① 事实上，这是约克制冷与空调设备公司在《时代周刊》上登载的一则广告，意在宣传制冷设备用于药物储存方面的重要性。

1943 年 6 月，理查德和基弗在华盛顿参加了由美国国家科学院的伊莱休·鲁特主持的会议。与会者有来自北部实验室的罗伯特·科格希尔和美国军工生产委员会（WPB）的几名成员。WPB 的成员在战争期间对所有资源（无论是私有资源还是公众资源）的分配上享受有绝对优先权。三个月后，这几位与会者作为 WPB 的青霉素生产工业顾问委员会成员再次集会，参会人数稍有增加。会议主要有两个议程。第一是任命青霉素计划“青霉素最高指挥官”，即官方青霉素项目的协调人——美国专利局化学司的化学工程师阿尔伯特·艾德尔。第二是招募足够数量的合格的美国公司以提高青霉素的产量。

新的议程提出了扩大青霉素项目的合作范围。在 1941 年 10 月和 12 月由理查德召集的会议中，只有四家制药公司参会——默克、辉瑞、施贵宝和立达，并且只有前三家企业承诺动用所有资源支持该项目。而到 1943 年，情况发生了巨大变化，青霉素项目已经成为全国的当务之急，几乎所有与药用化合物沾边的企业，甚至是主营发酵业务的企业都应邀提出资格审议申请，多数受邀企业对该项目只是一知半解。

理查德、艾德尔、基弗和科格希尔从 175 家提交申请的企业中挑选出 17 家参与研发青霉素项目。除了最初的默克、施贵宝和辉瑞，还包括其他制药公司和一些在发酵行业经验丰富的企业。制药公司如立达、礼来、沙东、雅培、帕克-戴维斯、温思罗普、普强、卡特实验室、罗氏纳特利（位于新泽西州的纳特利是瑞士霍夫曼·拉·罗氏制药公司的分公司），以及百时美谢普林实验室。

发酵行业企业如阿莱德·莫拉斯、申利·迪斯提乐、海登化学公司（和默克公司一样，曾经也是一家德国公司，在“一战”期间被美国外国财产托管局办公室没收），以及商用溶剂公司。[1]每一家公司都可以免费获得所有关于青霉素发酵的公开信息，外加他们作为项目参与方所开发的任何技术的专利权。

无论如何，这都是一个戏剧性的转变。据罗伯特·鲁宾逊后来回忆：

> 理查德……领悟到一个简单的真理，那就是只有保证这些企业在投入人力、物力后能够得到相应的回报，青霉素项目的发展才能获得质的飞跃。也就是必须要承诺这些参与研发青霉素项目的企业能够获得其发现的专属权力，确保一旦青霉素项目完成，没有任何人可以和他们分享与之相关的免费成果。CMR 发现自己缺乏一种体制，通过这种体制，私营企业至少可以获得一部分使用公用资金开发生产工艺和产品的专利权。

1943 年年底，CMR 的公共支出如流水一般。回顾相关文献中所体现的公共开销涉及的范围之广令人惊讶：CMR 办公室招募

---

① 在“奇怪的联系”的标题下，商用溶剂公司使用由以色列第一任总统哈伊姆·魏茨曼开发的工艺生产丙酮，并且得到了其授权。值得注意的是，弗洛里在美国之行期间拜访过的许多公司都不在此列，包括史密斯-克兰公司、康诺特实验室、兰伯特制药公司、马尔福德公司。

了 36 所大学和医院，22 家独立的企业，4 家联邦、州级、地方级和全国性的公司，其中不乏拥有数百万美元资产的公司，如施贵宝，但并非全部如此。第一家做出实质性贡献的机构是一家规模相对小的公司——位于宾夕法尼亚州西切斯特市的切斯特县蘑菇实验室。当时，该公司每天可以处理 4.2 万种青霉素表面培养物。仅 1943 年，CMR 就批准了 54 个合同，用于青霉素研究的拨款总额超过 270 万美元，并同意以每百万个青霉素单位 200 美元的价格向青霉素制造商购买青霉素。切斯特 · 基弗获得 190 万美元的拨款，用于购买他负责的临床实验所需的原料。另外，WPB 核准了总投资为 2 300 万美元的 16 家新制药企业生产青霉素。由于青霉素是战时优先产品，这些企业除了获得所谓的生产青霉素所必要的执照，还获得了税收减免，政府允许默克和辉瑞这类公司在短短 5 年内将投资折旧。WPB 还投资近 800 万美元的联邦款项，兴建了 6 家青霉素生产厂。“二战”结束后，这 6 家工厂全部以“闲置设施”的名义被卖给了私营公司。“闲置设施”是一种处理资产的方式，这种方式不分公有和私有，这也是对整个青霉素项目恰到好处的比喻。[①]

---

① “二战”结束后，那些新近繁荣起来的私营制药企业尝到了与政府合作的甜头，额外斥资 1 160 万美元购买或者租赁了政府战后闲置的工厂，将其改造为抗生素生产厂。礼来公司购买了一家飞机螺旋桨工厂。辉瑞公司不但购买了位于康涅狄格州格罗顿的潜艇维修基地，还购买了位于特雷霍特市，占地 6 000 多英亩（超过 24 平方千米），拥有 648 栋厂房、库房的弹药装填工厂，并将其改造为抗生素生产和包装工厂。默克公司则购买了位于宾夕法尼亚州丹维尔市的切诺基军械厂。

对纯粹的自由市场经济的追求者而言，这不仅是最大程度的背离，或者更是一种认知的颠覆。20 世纪 20 年代，医药研发和制造行业在美国利润最高的行业中排名第 16 位。到 1944 年，它成为当时最赚钱的行业，而这种情形还将持续近 20 年。

此外，美国制药行业的几百家制药企业（没有一家公司的销售额的全国市场占有率超过 3%）已经合并成为 20 家左右的大公司，其药品销售量占全美药品市场总销量的 80%，而全美的销售量已经增长了 10 倍。这 20 家大型制药公司与其他制药公司的本质区别就是他们拥有青霉素的生产合同：每一家与 OSRD 签合同的公司的发展速度都会很快超越其同行企业。用经济学的术语来说，一份合同等同于为该企业追加了 300 名研究人员或者 1 000 万美元的纯利润（在青霉素项目之前，这个数字相当于施贵宝这一类规模的企业在效益好的时候一整年的利润）。这并非有意夸大这份合同的重要性。一家盈利能力和增长速度属于中等水平的企业，如果没有 OSRD 的合同，要想一跃成为盈利最高的企业之一，仅需赢得 CMR 的“六合彩”，这相当于给赢家在整个行业内 20 年的优先发展权。在美国的经济发展史上，唯一能与之媲美的事件就是在修建横贯大陆铁路时期及分配无线电广播频段时期所达成的协议。

事实将证明，青霉素项目改变了美国企业的竞争规则。诸如默克公司，尤其是辉瑞公司，它们将自己的未来发展孤注一掷，押在青霉素项目上。贾斯珀·凯恩在代表辉瑞公司参加 1941 年 10 月 OSRD 召开的会议后，向自己的老板辉瑞公司总裁约翰·L. 史密斯提出自己的计划：使用企业现有的柠檬酸深度发酵罐来发酵青霉素。史密斯问道："这个项目值得我们这样做吗？"史密斯进一步解释说："霉菌就像喜怒无常的歌剧演员一样，性质极不稳定，产量低，分离起来困难重重，在提取的过程中会损失一部分，净化过程难以把控，而实验的结果也不尽如人意。我们一方面必须考虑青霉素在培养过程中的风险，另一方面还要考虑大发酵罐的巨额投资风险：每一罐产品出现问题，损失将高达 2 000 加仑而不是一烧瓶。"

凯恩的回答没有记录，但一定是相当有说服力的。

史密斯清楚地记得，他有一位朋友的女儿患丹毒，在注射了几个疗程的青霉素后痊愈了。1943 年年初，他派首席工程师约翰·麦基恩将一个旧的冰激凌工厂改造成青霉素实验工厂，并为工厂配备了 14 个容量为 7 500 加仑的发酵罐。此后的"每一天，这些罐子都开足了马力生产青霉素"。

他不得不这样做。在北部实验室，把放于洗衣机大小的罐体中的优质青霉素从发酵的其他杂质中分离出来已经相当困难。为了将生产规模扩大几个数量级，麦基恩雇用了在将原油分离为柴油、煤油和航空燃料方面有着丰富经验的加工工艺工程公司——巴杰父子公司（该公司是石油、化学和石化行业的工艺设计机构和承建商，其首席工程师玛格丽特·哈钦森·鲁索是首位获得麻省理工学院化学工程博士学位的女性）。在几个月之内，巴杰父子公司就通过在罐体底部注入增压后的无菌空气，同时用多个搅拌器随之搅动，解决了罐内的发酵霉菌汁无法与无菌空气均匀混合的难题。1944 年 6 月，青霉素的月产量超过了 1 000 亿单位，产量的激增对青霉素的价格也产生了可预测性的影响。一年前，美国政府为参与青霉素项目的企业制定的青霉素收购价格为每百万单位 200 美元。当美国政府取消对青霉素的所有价格支持的时候，市场已经趋于供需平衡，每百万单位青霉素的价格降到 20 美元……并将逐渐下降到 6 美元。①

*

有一段时间，尽管英国在青霉素的研究上投入的资金仍然少得让人诧异，但其青霉素产量能够跟上美国的脚步。英国青霉素的研究一直依靠有头衔的贵族们赞助。1943 年，弗洛里说服纳菲尔德勋爵（威廉·莫里斯）捐助了 3.5 万英镑，但这是供给 7 年研究的合计捐款。英国政府的拨款在短期内弥补了资金缺口，原因是英国首相丘吉尔推断：盟军在诺曼底登陆日可能需要大量的青霉素，或者更糟的情况是所有的青霉素都必须留给美国和加拿大的军队。从长远来看，英国的青霉素产量要和美国抗衡，将是一项极其严峻的挑战，这一点毫无疑问。

英国政府挑选了两大财团来领导青霉素的生产。第一家是化学工业巨头 ICI。在 1942 年年底，该公司每周仅能生产几十剂青霉素，但却同意投资 30 万英镑兴建一座现代化工厂（显然是在参观了位于宾夕法尼亚州的切斯特县蘑菇实验室之后）。另外一家是

---

① 几乎在同一时期，青霉素项目组的另一位成员礼来公司，将自己的青霉素“生产线”从 17.5 万个容量为 2 夸脱（约为 1.9 升）的牛奶瓶子改装为 3 000 加仑（11400 升）的发酵罐，并于 1944 年 1 月 1 日生产出第一罐青霉素。

治疗研究公司，该公司是由布特纯净医药公司[①]、英国制药房、葛兰素实验室、英国制药公司、梅–贝克公司及韦尔科姆基金会于1941 年共同成立的一家合资企业。

英国首相的支持和英国制药公司的鼎力相助，使英国 1943 年的青霉素产量与美国的旗鼓相当。尽管如此，正如前面所说，这两个国家的青霉素总产量都仅够临床实验的用量。

即使在这样的情形下，英国人，尤其是多萝西 · 克劳福特 · 霍奇金，对于青霉素的基础研究仍然起到了至关重要的作用。霍奇金不知从哪里弄了一台当时最强大的计算机——穿孔卡片式计算机。英国皇家海军执行跨大西洋任务时用它来整合最高效的护航舰队，英国皇家空军用它来制作投弹表。这台计算机不但操作程序非常复杂，而且价格不菲，以至于英国医学研究理事会质疑霍奇金的这笔开销是否合理，认为买它就是一个错误。霍奇金保证说这笔钱没有白花。1943 年 5 月，霍奇金报告说："我们的研究发展到一个新的阶段，我们有理由相信，我们发现了青霉素的原子在其晶体结构中的位置。"遗憾的是，冷静平实的科学文体无法将霍奇金的研究规模和重要性淋漓尽致地表达出来。如果对于一种物质的分子结构没有清晰的了解，想要合成它，即根据这种物质最基础的成分来制造它而不是在发酵罐里培养它，无异于痴人说梦。而要提高青霉素的抗菌性能，无论通过何种生产过程，都

① 早在 1930 年年初，弗莱明曾为布特公司的细菌学部门负责人 C. E. 库特哈德提供一份霉菌汁样品。但他们和其他人一样，都没能从中研究出任何有价值的东西。

必须明确其分子的三维结构。如果青霉素对于革兰氏阳性菌的抵抗是通过破坏其细胞壁来实现的（事实正是如此），那么青霉素的某些分子成分一定可以附着在病原体的细胞表面，因而了解这些分子成分的确切位置是非常必要的。

更重要的是，霍奇金使用了一种非同寻常的方式来分析青霉素的结构：不是给它拍照，而是通过高精度的放大镜对其分子活动情况进行观察，并凭经验计算出其原子位置……这在生物学上的成就无异于通过测量可见物体所受到的引力而发现正常情况下不可见的行星。

尽管傅立叶 X 射线晶体学分析结果证实了霍奇金的发现，但关于青霉素分子结构的争议仍然没有停止。[①] 戴森 · 佩林斯实验室的罗伯特 · 鲁宾逊（霍奇金曾经的导师）以化合物噁唑酮为基础提出了一种青霉素的结构。霍奇金深知钱恩和亚伯拉罕研究青霉素时所遇到的重重困难，认为噁唑酮的结构过于稳定，她提出青霉素还应含有其他成分。对于这一成分，亚伯拉罕和钱恩也推测过，因此他们“立刻接受”了霍奇金的想法。

所谓的“其他成分”指的是一个 β-内酰胺环。

---

① 1943 年 7 月，美国的施贵宝公司已经成功地将青霉素晶体化，将其制成了一种钠盐而不是它的降解产物之一，和邓恩病理学院的爱德华 · 彭利 · 亚伯拉罕殊途同归。相比于施贵宝制成的钠盐，亚伯拉罕制成的钠盐青霉素的结构更复杂，但由于亚伯拉罕的钠盐是被首次分离出来的，所以人们将亚伯拉罕制成的钠盐青霉素命名为青霉素 F，将施贵宝的钠盐青霉素命名为青霉素 G。青霉素 G 是用在皮奥里亚发现的甜瓜的青霉菌培养而成的，已经成为占主导地位的青霉素变异体。

β-内酰胺环的化学结构非常简单：是由三个碳原子（其中一个碳原子连接一个双键氧原子，一个连接氮原子）直接与一个含氧碳原子连接构成的正方形结构。由于其中两个碳原子和氧原子以一种角度连接在一起，第三个碳原子以另一种角度与前三者连接，形成了正方形，这个正方形不断承受一种张力——可以想象一下构成正方形的四个边框向不同的方向扭曲的样子。这一结构既让 β-内酰胺环的环状结构不稳定（从弗莱明到钱恩，所有人都对它一筹莫展），也让它具有了抗菌能力。弗洛里的邓恩病例学院团队研究人员从 1940 年就开始观察青霉素抗病原体的性能，并曾在报告中说明，青霉素并不杀死或者迅速溶解病原体，青霉素使其周围的细菌都会经历和其他细菌在有丝分裂时经历的第一个阶段——伸长阶段，但细菌的细胞并不会直接分裂，而是不断地向两端拉长，有时候长度是正常值的10倍或者20倍，直到细胞破裂。

现在，研究人员找到了原因，因连接角度不同而产生的力使得 β-内酰胺环容易断开。通常含氧碳原子和氮原子之间的连接键会首先断裂，导致含氧碳原子附着在酶上。而酶是革兰氏阳性细菌用来创建细胞壁所需物质的必要成分，不受脂多糖外膜的保护。当已经打开的 β-内酰胺环锁定了酶的时候，革兰氏阳性细菌就无法制造足够量的细胞壁所需要的成分，所以当它的细胞分裂的时候，细胞壁就如同一面缺少大量砖块甚至砂浆的新墙。

因此，难怪这些“墙壁”最终会坍塌。尽管关于青霉素的争论仍在持续，但 1945 年，霍奇金和美国化学家罗伯特·伯恩斯·伍德沃德均以无可辩驳的 X 射线晶体学的证据证明了 β-内酰胺环的存在，所有的谜团终于被解开。霍奇金后来送给钱恩一个用图钉点缀在相应位置以代表青霉素分子结构的模型作为纪念。

霍奇金的诸多发现均被誉为科学典范，而她本人也是科学家的优秀楷模。除了诺贝尔奖，她还赢得了荣誉勋章、科普利奖章、英国皇家学会年度奖章，并且两次成为印在英国邮票上的人物。① 她推导出多种在医学史上意义最为重大的化合药物的分子结构，例如胰岛素、维生素 B12，以及包括青霉素在内的整个抗生素家族。1994 年，在为她召开的追悼会上，她在牛津大学和剑桥大学工作时的同事，分子生物学家马克斯 · 佩鲁茨说："她将自己的爱辐射给了化学研究事业，辐射给了她的家人、她的朋友、她的学生、她的同事，以及她研究的晶体……她具有人格魅力。她没有敌人，即使那些科学理论被她推翻或者政治观点与她相左的人也不愿与她为敌。"

*

事实证明，对于美国和英国的青霉素研究而言，应用傅立叶对 X 射线晶体学的分析来合成青霉素的费用高昂却又充满玄妙的诱惑力。对于多萝西 · 霍奇金这样杰出的学者，以及 ICI 和辉瑞这样的企业而言，通过发酵霉菌析出物这样的方式来制造青霉素似乎有点儿不太体面，这充其量也就是一种权宜之计，就好比为了

① 根据持左派政见的英国科学家们伟大但有时令人尴尬的传统，她同时接受了苏联科学院颁发的列宁和平奖和罗蒙诺索夫金奖。其后果之一就是她屡次被禁止前往美国。然而，有一点值得我们所有人注意：霍奇金最著名的学生玛格丽特 · 撒切尔 · 罗伯茨是她一生的朋友，在撒切尔位于唐宁街的办公室里一直挂着霍奇金的肖像。

治疗疾病而使用金鸡纳皮熬制的金鸡纳碱而不是服用阿的平药片（人工合成的治疗疟疾的药物）。在那个人们的思想似乎还停留在中世纪的历史时期，一方面，涌现出的药物越来越多，让人们眼花缭乱；另一方面，对制造出来的药物进行剂量标准化处理是一件有难度的事，甚至如北部实验室的研究员们所知道的那样，很难找到一种可靠的“纯”青霉菌株。1944 年，出于对实用性和自尊心的综合考虑，志在必得的默克公司独自投资了近 80 万美元，用于合成青霉素的实验，甚至向 OSRD 的万尼瓦尔 · 布什保证，于 1945 年年初提供一瓶合成青霉素。OSRD 曾为美国的几所高校提供共计 35 万美元的资金，用于合成青霉素的研究。显然，化学合成法是一种公认的更先进、更现代的制药方法。

必须掌握青霉素合成技术的诉求，还出于一个迫在眉睫的原因。同盟国正在与世界上最强劲的化学合成高手们进行一场殊死较量：德国人早在 1931 年就首次合成了治疗疟疾的药——帕克林（或称阿的平）。不可否认，德国在“二战”前所拥有的丰富的学术和工业资源（至少可以称为“化学创新”）远远胜过美国或者英国的，但却未能发起战时抗生素项目。这是为什么呢？

乍一看，可能是因为万尼瓦尔 · 布什、阿尔弗雷德 · 牛顿 · 理查德和 OSRD 拥有雄厚的资源；或者是因为，在“二战”后期，美国凭借自身的资源和工业的强势发展创造的 GDP 占全世界 GDP 总量的一半；也或许正如美国事实上已经主导了其他所有可衡量的经济活动一样，美国最终将主导新药品的制造业务，这是难以避免的。

但这只能说明，战后美国在全球范围内所取得的经济主导地位已经比“二战”期间有了大幅提升，而德国在关键的药品研发和生产领域都遥遥领先。它不仅在化学制造的各个方面卓尔不群，还从上百家如法本卡特尔之类的公司之间的强强联合，以及在“二战”爆发初期仍然享誉世界的多所大学中获益。此外，自牛津团队于 1940 年公开发表了其论文后，几乎每周都有关于青霉素的学术论文以英文和德文形式发表。也就是说，无论 OSRD 或者英国医学研究理事会怎样对研究细节守口如瓶，1942 年，青霉素研发的秘密都会被泄露出去。然而，直到 1945 年，德国每月才能生产大约 30 克青霉素，相当于治疗四五十位患者的药量。因此，曾经研制出撒尔佛散和百浪多息的德国，在寻找更加强效的抗菌药的时期曾经一度陷入瓶颈。

这当然并非由于纳粹政府不重视治疗战场创伤。1943 年 5 月，当 OSRD 和 WPB 为诺曼底登陆日所需的青霉素额外核准了 16 家新制药厂，以生产青霉素的时候，仅东线战场，已经有 3 万名纳粹德国的国防军士兵死于战争，其中大部分人死于脓毒性伤口感染。

到目前为止，从所搜集到的历史资料来看，主要原因不是“他们在为毒气室制造氰化氢”。对于纳粹政府而言，工业级别的大屠杀确实是政府的首要任务，但是对于德国的大型化学企业而言，比青霉素优先级别更高的是燃油。盛产煤炭的德国萨尔地区曾经为德国工业革命提供了充足的动力，也促进了德国工厂的长足发展。但德国是个贫油国家，尤其缺乏石油。从大西洋到乌拉尔地区，除了罗马尼亚境内，没有一个地区具备一定规模的油田。因而在 1933 年纳粹党掌权之前，法本公司在制造合成燃油方面投入了大量的资金：1925 年到 1932 年，投入了 1~1.25 亿美元，至少相当于现在的 17 亿美元。

按照传统的标准而言，这不是一笔划算的投资。合成汽油品牌“路那”就是通过“加氢”的化学过程，将德国储藏量仍然丰富的煤炭进行气化的一种尝试。这一品牌的名称来源于制造商所在的地区——萨克森州的洛伊纳市，距离莱比锡市不远。虽然法本公司曾多次获得魏玛政府的大笔资金补贴，但它从 1930 年开始入不敷出，这种情况一直持续到 1933 年纳粹政府掌权之后。诺贝尔奖获得者卡尔·博施曾经是巴斯夫公司的负责人，在 1925 年 8 家企业合并之后成为法本公司的首席执行官。他指导员工向政府提供文件以获得更丰厚的财政补贴。他提出，德国政府在 1937 年的燃油消费量将增长 50%。而卡尔·博施一手提拔上来的继任者卡尔·克劳赫是一名纳粹党员，与对法西斯充满敌意的老板的做法不同，他向希特勒的内阁提出，可以将德国的燃油和石油产量每年提升 25%~63%，年产量可以从 50 万吨提升到约 300 万吨。前提是，德国政府停止进口燃油和石油，以杜绝国际市场对国内市场的影响，并同意以远远高出国际市场的价格来购买其燃油。

这意味着在 1939 年之前，纳粹政府要将德国除煤和电以外所有工业投资款项的近 40% 用于补贴石油生产，以制造合成油或者机械化部队所需要的合成橡胶。

如果我表述准确的话，法本公司此后获得了空前的成功。公司的收入猛增，至少部分原因是骇人听闻的劳动力成本控制政策：几十名法本公司的董事将作为战争罪犯受到惩罚，因为他们曾用奴役的方式经营自己的合成油和橡胶工厂。绍文公司是一家由几家德国采矿公司共同成立的合资公司。1936 年，其合成燃料的产量为 12.5 万吨。而 1939 年 8 月，“二战”爆发前夕，法本公司就拥有了 12 家生产汽油和其他精炼石油产品的加氢工厂，年收入为 6 500 万美元至 1.4 亿美元（相当于现在的 150 亿美元）。另外，法本公司生产合成橡胶的年收入高达 5 000 万美元。

但是，这也使德国投入所有药物研发中的资金骤减了几千万美元，青霉素项目能获得的资金更是少得可怜。相反，由于担心投入的生产设备很快会过时，美国和英国的制药企业毅然将资金从研究当时还在应用的发酵生产技术转移到德国自认为无人能与之匹敌的化学合成技术上，力图超越德国。当德国企业放缓对青霉素的研究，转向其他项目的时候，英美制药企业却在急流勇进。20 世纪 30 年代，拥有全世界最优秀化学家的德国，将这些化学家随后十年的宝贵时间，以及巨大份额的国家投资资金，用在为纳粹国防军提供燃料而非药物的创新研究上。美国与德国之间的巨大差异是：美国有足够的经济实力来为代价高昂的错误买单，而德国却没有。

*

1943 年，英国的青霉素产量大致和美国持平。而 1944 年，英国的青霉素产量是 1943 年时的 4 倍。

对于这一非凡成绩，霍华德·弗洛里的功劳最大。在 1943 年到 1944 年的大多数时间里，他都在战场上，研究如何使青霉素在治疗战场创伤方面发挥最大价值。在一次回澳大利亚家乡的旅途中，他就如何正确使用青霉素的主题做了 42 次演讲，后来还为 500 名临床医生和 200 多名病理学家做了青霉素治疗培训。[①] 他还论证了青霉素在治疗淋病方面的有效性，而淋病对于盟军而言，至少和德国大炮具有同等的杀伤力。在诺曼底登陆日之前的几个月内，CMR 拨的最大一笔款项指定用于研究使用青霉素治疗淋病的最佳方案。一位美国的行政官员注明“目的是将青霉素的制造成本降到足够低，让治疗（性病）的成本比得病的成本更低”，以确保至少几万名士兵在备战时不再受到淋病的困扰（尽管如此，战后也引发了治疗欧洲平民优先于治疗感染性病的士兵的伦理问题）。

*

1945 年 12 月，当弗洛里和亚历山大·弗莱明、厄恩斯特·钱恩同时获得诺贝尔生理学或医学奖的时候，青霉素已经挽救了几万（也许是几十万）人的性命。同时，青霉素为世界带来了其他改变。青霉素项目创造了一个全新的行业，也将创造一批有史以来盈利最丰厚的公司：不仅仅是参与青霉素项目的美国公司；还有几家英国公司，如葛兰素公司；法国的罗纳–普朗公司；甚至还有几家瑞士公司，如西巴盖吉公司和桑多兹公司。在诺贝尔奖宴

---

① 弗洛里发明的滴注法即指使用橡胶管滴注青霉素从而冲洗创面，目的是让受到感染的软组织伤口尽快闭合。直到 1944 年年底，人们才有足够的青霉素可以用于肌肉注射，肌肉注射从而取代了滴注法。

会上，诺贝尔医学研究院的 A. H. T. 西奥莱尔在祝酒词中说道：

> 敬你们，厄恩斯特·钱恩、霍华德·弗洛里，还有亚历山大·弗莱明，你们让我想起我在孩提时代听过的一个格林童话故事。一个穷学生听到橡树底下有个声音在哭泣，这个声音还请求把它放出来。于是学生开始在树下挖掘，他挖到一个塞着木塞的瓶子，里面有一只小青蛙。原来是这只小青蛙在苦苦哀求穷学生把它放出来。于是学生拔掉瓶盖，瓶子里蹿出来一个有魔力的精灵。为了感谢这位学生，精灵送给他一贴神奇的膏药（即绷带）。膏药的一面可以治疗人的所有疼痛，膏药的另一面可以点石成金……

弗洛里、钱恩和弗莱明及其团队成员的发现并不能治愈所有的疾病。青霉素应用广泛，但是并非包治百病的万能药，它对于由病毒或者革兰氏阴性菌引起的感染并没有疗效，但是对于默克、辉瑞、施贵宝及其他参与青霉素项目的企业而言，它确实起到了点石成金的作用。第一种抗生素及后来被发现的抗生素，在随后的几十年里都将创造巨额的财富。

第六章

土壤专家

℞

链霉素的发现帮助人们找到了

一种研发药物的方法：先在土壤中海选抗生素，

再用算法揭示药物的临床价值。

1915 年 11 月，在明尼苏达州古德休县的坎农福尔斯镇上，一家专为肺结核病人设立的疗养院——矿泉疗养院——开张营业。坎农福尔斯镇距离明尼阿波利斯市南部大约 35 千米。矿泉疗养院开张的时候只有 34 张床位，即使按照美国中西部农村地区的标准而言，也只能算是一家小型医院。40 年来，虽然它的床位有所增加，但入院的病人通常患的都是同一种疾病：被称为“白色瘟疫”的肺结核。

1945 年 10 月，该院收治一位 21 岁的女病人，根据病情，她的时日已经不多了。虽然无从知晓她是如何感染了肺结核，但其患病原因很有可能是吸入了另一位感染者呼出来的悬浮微粒。这些悬浮微粒也许是那位感染者在打喷嚏、咳嗽或者只是呼吸的时候带出来的。这并不重要，重要的是打喷嚏可以传递上百万个结核菌，而 10 个结核菌就足以在人体内大量繁殖。显然，结核菌已经在这位年轻的女病人帕特里夏·托马斯的体内大量繁殖。她已经连续几个月高烧不退，食欲不振，体重骤减，肌肉萎缩，并且长期咳血。

就在她入院的那一年，这种有史以来最致命的传染病导致7.5 万美国人死亡。当时，全球因患肺结核而死亡的人数已经超过150 亿，占历史上全人类总数的七分之一。

肺结核给人类带来的灾难在很多古代的遗址中都可以找到相关的佐证。从 4 000 多年前古埃及的墓地中发掘的人骨具有波特病（或称脊柱结核）致畸的特征，而在北欧、中东新石器时代遗址中出土的人骨同样具有这种特征。几乎从人类开始记录自己生活的那一刻起，肺结核就如影随形，通常这种疾病出现在文献记录的最后一章。亚述人在黏土片上记述了病人在死前咳血的症状。希波克拉底接诊过很多因为胸痛而逐渐消瘦且痰中带血的病人。中国古代的医生称这种病为“痨病”，欧洲人称之为“肺病”。推荐的治疗方法包括服用昆虫的体液、人奶，给病人放血，让病人住在高海拔地区，去海上旅行，喝酒，戒酒，最有名的治疗方法是“国王的触摸”。人们认为，拥有神灵授权的君主，比如英国或者法国的君主，可以通过按手的方式治疗“瘰疬”。①

然而，对于肺结核的记载通常只出现在这些故事的结尾部分。长期以来，人们对肺结核所达成的共识是，该疾病大致是在人类发现了农业，并开始逐渐形成定居社区的时候出现的。也就是人类在向新石器时代（或称为 NDT）转变的时期——1 万 ~1.2

① “瘰疬”的正确名称为“颈淋巴结结核”，是肺结核的一种外在症状。该病表现为颈部淋巴结肿胀并最后发展为溃疡。

万年之前出现的。医学历史学家们之所以如此推测，与肺结核本身的复杂特性相关。人类统计学家将大多数令人不寒而栗的传染病都归类于群聚疾病。群聚疾病通常都具有传播速度快、死亡率高的特点：如果不及时治疗，患者的死亡率会高达50%。从进化角度而言，这两种特点密切相关，即杀死宿主的病原体要么会快速传播，要么会自己死亡。大多数群聚疾病都是在新石器时代前后出现的。当时，智人的人口数量激增，人口密度增长更快。和狩猎-采集的游牧时代的社会相比，无论是在农村还是在城市，人类和家畜共同生活在更加密集的聚居地，从而营造了一个让群聚疾病病原体能够生长的传染目标丰富的环境。因此，大量的群聚疾病开始在人畜之间传播：感染疾病的动物会将该病传染给人类。

肺结核不但对人体危害极大，很容易传播，还具有慢性的、非群聚疾病的特征。由不同病原体导致的非群聚疾病在新石器时代之前就已经在低密度的人类社会中传播。最初，这类疾病大多数不是人畜共患疾病，其病原体通常能够在宿主体内潜伏数年，只有当时机成熟的时候才会被重新激活。典型的例子就是导致梅毒的梅毒螺旋体，以及导致莱姆病的伯氏疏螺旋体。另一个例子是麻风病的病原体麻风分枝杆菌，据推测，和它有亲缘关系的结核分枝杆菌也毫不例外。事实表明，肺结核并不像人们从前认为的那样，是一种由家畜传染给人类的疾病。它的出现远远早于人类驯化家畜的时期，更有可能是人类把这种疾病（其病原体现在被称为“牛分枝杆菌”）传染给了农场动物，因为显然这种疾病出现的时期远远早于我们的祖先开始尝试圈养家畜的时期。在帕特里夏·托马斯感染肺结核之后的几十年中，研究人员通过对数百种肺结核病原体菌株的遗传分析得出这样的结论：这种病原体在4万~7万年前起源于非洲。

结核分枝杆菌和智人一样，也经历了分散、进化和扩展的演变过程：早在8 000~10 000年前，智人从最初的聚居地美索不达米亚地区，历经几千年，扩展到中国和印度河流域，最终到达欧洲和“新大陆”。结核分枝杆菌的传播也是如此。当然，它并没有就此停止传播。就在几个世纪前，结核分枝杆菌经历了又一次历史性的进化过程。最繁盛的智人现代分支，即所谓的“北京人”，在最近两个世纪经历了人口大增长，人口数量几乎相当于同一时期人类人口数量的6倍。

病原体的数量似乎一直在增长，对其人类宿主而言，这不是一个好消息。更糟糕的是，在病原体数量增长的同时，它的致命毒素也在不断进化，这也是帕特里夏·托马斯躺在病床上奄奄一息的原因。尽管根据细菌进化的标准而言，结核分枝杆菌的进化速度极度缓慢且非常稳定。在自然界随处可见的大肠杆菌细胞每20分钟就会分裂、复制一次，而结核分枝杆菌每隔15~20个小时才分裂、复制一次，这意味着结核分枝杆菌通过菌群传递其进化适应性所需要的时间是大肠杆菌的50倍。但是，结核分枝杆菌基因组中微小的变异通常会导致其毒性增强。

即使在当今，人们也还没有充分了解肺结核的毒性。然而，人们已经知道，结核分枝杆菌并不像包括差点儿杀死安·米勒的链球菌在内的大多数病原体那样，[①]它并不制造毒素。令人惊奇的是，这种病原体会有效地入侵、操控宿主自身的免疫系统，将它们变成致命的杀手。每当宿主的免疫系统开始报警，巨噬细胞（也就是大型的白细胞）就会来到感染部位。巨噬细胞的功能是吞噬和消化入侵的细胞，形成腔体，即形成包裹入侵病原体的液泡，也称吞噬体。一旦病原体被包裹起来，巨噬细胞就会将吞噬体与溶酶体融合。溶酶体相当于一个化学的碎木机，使用50多种酶、毒性肽、活性氧及氮化合物，理论上可以粉碎任何有机分子。

然而，在对付结核分枝杆菌的时候，这套方法就不灵了。结核分枝杆菌会分泌一种可以修改吞噬体细胞膜的蛋白质，从而避免自身与溶酶体融合。该病原体还有一项本领，就是能改变自己的饮食习惯，从主要进食碳水化合物（这是它们在皮氏培养皿中所“吃”的食物）改变为以脂肪酸为食，尤其是可以以胆固醇为食，而胆固醇通常是人体细胞膜的组成成分之一。这样，结核分枝杆菌就把巨噬细胞从“行刑室”变成了一个舒适的、拥有大量食物储备的“家”。

重要的是该病原体的复制过程。宿主吸入包含几百个结核分枝杆菌的悬浮微粒后，在3~8周内，淋巴系统就会将这些病原体带入肺泡中。肺泡是将二氧化碳转换为氧气的微型气囊。结核分枝杆菌在巨噬细胞内形成菌群的同时会导致病变——使肺部和淋巴

① 链球菌毒素是一类让人不寒而栗的毒素。其中一种名为“致热外毒素C”的链球菌毒素会导致猩红热皮疹，而另一种“链球菌溶血素”可以像开水融化糖那样将细胞膜溶解掉。

结钙化。有的菌群会撑破巨噬细胞，还有的菌群会在巨噬细胞周围形成屏蔽巨噬细胞的肉芽肿。不到三个月，肉芽肿的内部组织就会坏死，也就是肺部细胞在不断死亡。一部分肺部细胞的死亡会导致出现疼痛发炎症状，也就是胸膜炎，这一过程会持续几个月。其他的感染部位——结核结节，从肺部通过血液循环系统一直延伸到身体的其他部分，发展成为该病常见的致命症状，医生们称之为“肺外结核”（例如医生对帕特里夏·托马斯的诊断结论）。当肺结核病原体入侵到骨骼系统后，会导致骨骼和关节病变，带来难以忍受的剧痛。当肺结核病原体入侵到中枢神经系统后，如结核性脑膜炎，会导致脑部肿胀——脑积水。当病原体入侵到皮肤，被称为寻常狼疮，会让皮肤表皮变脆，留下丑陋的结节。

即使患者自身的免疫系统破坏了大部分肉芽肿，也会留下大量的疤痕组织，以致宿主呼吸功能减弱，支气管通道被永久堵塞。患者通常会因用于吸入氧气的细胞受损严重而窒息死亡。有时，最致命的灾难来自“友军的枪炮”。免疫系统的炎症反应，是机体通过进化形成的一种保护机制，用于清除受损细胞，修复受损器官和组织，但这种保护有时会适得其反。尤其是遇到强劲（或者狡猾）的“入侵者”，免疫系统启动炎症反应的时候，组织胺和其他促进血液流动、舒缓液体通过细胞膜通道的化合物所导致的高热和肿胀会同时杀死病原体和宿主。

即便如此，大多数患者在感染结核病菌后，首次发病都能幸存下来，通常是因为结核分枝杆菌菌群在受到免疫系统干预之前没有时间发展到最大规模。然而，问题是这种疾病不会无端消失，它会一直潜伏在宿主体内，等待合适的时机启动复制周期。肺结核全面发病后，二次发病的概率为10%，这种情况被称为“继发性肺结核”。发病原因可能是再次接触了肺结核病原体，宿主由于缺乏营养导致免疫系统受损，抑或是宿主体内的激素水平发生了变化。结果是同一宿主在首次感染肺结核几年之后，由于身体更加虚弱，出现了同样的症状。这正是帕特里夏·托马斯经历的病程。

这种疾病不但具有绑架机体自身免疫系统的能力，而且在看起来已经被治愈的多年之后仍然还能保持致命的毒性，难怪所有的医生都曾经和这种“白色瘟疫”做斗争。他们通常不能准确地识别这种疾病，或者甚至无法对它的任何特性达成共识。希波克拉底认为肺结核是遗传性疾病，盖伦则认为肺结核是感染性疾病。15 个世纪过去了，对于肺结核认知的争论仍然十分激烈。瑞士医生帕拉塞尔苏斯认为，健康取决于人体内汞、硫黄和盐的平衡。他不能理解的是，如果肺结核具有传染性，那么，为什么生活在暴发肺结核的欧洲城市中的那么多的人都没有表现出任何症状。

甚至在 1882 年罗伯特·科赫发现肺结核病原体之后，这种争论也没有停止。长久以来，人们之所以坚信肺结核是遗传性疾病，原因之一是：环境确实会影响潜伏在人体内的病原体的活性。山里的纯净空气并不能治愈肺结核，但它似乎确实延缓了病程。

因此，一个可以让“咳无止境”的肺结核病人感觉相对舒适的地方——疗养院，如雨后春笋般在欧洲兴盛起来，尤其是在依山或傍海的地方。从阿尔伯克基市到帕萨迪纳市，再到科罗拉多州的斯普林斯市，因为“气候疗法”而兴旺起来的城市贯穿整个美国西部，每个城市都吹嘘自己是肺结核病人最理想的疗养胜地。曾坚信肺结核是遗传疾病的美国医生爱德华·特鲁多自己也于1873年染上了肺结核。他在纽约州的萨拉纳克湖地区建了一所欧式疗养院，这里的病人被要求一律卧床休息，但不是躺在卧室里。① 特鲁多认为清新的山里空气对肺结核有一定的疗效，因此要求他的病人在户外睡觉，哪怕气温降到零度以下。此后萨拉纳克湖的疗养模式开始盛行，1900—1910年，每170名美国人中就有一人住在所谓的"疗养院"中。

将肺结核患者聚集到一起意味着肯定了患者自身不具有传染性的观点。患者自身是否具有传染性这一说法本身也很难判定。首先，肺结核病原体可以在没有任何表面症状的情况下在宿主体内创建菌群——从感染到出现症状需要一段时间，宿主很可能在不知不觉中已经感染了该病。其次，住在空气清新（更重要的是，卫生条件良好）的环境中，似乎减轻了症状，甚至延缓了疾病的发展进程，因而许多医生认为肺结核是不会传染的（或者，至少大多数情况下不传染）。另外，在19世纪，微生物理论本身还是一种新的学说，欧洲和美国的社会在很大程度上对于肺结核的传播方式和危险性处于懵懂无知的状态。其结果之一就是，肺结核甚至成为19世纪浪漫主义文学中的一种修辞手法：面色苍白的女主人公"容貌憔悴却美丽动人"，患有肺结核的儿童"看起来如

① 罗伯特·路易斯·史蒂文森就是其中之一。1887年冬天和1888年冬天他都在萨拉纳克湖疗养院疗养。但他选错了时间，1888年3月一场大暴雪导致疗养院内的积雪足足有4英尺高。

同落入凡尘的仙子，让父母和友人们赏心悦目，慨叹时光荏苒”，这种修辞在维多利亚时代的文学作品中屡见不鲜，并且颇受诟病。当然，没有人对肺结核感兴趣，这仅仅是为了表达浪漫而已。托马斯·曼在《魔山》一书中，描写了一群住在伯格霍夫山疗养院的肺结核患者，从侧面塑造了 20 世纪早期欧洲知识分子的形象——形而上学外加呼吸不畅。

正如欧洲社会的不断发展，人们对于肺结核的认知也在经历一场巨大的变革。随着细菌学说的深入人心，人们对肺结核的定义从一种浪漫的微恙转变成一种严重的感染性疾病。肺结核患者不再被当作个人经历苦难时的勇敢象征，而被当作一种社会的危险，一种让人避之唯恐不及的现代版麻风病人。[①] 公共卫生运动警告每一个人，当周围有人咳嗽和打喷嚏时要注意，尤其提倡对肺结核病人进行隔离。20 世纪 20 年代末，疗养院已经从为富人患者准备的疗养胜地变成限制穷人患者活动的“软禁”场所。

尽管将肺结核病人与健康人群隔离有点儿不通情理，但这却是当时的人们为防范肺结核传染所采取的唯一有效的控制措施。科赫的结核菌素既是一场失败也是一段丑闻，在《进退两难的医生》中，科伦索·里金治愈肺结核的事迹是虚构的情节。肖通过戏剧向观众发问，如果“30 人……已经找到治疗肺结核的办法……为什么还不断有人因为得肺结核而死亡”？尽管在 1916 年年初，法国医生阿尔贝·卡尔梅特和卡米耶·介朗已经研制出肺结

① 虽然麻风病（或汉森氏病）恶名在外，但它的感染概率比肺结核的感染概率要低几个数量级。

核疫苗，并于 1921 年首次被批准用于人体治疗，但充其量只有部分疫苗有效。[①] 气胸技术是当时流行的一种外科手术，通过故意让患者的肺部塌陷，从而使由肉芽肿导致的病变痊愈。这些声称可以治愈肺结核的方法的唯一共同点就是没有什么效果。诸如矿泉疗养院之类的疗养机构接收病人的目的不是治愈他们，而是让他们在身体自我修复的时候尽可能舒服一些，或者更多的时候，是在等待死亡的过程中好受一些。

*

在矿泉疗养院住院一个月之后，1945 年 11 月 15 日，帕特里夏·托马斯成为该院首名接受新化合药物链霉素注射治疗的患者。在接下来的几个月中，通过使用这种新药进行一系列注射治疗，她完全康复并回到了家中。

尽管帕特里夏·托马斯本人和结核分枝杆菌之间的战斗已经结束，但关于发现链霉素的争论却仍然剑拔弩张，从未真正消停过。只要分别以塞尔曼·亚伯拉罕·瓦克斯曼和艾伯特·沙茨两位科学家为核心的对阵双方意见相左，暂时的平静就会被打破。双方都著书立说，各论其理。世界上最负盛名的科学杂志之一——《自然》，在一段时期内，就是他们辩论的战场。当时沙茨的拥护者微生物和历史学家米尔顿·威恩莱特通过文章对决瓦克

① 尽管 BCG（卡介苗，为 Bacilli、Calmette、Guérin 三个单词的缩写）是当今世界上应用最广泛的疫苗，但它对抗肺结核的效率仅有 20%。它的最大作用似乎是预防结核性脑膜炎。这就是在 21 世纪全球仍有超过 20 亿人携带结核分枝杆菌，并且其中 1 亿人仍会罹患这种疾病的原因。

斯曼的支持者——商业和历史教授威廉 · 金士顿。

有一点无须争议：艾伯特 · 沙茨在 1942 年 5 月毕业于新泽西州新不伦瑞克的罗格斯大学，并获得了土壤科学学位，随即又在该领域的重要学术领导人塞尔曼 · 瓦克斯曼的带领之下开始了研究生工作。师生二人在 20 世纪 40 年代就是研究放线菌的专家了，当时土壤细菌放线菌亚目下已知的菌种已达数千个。

他们的研究兴趣并非源于单纯的好奇。早在 20 世纪初，研究人员就发现了一组和青霉素一样有着丝状分枝并对其他细菌有着很强抑制能力的特殊菌群。这在人们的意料之中，因为一勺土壤中可能容纳 10 亿甚至更多的细菌。也就是说，自然界中数目庞大的竞争者们在不断寻找必要的原材料，如 DNA、RNA（核糖核酸）、氨基酸、脂肪等，来制造其所需的生物量。在营养丰富的环境中，如土壤中，蕴含着丰富的有机物质和微量矿物质，因此竞争十分激烈。研究人员发现，放线菌有很多撒手锏，都是对抗其他细菌的致命武器。

1939 年，法国出生的生物学家勒内 · 迪博（曾是瓦克斯曼的学生，当时就职于纽约洛克菲勒医学研究所）从另一种土壤细菌科的短杆菌属中分离出两种独特的化合物。迪博将这两种化合物分别命名为短杆菌素和短杆菌肽。这两种化合物和青霉素一样，也是革兰氏阳性病原体的致命“杀手”。但遗憾的是，它们的杀菌原理和青霉素的并不相同，不是通过弱化革兰氏阳性菌的细胞壁来杀菌的。短杆菌素会阻断病原体蛋白质的合成，而短杆菌肽则会让病原体的细胞膜对盐具有可渗透性。由于动物的细胞都有细胞膜，并且都需要合成蛋白质，因此，这两种抗菌化合物都可以在杀死病原体的同时杀死宿主。

迪博的发现并非毫无意义：短杆菌肽目前仍然是治疗皮肤和喉咙感染的处方药。但如果一种药物要用于治疗如肺结核之类的全身感染，该药物就必须进入血液。短杆菌肽和短杆菌素两种化合物对于人类的细胞都不安全，因而它们对于抗生素革命最大的贡献就是提示人们，土壤除了可以生长庄稼，还有更多的价值，土壤中一定含有既可以杀死病原体又不伤害宿主的物质。

寻找一种对病原体有杀伤力，同时不伤害宿主的物质，是罗格斯大学瓦克斯曼实验室的日常工作。20 世纪 20 年代到 30 年代，瓦克斯曼和他的团队一直在收集美国西部地区各个地方的土壤，分离这些土壤中所含的不同种类的放线菌，然后在盛有琼脂的皮氏培养皿中进行培养。当他们培养出菌群，在实验室工作的研究生们会在菌群中放入另一种细菌，并观察结果。如果新引进的细菌不能生长，那么就表明这种特定的放线菌菌群具有抗菌性能。

这是最枯燥的研究之一，完全不需要创造性天分带来的灵感，甚至也无须对实验设计进行改革。但是，这种实验却不缺乏支持的机构。

1939 年，美国默克公司和塞尔曼 · 瓦克斯曼达成了协议，为他的实验室提供持续的款项，用于抗生素研究。默克公司的支持不但包括资金（瓦克斯曼最初担任默克公司的微生物发酵顾问，月薪 150 美元。一年后，默克为其另外追加了 150 美元，用于研究“抗菌化学治疗制剂”），还包括实验用的动物，并且为罗格斯大学实验室提供学术奖金（这项学术奖金是有一定附带条件的；瓦克斯曼的第一位同事杰克逊·福斯特后来成为默克公司微生物实验室的负责人）。为回报默克公司的资助，瓦克斯曼会做抗菌化学药物的研究，处理“生产、提纯过程……安排临床实验”。默克公司对所有研究成果享有专利权，并向罗格斯大学捐赠基金会支付销售净额的 2.5%，作为专利使用费。罗格斯大学捐赠基金会是一家非营利慈善机构，创立的目的是向校友们募集捐赠。

在最初的一两年里，默克公司的投资并没有多少回报。然而，在 1940 年年初，瓦克斯曼在看到关于弗洛里团队的青霉素研究进展的报道后，不屑一顾地说：“这些英国人只不过是发现了霉菌的抗菌性能，而放线菌的抗菌性远比霉菌强多了。”事实证明他的话没有错。1941 年春天，他在默克公司向资助者们展示了自己的“放线菌农场”所取得的初步成果：棒曲霉素、放线菌素[①]和链丝菌素。这些研究成果即使算不上成就卓越，也是非常有前景的。这三种化合物都具有抗菌性，但是均有毒性。尤其是链丝菌素，它虽然能杀死老鼠身体里的多种革兰氏阴性菌，但却具有破坏人体肾功能的副作用。由于该实验室过早（这里不是指责该实验室不负责任）地将链丝菌素用于人体实验，结果导致四名志愿者的肾功能损坏。

---

① 虽然放线菌素在治疗肺结核和大多数其他细菌感染方面没有成本效益优势，但它可以有效地治疗一种罕见的儿童肾癌——肾母细胞瘤。默克公司的马克斯·蒂什勒在 1983 年所著的回忆录中说，当他看到所谓的“商业价值不大”的放线菌素治愈了美国达纳-法伯癌症研究所的 6 名儿童后感到非常震惊。

瓦克斯曼越挫越勇。也正是在这段时期，他发明了“抗生素”一词，用来表示抗菌类药物，这一名词被沿用至今。他将抗生素定义为“由微生物制造的化学物质，可以抑制细菌和其他生物的生长，甚至将其杀死”，如青霉素，但撒尔佛散不属于抗生素。

问题是，在海量的放线菌中寻找抗生素犹如大海捞针。多年之后，瓦克斯曼告诉人们：“我们分离了10万种链霉菌的菌株（当时放线菌被称为链霉菌），其中有一万种可以在琼脂培养基上存活，1 000种可以在肉汤培养基中存活，100种可以在动物体内存活，10种可以有效对抗实验性肺结核病原体，一种可以制造链霉素。”虽然这些数字只是粗略估算的，但这项研究的基本方式是：测试大量的放线菌，筛除那些无法应用于人类的菌种。[①]

筛选放线菌，是沙茨自1942年5月加入瓦克斯曼工作室到11月被征募到佛罗里达州陆军航空部队医疗队之前，每天所做的工作。他在佛罗里达服役期间的业余时间里所做的事情是：研究放线菌，搜寻各种土壤样品，寄回瓦克斯曼在新不伦瑞克的实验室，而1943年他因病退伍回到瓦克斯曼实验室之后，做的还是这项工作。

为了自己的放线菌事业，沙茨像极少数美国军队里的列兵那样，通过削减报酬的方式获得了重返平民生活的机会。他当列兵的时候，每月有50美元的薪酬，可获得免费的衣服、食物和住所，而作为一位平民博士生，他从事着分析土壤样品这样又脏又

① 一位观察家后来指出：“瓦克斯曼的真正发现不是链霉素，而是对有用的抗生素坚持不懈、系统地探索，终将获得回报的真理。”

累的工作，薪水却更低：每月 40 美元，比当时人们工作 40 个小时的最低周薪还要少，并且沙茨与当时和现在的博士生一样，每周工作的时间远远超过了 40 个小时。通过他自己的描述可以感知到，他心生委屈也是人之常情："从 1943 年 6 月到 10 月的四个月里，我不分昼夜地工作，常常睡在实验室。我自己准备培养介质，清洗使用过的玻璃器皿，给它们消毒。"他甚至以该大学农业学院种植的食物果腹。他虽然有过抱怨，但依然坚持研究，坚信放线菌是发现未来病原体杀手的关键所在。

那些对人类同样具有杀伤力的抗生素，如链丝菌素，可以杀灭革兰氏阴性菌。在每周的薪水只有十美元的情况下，沙茨在所从事的研究课题中明确提出："因此，保持足够的兴趣以保证研究的顺利进行显然需要解决两个问题，即……寻找一种抗菌剂，具有……活性……对抗革兰氏阴性菌……同时寻找一种特效抗分枝杆菌制剂。"磺胺类药物和青霉素都属于酶抑制剂。磺胺类药物会抑制那些必须要合成维生素 B 的细菌，而青霉素会阻止合成氨基酸大分子所需的酶和糖分的生成。糖分是革兰氏阳性病原体如链球菌、葡萄球菌和梭状芽孢杆菌的细胞壁中的成分。革兰氏阴性菌（如可以导致黑死病的病原体、鼠疫耶尔森氏菌和导致霍乱的霍乱弧菌）的细胞壁与革兰氏阳性菌的细胞壁的结构完全不同，革兰氏阴性菌是人类历史上杀伤力最强的病原体。[①] 结核分枝杆菌

① 尽管分枝杆菌不能被染色，但它们实际上属于革兰氏阴性菌。因为它们的细胞膜由分枝菌酸构成，所以它们和鼠疫耶尔森氏菌之类的革兰氏阴性菌一样可以对抗青霉素。

也属于革兰氏阴性菌。

沙茨委婉地称“肺结核杀手”为“特效抗分枝杆菌制剂”，这也表达了沙茨对瓦克斯曼的不满。瓦克斯曼是沙茨的上司兼论文导师，他早就认识到自己的土壤科学实验室并没有安全的设备可以处理能引发“白色瘟疫”的危险杆菌。尽管如此，他仍然同意支持沙茨的研究。根据沙茨的回忆，也许是担心暴发肺结核或者出于合理的谨慎考虑，瓦克斯曼的附加条件是沙茨的研究必须在他提供的一个与外界隔离的地下室里进行。因为即使到了 1943 年，瓦克斯曼的实验室仍然没有配备当时先进的预防病毒暴发的实验设备：没有可以杀死危险微生物的紫外线灯，也没有负压风扇和空气净化器以防止病菌扩散。

无论如何，沙茨“与世隔绝的生活”（他的原话）最终使他取得了丰硕的成果。通过将从不同土壤中找到的几百种放线菌分别和代号为 H-37 的毒性最强的结核分枝杆菌变异体放在一起，1943 年 10 月 19 日，沙茨发现了可以对抗 H-37 的两种放线菌。一种直接取自土壤，另一种是在鸡的喉咙里擦拭而得到的。这两种放线菌都是于 1914 年发现的灰色放线菌的变异体，沙茨重新将灰色放线菌命名为“灰色链霉菌”。是谁为灰色链霉菌生产的物质命名已经无从查证，“链霉素”这一名称首次见诸报端，是源于塞尔曼 · 瓦克斯曼在写给默克公司的伦道夫 · 梅杰的一封信中提到了“链霉素”。

发现实用的抗生素只是第一步。下一步，正如弗洛里的牛津团队在三年前所面对的事情那样，需要做一系列的实验，来确定链霉素能否既在体外也在体内（即活着、有呼吸的动物体内）发挥抗菌效力。和最初提取青霉素一样，这些实验也需要足够量的链霉素。瓦克斯曼的新泽西实验室可以通过蒸馏提取，获得一次性实验所需的链霉素用量，或者说，只要沙茨愿意成为瓦克斯曼的“诺曼 · 希特利”，这是不成问题的。沙茨在自己的地下实验室里也制作了一套类似的临时系统。为了防止在自己睡觉的时候，蒸馏烧瓶内的液体烧干，沙茨在烧瓶上画了红线，要求瓦克斯曼实验室的守夜人在液面低于红线的时候叫醒他。

然而，测试链霉素活体内的有效性需要更先进的设备，这是沙茨的地下室实验室根本无法提供的。在 1945 年，梅奥诊所是美国设备最为先进的研究型医院。梅奥诊所由英国移民医生威廉 · 沃勒尔 · 梅奥于 1846 年创建，是一家真正意义上的前沿医学典范医院。1864 年，该医院迁至明尼苏达州的罗切斯特，在那里，梅奥加入美国陆军医疗队，成为美国新兵招募委员会的成员，为盟军招募的新兵检查身体。

在梅奥的两个儿子小威廉和查尔斯 · H. 加入诊所之后，梅奥开始领导诊所进行从医学艺术到医药科技的转型。从 19 世纪到 20 世纪初，科学的发展几乎完全要归功于各国专家的共同合作，梅奥诊所的药物研究也同样如此。1889 年，梅奥家族与圣 · 弗朗西斯修女会共同修建了圣玛丽医院。小威廉 · 梅奥写道：“将医学作为协作科学来发展已经成为一种必然的趋势：临床医生、专家、实验室工作者为了患者的利益联合起来……药物学领域里的个人主义已经不复存在。”当威廉 · 梅奥第一次表达他对“协作科学”

的看法时，他真正想表达的是他所感知到的临床实践而非医学研究的局限性。他希望将医学研究的最佳优势应用到临床实践中，这在某种程度上可以解释为什么在1919年他决定将梅奥诊所转型为一家非营利性质的慈善医院。转型后，即使没有签合同，非医生工作人员也可以领到薪水。梅奥兄弟认为这样可以鼓励专业研究人员和临床医生之间的协作，让他们全力以赴地投身于医学实践中的最佳研究项目而无须承担经济损失。

这种前瞻性思维将引领梅奥诊所转型成为一家享誉世界的研究实验室。世界顶级的美国兽医病理学家威廉·费尔德曼在1927年加入梅奥诊所的实验医学研究所时，实验室的转型已经完成。威廉·费尔德曼的研究伙伴柯文·欣肖甚至有着更加不同寻常的背景。柯文·欣肖在1933年获得美国宾夕法尼亚大学医学学位之前，已经完成了自己在动物学、细菌学、寄生虫学专业的研究生工作。他们两人都对肺部疾病，尤其是牛、禽类，特别是人类患肺结核方面的研究有着共同的兴趣。

到1943年年中，费尔德曼和欣肖已经测试了多种化合物，包括几种磺胺类药物，以及用于治疗豚鼠肺结核的砜类药物。砜类药物对于治疗由另一种分枝杆菌引起的麻风病有一定的作用，因而梅奥团队推断它们很可能对肺结核也有效。但令他们失望的是：两种抗麻风药物——雅培公司研制的普罗明和帕克–戴维斯公司研制的噻唑砜对结核分枝杆菌虽然有点儿效果，但效果微乎其微。

相比之下，更让人眼前一亮的是塞尔曼·瓦克斯曼对放线菌的研究。费尔德曼在读了瓦克斯曼关于链丝菌素研究的论文之后，于 1943 年 11 月访问了罗格斯大学，并鼓励瓦克斯曼在发现任何具有抗菌效果且毒副作用小的链丝菌素时与梅奥团队合作。

1944 年 2 月，费尔德曼和欣肖收到了沙茨的首篇链霉素研究论文的最新版副本。尽管论文中列举的 22 种细菌都可以被新发现的化合物在体外杀灭或者抑制生长，但他们只关注其中一种：结核分枝杆菌。3 月，瓦克斯曼写信问费尔德曼，自己是否可以和欣肖一起为这种药做一些活体内的临床实验。

沙茨花了 5 周的时间蒸馏出梅奥团队所要求的 10 克链霉素。4 月底，这批链霉素已经从新不伦瑞克发往罗切斯特。4 月 27 日，欣肖和费尔德曼开始着手实验。他们先后将 12 种病原体注入 4 只倒霉的豚鼠体内。

实验结果令人非常振奋。链霉素对黑死病病原体和兔热病病原体都有效果，甚至对导致肠道疾病的志贺氏细菌性痢疾同样有效。最重要的是，到 6 月 20 日实验结束的时候，初步的实验结果几乎好得令人难以置信：链霉素治愈了肺结核！

至少可以说，它治愈了这 4 只啮齿动物所感染的疾病。为了弄清链霉素的真正疗效，需要再进行一次更正规的实验，需要更多的实验对象和相同数量的控制组实验对象——同等数量的感染了疾病而又不使用药物治疗的豚鼠。但做这样的实验，最关键的一点是需要大量的链霉素，这是沙茨和他的类似希特利的生产装置无法生产的。7 月 9 日，欣肖和费尔德曼抵达新泽西州，这一次塞尔曼 · 瓦克斯曼将他们介绍给了自己来自默克公司拉威实验室的赞助人。

也许是过于乐观，费尔德曼和欣肖在离开罗切斯特之前已经筛选了 25 只豚鼠，并让它们感染了疾病，但是他们未能说服默克公司的团队。默克制药公司的化学家和药理学家高度怀疑默克公司是否有能力生产出一次正规实验所需的链霉素。同时，即使默克公司有这样的能力，他们也质疑将有限的资源分配给疗效有待证实的药品的做法是否明智，尤其是在国家的当务之急是生产更多更好的青霉素的时候。那个时候，默克公司和其他 16 家美国陆军部招募到青霉素项目组的公司承诺全力支持弗洛里、钱恩、希特利创建的生产工艺流程。默克公司的生产设备，尤其是其发酵桶，对生产大量青霉素或链霉素至关重要。当时，这些设备每天要生产三个班次以满足战时青霉素生产的需要。生产青霉素是当时唯一明智的选择，因为绝大多数美国士兵、水手和飞行员的伤口感染都是源于革兰氏阳性菌感染，如葡萄球菌、链球菌、肠球菌，尤其是梭状芽孢杆菌：破伤风病原体破伤风杆菌和导致气性坏疽的产气荚膜杆菌。青霉素可以杀死这些病原体。而链霉素即便对这些病原体有效，也无法杀死它们。

就在瓦克斯曼、费尔德曼、欣肖（以及不在现场的沙茨）的研究项目眼看就要功亏一篑的时候，乔治·默克参加了会议。作为默克的首席执行官，乔治·默克比会议室里的任何人都知道青霉素对默克公司和战争的重要性，但他也比会议室里的任何人都更有远见卓识，能够洞悉药物发展的前景。同时，他也有独立的行政权力以决定什么更重要。默克推翻了他的科学家员工的决定，同意在拉威工厂开设一条新的生产线用于链霉素生产。一个月后，默克公司投资 350 万美元，在弗吉尼亚州埃尔克顿市兴建了一座新工厂。

默克还指派研究总监伦道夫·梅杰分配了 50 位研究人员来负责这个项目。梅杰对胜任这个项目的最佳领导人选早已心中有数。十年前，他招募了两名毕业于常春藤学校的化学家——经验丰富的马克斯·蒂什勒和卡尔·福克斯。他分派蒂什勒研究一系列具有挑战性的化学合成难题——维生素 B2、可的松、维生素 C。同时分派福克斯花了两年的时间研究将统称为“箭毒”的有毒生物碱类制成麻醉剂的可能性。[①] 1943 年，蒂什勒和福克斯正致力于青霉素项目的研究，每周工作 7 天，梅杰却又让他们负责链霉素的项目。福克斯成为默克公司的研究部负责人，而蒂什勒则成为该公司发展部的负责人。

蒂什勒和福克斯都是移民家庭的孩子，都接受过美国最有名、最严格的研究生教育。哈佛大学化学系授予蒂什勒博士学位，他的导师詹姆斯·布赖恩特·科南特不久成了哈佛大学的校长；而福克斯在耶鲁大学做自己的博士后工作。他们二人之所以都在 20 世纪 30 年代加入默克公司，完全是因为默克公司崭新的研究实验室承诺为研究人员提供其他实验室根本无法提供的支持。尤其是对于福克斯而言，他放弃了通用电气公司提供的更高薪酬，因为通用电气公司给他提供的“实验室”更像是个“用铁丝网和其他区域隔开的储藏室”。

---

① 伦道夫·梅杰指派他与俄国植物学家鲍里斯·克鲁科夫合作。鲍里斯·克鲁科夫曾将箭毒和一支 7 英尺长的吹箭筒从南美洲带到拉威。

尽管蒂什勒、福克斯对于链霉素项目的研究是两人的首次合作，但在两人及瓦克斯曼的共同努力下，其研究取得了辉煌的成绩。40 年后，蒂什勒回忆起瓦克斯曼时表示，他是一个“极富想象力、才华出众、有才干的科学家，还是一名敬业和多产的作家……他可能是当时在世的最优秀的土壤科学家，从那之后，没有人能够在土壤学方面超越他”。没有人比瓦克斯曼更能胜任这项工作，通过培训和凭借一向雷厉风行的处事作风，瓦克斯曼在新泽西州为处于急切等待中的欣肖和费尔德曼制造出足量的链霉素。

1944 年 7 月中旬，欣肖和费尔德曼收到了足量的链霉素，开始了他们改变世界的实验。在接下来的 61 天中，他们每 6 小时为那 25 只感染肺结核的豚鼠注射一次链霉素，而对于另外 24 只控制组中的豚鼠则不做任何治疗。即使是在今天看来，实验的结果也依然让人感到震惊。49 天后，控制组中的 18 只豚鼠的肺部出现结核结节，而接受治疗的豚鼠中只有一只肺部有结核结节。控制组中有 8 只豚鼠的肝脏出现结核病变，而治疗组中的豚鼠没有一只肝部出现结核病变。并且，到实验结束的时候，控制组中有 17 只豚鼠死亡，死亡率约为 71%，而治疗组的 25 只豚鼠中有 23 只存活下来。①

至此，瓦克斯曼、沙茨、欣肖、费尔德曼、福克斯及蒂什勒都获得了想要的答案。另一种可以改变世界，各个方面都和青霉

① 尽管如此，值得注意的是，所有豚鼠的尸检结果均表明，它们体内仍有活的结核分枝杆菌。链霉素阻止了肺结核的病程发展，但没能杀死导致肺结核的病原体。也就是说，它的作用是抑制细菌生长而非杀死细菌。

素不相上下的“神药”，已经完成发现、分离和测试的全过程。

那么谁有资格最先把这个天大的喜讯传达给世人呢？

与之前的青霉素、后来的四环素及其他药物的发现一样，链霉素的发现也是几十名受过最高等教育、雄心勃勃的专家们不懈努力的结果，而他们的动机也各不相同。对于一些人来说，他们所做的事情就像是在做智力游戏，并乐此不疲：霍华德·弗洛里有句名言：“人们有时候认为我和其他同事研究青霉素是因为我们喜欢吃苦，其实我从来就没有觉得做这件事情辛苦，这是一项非常有趣的科学训练。虽然青霉素最终能为人类所用是一件让人欣慰的事情，但这并不是我们研究它的初衷……”尽管如此，弗洛里认为，有些人做研究是为了得到认可。科学家们梦想通过赢得科普利奖章和诺贝尔奖而获得不朽的声名，至少，他们可以在重要的学术论文上署名，从而获得学术地位和更好的职业发展。即使在学术界之外，这也是公认的事实。因此，为了双方的利益，也为了将默克公司打造成一片吸引学术界“金凤凰”的梧桐树林，在梅杰的推动下，蒂什勒和福克斯起草了一份协议，允许甚至是鼓励默克公司的科学家们在申请专利之后的任何时间发表研究成果，而不必坐等专利公布。同时，即使是那些没有被像默克这样利润导向的公司聘用的科学家，看重的也都不是利益，包括基金和专利收入，尽管他们这种对待金钱的态度曾让厄恩斯特·钱恩感到非常愤慨。

即便如此，在所有的回报中，他们仍会优先考虑附加价值：学术认可、奖金、拨款和专利权只有第一发现人才能获得。链霉素相关信息的首次对外发布涉及两项重要发现：第一项，罗格斯大学研究人员发现从灰色链霉菌中获得的化合物能在体外有效对抗革兰氏阴性菌；第二项，梅奥诊所的实验结论是这种化合物对抗革兰氏阴性菌的性能在活体内同样适用。问题是，如果费尔德曼和欣肖将关于第二项发现的论文提交给《梅奥诊所学报》（一份著名的同行评议期刊），凭借该期刊与梅奥诊所的隶属关系，论文在几周后就可以发表，而沙茨和瓦克斯曼关于第一项发现的论文发表则需要等待《实验与生物医学会会刊》的排期。

这种差异虽然无伤大雅，却也不容忽视，因此需要第三方进行调解。瓦克斯曼让伦道夫·梅杰委婉地劝说梅奥团队等到罗格斯大学的链霉素论文发表之后再发表费尔德曼和欣肖的论文。由于默克公司和瓦克斯曼之间一直保持着长期的合作关系，所以对于默克公司而言，在新的“神药”临近批量生产之前控制其相关信息的披露自然不在话下。尽管梅杰“完全理解”费尔德曼希望尽早发表论文的迫切心情，但他很乐意告诉费尔德曼“你最好等到（瓦克斯曼的）链霉素体外实验论文发表后再发表你的论文”。

或许梅杰（以及他的老板乔治·默克）并不关心发表论文的优先权，但他非常在意默克公司与塞尔曼·瓦克斯曼的实验室之间的合作关系，因为瓦克斯曼的实验室很快将成为默克公司有史以来最重要的研究投资项目之一。瓦克斯曼深知这一点，因此也向赞助人提出了自己的条件：他需要优先发表论文。

几乎在同一时刻，瓦克斯曼还施展其超乎寻常的游说能力，劝说乔治·默克放弃链霉素的专利权。

当时，尽管青霉素已经成为一种任何人都可以生产的非专利药物，但根据 1939 年美国默克公司与瓦克斯曼签订的捐助协议，默克公司对瓦克斯曼实验室所研发的超级抗生素拥有专利权。所以，从表面上看，默克公司同意将专利权转让给罗格斯大学捐赠基金会这一举动让人感到匪夷所思。虽然众所周知，乔治·默克轻利益，重人才，但他毕竟是一家以利润为导向，并且显然有能力为数百万人提供链霉素的企业的首席执行官。同时，既然要有一方获得链霉素的专利权，为什么不可以是默克公司呢？

最合理的推测是，链霉素的命运和青霉素及其他类似产品的命运一样，必须契合当时美国政府“打赢第二次世界大战”的总体战略目标。

在同盟军与轴心国正式交火之前，各同盟国曾经一度担心（可能这种担心有点儿多余）轴心国会使用生物武器。英国政府和美国政府的情报人员都认为，日本特工早在 1939 年就试图购买黄热病病毒，还有一些情报显示，德国生物学家正在秘密地培训日本同伙，将炭疽和斑疹伤寒菌作为战争武器。据报道，瑞士政府告知英国政府，纳粹德国计划在未来的战争中使用“各种细菌武器”。

我们已经无从得知在美国政府中有哪些人获得了这个情报，但可以确定，当时担任美国战争研究服务处处长的乔治·默克就是其中之一。

根据当时的记者和作家彼得·普林格尔的记载，以及美国国家科学院生物战委员会和美国战争研究服务处的证实，美国的战时情报机构——美国战略情报局曾于 1943 年与默克会谈，要求他推荐一款生物武器用于敌后的秘密行动，但是他的更重要的职责是保护盟军对抗任何可能的生物武器袭击。至少可以确信的是，默克认为，国家的利益远远高于自己所领导的家族企业的利益。如果链霉素可以成为一种潜在的防御德国或者日本的生物武器的盾牌，那么它的大规模生产势在必行。[①] 1944 年年底，默克同意放弃他于 1939 年和塞尔曼 · 瓦克斯曼所签订的协议中享有的专利权。在此后不到两年的时间里，雅培、礼来、默克、辉瑞、施贵宝和普强 6 家公司都在生产链霉素。

无论默克的动机是什么，他的决定帮助瓦克斯曼代表罗格斯大学获得了专利权。就在默克公司生产的链霉素首次用于人体临床实验（治疗帕特里夏 · 托马斯的肺结核）三个月之后，也就是 1945 年 2 月 9 日，沙茨和瓦克斯曼共同申请了链霉素专利，并宣布他们是链霉素的共同发现人。

托马斯在矿泉疗养院住了一年多后，她的症状，尤其是右肺的症状日益加重。1944 年 10 月，卡尔 · H. 菲齐医生将她送至梅奥诊所，由柯文 · 欣肖对她进行会诊和检查。很快，欣肖开始为她使用链霉素进行治疗，从而挽救了她的生命。在接下来的 5 个月内，欣肖为托马斯实施了 5 个不同剂量的疗程……因为此药之前没有在任何人身上使用过，所以这些剂量是托马斯的医生们预

---

① 1946 年，美国陆军部发表了乔治 · 默克关于日本生物战研究的报告，其结论是：“日本军方在将生物制剂打造成实用的进攻性武器方面拓展了（原文如此）巨大的力度，并且在不断追求创新和突破。”

估的最佳剂量。托马斯右肺的功能几乎完全丧失，梅奥诊所的医生们为她做了手术，切除了病变的部分，恢复了右肺的大部分功能。1945 年夏天，她康复后回到家乡，后来结婚并生育了三个孩子。虽然链霉素挽救了她的生命，但由于肺结核已然对她的健康造成了严重影响，她于 1966 年 6 月去世，年仅 42 岁。

对于瓦克斯曼而言，1946 年是旗开得胜之年，此后的胜利也接踵而来。他前往欧洲取得了第一个荣誉博士学位。在欧洲，瓦克斯曼一生共取得了 22 个荣誉博士学位和 67 个奖项，这些奖项中包括拉斯克医学奖、特鲁多奖及诺贝尔生理学或医学奖。1946 年 5 月 3 日，瓦克斯曼和沙茨同时将他们正在申请的专利权[①]以一美元的价格转让给了罗格斯大学捐赠基金会。

此时，沙茨已经完成他的博士学位论文，在塞尔曼·瓦克斯曼成为美国人所推崇的民族英雄的时候，他只是一个旁观者。1948 年，十几家报纸竞相报道了瓦克斯曼发现"神药"的事情。1949 年 4 月，美国《时代周刊》的一篇文章《土地伟人》又将瓦克斯曼描述为一个谦恭的科学家典范。11 月，瓦克斯曼成为《时代周刊》的封面人物，封面上还附了亲民的提示标题"后院的救星"。但两篇文章都没有提及沙茨。沙茨写信向他曾经的老板瓦克斯曼表达了不满，而瓦克斯曼的回复也颇值得推敲：

你很清楚，对于你在发现链霉素这件事情上所做的贡献，

---

① 此项专利的授予时间为 1948 年，值得注意的一点是，该专利承认链霉素不是一种天然物质而是一种"新的化合物质"。

> 我们已经给了你相应的荣誉，这是所有学生梦寐以求的。你也很清楚，早在你从部队回到学校之前，我们的实验室已经完全掌握分离链霉素（即链丝菌素）的方法。

不出所料，这封信没能安慰沙茨，而随后瓦克斯曼写的信也没能让他曾经的学生兼专利共同持有人平静下来：

> 因此，你必须充分认识到这个事实，在攻克链霉素难题的解决方案上，你只贡献了很微小的一分力量。在这个实验室的抗生素研究中，你的作用就如庞大机器上的一颗小螺丝钉。有很多研究生和研究助理都帮助我做过这项工作，如果你不介意我这样说的话，他们也充当了我的工具，我的双手。

显然“土地伟人”这一铲有点儿用力过猛。1950年3月，沙茨向联邦法庭提出诉讼。

瓦克斯曼付出的代价不仅仅是声誉受到影响。在接下来的几年里，沙茨得知（怎样知道的无从而知），1946年他和瓦克斯曼以一美元的价格将链霉素的专利权转让给罗格斯大学捐赠基金会时所签订的协议并非当月瓦克斯曼所签署的唯一协议。瓦克斯曼还和罗格斯大学捐赠基金会签署了另一份协议。通过该协议，基金会将把此后因授权链霉素生产而获得的专利使用费的20%支付给瓦克斯曼。更有意思（或者说更糟糕）的是，沙茨发现签署这份协议的前提是瓦克斯曼说服沙茨以一美元的价格将链霉素专利权转让给该基金会。

截止到 1950 年，瓦克斯曼的 20% 的专利使用费为他带来了约 35 万美元的收益。

尽管瓦克斯曼曾试图提出诉讼反对，但却被自己先前亲手签署的文件羁绊：除了专利申请上的誓词——他和沙茨都是链霉素的发现人，同时还有最初的关于链霉素发现的论文中的描述。早在 1944 年，《实验与生物医学会会刊》上发表了两篇文章，分别为《一种可以对抗革兰氏阴性菌的物质——链霉素》《链霉素和其他抗生素对结核分枝杆菌和相关细菌的效果》，作者顺序为艾伯特·沙茨、伊丽莎白·布基（瓦克斯曼的另一名研究生）和塞尔曼·瓦克斯曼……虽然后来瓦克斯曼坚称，让他的学生担当第一作者是自己的策略，目的是帮助学生找工作，但在他发表过的所有文章中只有两篇是这样做的，而且这两篇都是关于链霉素的，他和沙茨都是合著者。

1950 年 12 月，该案未经审理就由双方协商解决了。沙茨获得了罗格斯大学捐赠基金会授予的 3% 的链霉素专利使用费，根据他自己计算，金额超过 36 万美元。瓦克斯曼获得 10% 的链霉素专利使用费（另外 7% 授予在 1943 年发现链霉素的关键几个月内，在瓦克斯曼实验室工作的每一位工作人员，包括洗碗工）。

如果说钱是争议的核心，这样的解决方案还算圆满。或许，如果这些审判员能够预见，1952 年的诺贝尔生理学或医学奖能够同时颁给沙茨和领奖人瓦克斯曼，这个问题就解决了。又或者，当瓦克斯曼在其诺贝尔奖的获奖感言中提及沙茨的时候能够多美言两句，而不是像提到其他 20 名实验助手那样一句话带过，结果就会不一样，但或许没有这么简单。尽管无论是在沙茨来瓦克斯曼实验室之前还是在他离开实验室之后，瓦克斯曼都曾经在研究中获得十几项重大发现，但沙茨直到死的那一天，都不认可瓦克斯曼是一位卓有成就的科学家的事实。1949 年，瓦克斯曼甚至发现了另一种放线菌衍生的抗生素——新霉素。此外，尽管沙茨在后来的几十年中，一直坚信自己因为追求正当权益而被学术界排挤。但是不难看出，就其他生物研究部门而言，他们应该警惕聘用沙茨这种曾经在刊物上、法庭上抨击自己论文的导师，甚至通过给瑞士国王写公开信来蓄意破坏诺贝尔奖颁奖典礼的人。另外，就塞尔曼·瓦克斯曼的角度而言，铁打的营盘流水的兵，伟大的实验成就源于他亲自设计并创建的实验室，该实验室早在沙茨来新不伦瑞克的几十年前就已经创建，而沙茨只不过是实验室这台机器中可以被轻易取代的一个小零件而已。

以上的误会都不算什么。1949 年 2 月 8 日，瓦克斯曼写信给沙茨，再一次表达自己的愤慨。信中写道："你明明知道自己对链霉素的实践发展研究没有做出任何贡献，现在却对所发生的一切表现出无辜的样子。"（再次强调）无意中，瓦克斯曼揭示了科学发现背后隐藏的真相：科学发现既不为沙茨服务，也不为他自己服务。他说沙茨对链霉素这种新抗生素的"实践发展"没做出什么贡献，这一点并没有说错，但他自己同样没有做出什么贡献。梅奥诊所的威廉·费尔德曼和柯文·欣肖在证明链霉素的治疗作用和价值方面所做出的贡献超越了罗格斯大学的任何人。同样，做出贡献的还有卡尔·福克斯和马克斯·蒂什勒，以及乔治·默克指派监管链霉素项目的 50 多名研究人员。链霉素的发现依赖于上百名，或者至少是几十名化学家、生物学家、土壤科学家、病理学家，以及一名统计学家的共同努力。

*

对于那些被肺结核和其他细菌疾病折磨，同时使用青霉素治疗无效的病人来说，链霉素是一个奇迹。它和青霉素一样，证明了工业支持可以大大促进学术研究的发展。同时，作为医学史上最重大的临床实验课题，人们对链霉素的研究也获得了最重要的研究成果：开创了对治疗效果进行量化的先河，从此，人类进入治疗效果的可量化时代。

尽管人们通常将在 1948 年至 1950 年开展的链霉素实验描述为药品的首次临床实验，但事实并非如此。《圣经》的《但以理书》中记录了尼布甲尼撒王测试两种饮食方式的过程。尼布甲尼撒王命令，在十天之内，一部分人只能吃肉，另一部分人只能吃素食。十天后，食素者的健康状况良好，从而使得国王改变了他的饮食习惯。16 世纪的法国外科医生安布鲁瓦兹·帕雷尝试了两种治疗伤口的方式：一种是使用由蛋黄、玫瑰油和松节油合成的有毒物质；另一种是使用沸腾的油。沸腾的油的治疗效果更差。两个世纪后，苏格兰医生詹姆斯·林德“选择了 12 位牙龈腐烂、身上有疮斑、精神萎靡、膝盖无力的病人”，这些人是典型的坏血症患者。治疗方案为两人一组，他们每天的药物剂量为一夸脱，分别为：两人使用苹果酒，两人使用硫黄酸，两人使用醋，两人使用海水，两人使用蜂蜜糊，最后一组两人的药物是橘子和柠檬。6天后，最后一组病人康复了。人们从而找到了在海上长期航行的情况下如何预防疾病的方法。[①] 甚至在小说中也不乏类似的做法。在1925年出版的辛克莱·刘易斯的小说《阿罗史密斯》中的故事发生在虚构的圣·休伯特的加勒比岛，圣斯威辛教区的人染上了疑似鼠疫的疾病。在小说的高潮部分，主人公阿罗史密斯给圣斯威辛教区一半的人使用了一种被称为“噬菌体”的抗瘟疫血清，而对另一半人不做任何治疗处理。

在人类医学史上，人们对于抽样的重要性的认识也并非始于链霉素的人体实验。抽样，即选择一定数量的测试人群，以使实验结果可以反映出类似人群的整体应用特性。受试者的数量要足够多，才不会使少数的极端值影响最终的结论。从某种意义上讲，这种抽样实验的方法已经沿用了几个世纪。16世纪的荷兰医生、化学家让·巴普提斯特·范·海尔蒙特曾大胆提议，让他的医生同行们和他一比高下：

> 让我们从医院……选出200名或者500名患有高热、胸膜炎症状的穷苦病人，通过抽签将他们分为两组。其中一组由我来治疗，另一组由你们治疗，让我们看看这两组中最后有多少人会不治身亡……

---

① 尽管如此，这也不足以令英国皇家海军信服。50年后，备受诟病的保守的英国海军大臣发布命令，将柠檬汁和酸橙汁列为远航海员们的强制性饮料（英国海军的绰号“酸橙佬”也由此得名）。

英国登记总局的摘要编辑威廉·法尔首次发现，富裕家庭和贫穷家庭儿童的死亡率存在着巨大的差异，因此引发了做卫生条件实验的想法。数理统计学创始人卡尔·皮尔逊和罗纳德·费希尔曾经将一些统计学技巧，如方差分析与回归分析，应用于各种与健康相关的课题，如身高和血压。1943 年，英国医学研究理事会曾经为一项实验提供资金，实验的目的是研究青霉菌属的展青霉菌提取物能否治愈普通感冒（结果表明不能）。在 20 世纪的前 40 年中，有一百多篇论文引用了所谓的交替分配研究理论。在这类研究中，研究人员对所有住院和门诊的患者给予了治疗，而将其他患者作为对照。在链霉素被发现之前，对于药物治疗的感知效果完全凭临床医生的经验来判断。

将这一方法用于识别真正令人瞩目的创新成果是无可厚非的，如天花疫苗、磺胺类药物，当然还有青霉素。但绝大多数先进的技术都是循序渐进的，不仅医学创新如此，所有技术进步都具有这一特点。识别小的技术进步并非临床医生的工作。在疾病的治疗方面，无论经验多么丰富的医生都和其他人一样存在认知偏差：这些认知偏差可能会对我们获得的第一手信息造成过度的影响，可能会导致我们判定最近的、最常见的或者我们想要的结果是真的。[①] 因此，医学需要统计学家的介入。

恰巧，20 世纪最有影响力的医学统计学家对肺结核也有着特殊的兴趣。伦敦卫生及热带医学学院医学统计学教授奥斯汀·布

① 在认知科学的分类中，它们分别被称为锚定启发、可得性启发和认知偏差。

莱德福·希尔（和塞尔曼·瓦克斯曼一样，也非医生出身）曾经是一名英国皇家海军飞行员，“一战”期间曾经在地中海沿岸地区服役。1918 年，他感染了肺结核。除了卧床休息，他接受的治疗是故意让肺部塌陷，这是一种危险的、虽未被证明有效但在当时被普遍采用的治疗方法。幸运的是他身体康复了，并获得了全额的伤残补助费，即此后一直到他去世的 74 年里，他都可以领取伤残补助费。

当时，希尔产生开创性的想法是将病人随机分组，将受到某种特殊药物治疗的病人和未受治疗的病人进行详细对比。他个人与肺结核的特殊渊源并非他选择链霉素作为试行药品的唯一原因，另一个更重要的原因是肺结核的症状纷繁复杂：大部分感染结核分枝杆菌的患者没有症状；而一部分人的慢性症状会持续多年；还有一部分人会在感染后的几周内去世。和绝大多数疾病相比，肺结核的现象是“大多数人都能康复”。同时，患者们纷纷去疗养院治疗的结果显示，肺结核很容易受环境差异的影响：在有着清新空气和干净水源的萨拉纳克湖地区疗养的病人与在城市居住的病人相比，身体状况明显好转了。链霉素治疗肺结核的方式和青霉素治疗葡萄球菌感染的方式也截然不同。帕特里夏·托马斯康复之前，在矿泉疗养院接受了 5 个疗程的治疗，历时 4 个多月。为一种见效如此缓慢的药物（比一些疾病不经任何治疗就自然痊愈所花的时间还要长）找出最佳的治疗实践方案，确实需要精密的数学方法。

尽管肺结核治疗的研究显然需要统计分析，布莱德福·希尔还需要劝说英国肺结核实验委员会（他于 1946 年加入该委员会）克服道德理念的阻碍，资助一个评估肺结核的随机实验。

这个实验意味着不能给控制组的病人使用一种普遍认为（事实也是如此）可以救命的新药，因为如果没有控制组的对比效果，就不可能对治疗组的效果得出明确的结论。在 1946 年，这是一个非常棘手的问题，因为当时纽伦堡军事法庭揭露了纳粹德国做人体实验的可怕后果，而纳粹德国曾频繁以科学研究的名义拒绝对病人进行药物治疗。[①] 通过随机的方式来决定哪些病人获得链霉素治疗，哪些病人成为控制组成员，可能是一个难以逾越的问题，但至少有一点是明确的：当时没有足够的链霉素，因此无论如何都会有相当数量的肺结核患者无法接受链霉素治疗。希尔后来这样写道：

> 战争使我们资金匮乏，财政部也爱莫能助，我们只有少量的链霉素……在这种情况下，做实验是不道德的，但这是个千载难逢的机会，如果不做这个实验，同样是不道德的……

1947 年年初，英国医学研究理事会开始了将链霉素应用于肺结核治疗的实验，参与实验的 107 位病人来自伦敦的三家医院。

---

① 并非所有人都像肺结核实验委员会那样严格恪守道德规范。直至 1947 年纽伦堡战争罪法庭在所谓的“医生审判”中宣判 23 名被告中的 17 名医生的罪行，并公布了《纽伦堡法典》中关于人体实验的十点声明，臭名昭著的梅毒实验已经在美国的塔斯基吉开展了 15 年，并且在随后的 25 年里，该实验将持续观察未经治疗的美国非洲裔梅毒患者的病程发展。

所有病人都很年轻，而且都于近期感染了重症肺结核，病菌已经侵入他们的双肺。其中 55 名病人被分配到治疗组，他们将卧床休养，并接受链霉素的治疗；而另外 52 名病人在卧床休养的同时使用安慰剂——一种中性的药丸或者针剂，从味觉上，病人很难区分安慰剂和链霉素。两组病人完全是随机选择的，研究人员不知道每个数字代表哪位病人，他们抽取一组数字放到密闭的信封里，从而确保不会出现下意识的选择偏见。研究人员也不会告知病人给他们用的是链霉素还是安慰剂。

希尔坚持同时使用临床评估和胸部透视的变化情况来判定药物的治疗效果，而为病人做胸部透视的放射线学者并不知道受试者属于治疗组还是控制组。因此，这一次实验可以说是完美无缺：随机、三盲（患者、医生和评估人员都不知道哪位患者在接受治疗）的临床实验在医学历史上也是第一次。

实验的结果虽然出人意料，但和实验方法一样令人信服。6 个月之后，治疗组中有 28 名病人的病情得到了改善，只有 4 人死亡，而控制组的 52 名病人中有 14 人死亡。

就在证明链霉素“有效”的同时，希尔在实验中植入的严密程序也揭示了链霉素在用于治疗肺结核时所具有的和优点同样明显的缺点。由于需要经过数月才能体现出统计学上的明显效果，在治疗期内，一些结核菌已经对这种药产生了抗体。并且，在三年后再次随访受试者的时候，控制组中有 35 人已经去世……而治疗组中的 32 人同样已经离世。

这次实验的首次临床实验报告给满怀希望的希尔泼了一大盆

现实的冷水。显然，当前比链霉素更重要的事情是重拾这种药最初给人们许下的承诺。幸运的是，希尔对“更重要的事情”已经胸有成竹。1940 年，丹麦医生乔根·莱曼指出，由于乙酰水杨酸（人们对它的另一个名字更为熟悉：阿司匹林）提升了结核分枝杆菌的氧消耗量，所以和它有亲缘关系的对氨基水杨酸，或称 PAS，可能可以抑制氧气消耗，从而杀灭（或者至少抑制）这种喜氧菌。这在当时是一个很受欢迎的理论。1946 年，莱曼在《柳叶刀》上发表了一篇文章，并低调地给出了结果。PAS 自身对于肺结核只有轻微的治疗效果。但由于它的作用机制是抑制结核菌的耗氧量，所以据此推理，它也可以增强链霉素的效果，因为链霉素需要氧气以进入结核菌内。①

希尔在 1948 年 12 月开始的第二次实验中使用了和第一次完全相同的实验结构：同样的随机性，同样使用 X 射线进行评估。然而这一次，他为治疗组增加了莱曼的氧抑制剂。在不到一年的时间里，随机对照实验（RCTs）的实验效果就得到了证明。英国医学研究理事会宣布，他们已经证明“链霉素和 PAS 的联合使用降低了结核菌耐链霉素菌株形成的风险”。使用这两种药物进行治疗的病人，在三年后的存活率几乎达到 80%，令人难以置信。②

---

① 或者说他们当时是这样认为的。后来，研究人员发现了 PAS 提升链霉素有效性的更为合理的机制：PAS 降低了细菌制造叶酸的能力，同时链霉素抑制了细菌 RNA 的合成，从而让细菌双面受敌。

② PAS 与链霉素的联合使用也是所谓的“固定剂量复方抗生素”的雏形。“固定剂量复方抗生素”将成为自 1938 年马森吉尔败诉以来影响最为深远的药物行业联邦调查的目标，详情见本书第九章。

不到三年时间，青霉素和链霉素在对抗疾病感染的战役中所取得的胜利就远远超越了人类医学史上自盖伦以来发现的任何药物所取得的成就。这两种药物都是对抗病原体的空前强大的武器，而链霉素的研究过程帮助人们找到了一种研发药物的方法：使用塞尔曼·瓦克斯曼的方法在土壤中海选抗生素，随后使用布莱德福·希尔的算法揭示药物的临床价值。

第七章

将撒旦变为天使

℞

细菌制造被我们称为“抗生素”的分子，

亘古不变地通过霍布斯

“一切人对抗一切人的战争”方式保护自己。

在美国中西部地区的上千英亩土地上，生长着一种叫“梯牧草”的多年生草本植物。这种植物高 2~5 英尺，因其生命力旺盛、耐旱、耐寒而著称。几乎在所有类型的土壤中，从丰润肥沃的低洼地带到最贫瘠的不毛之地，它都可以顽强生长。它和很多新大陆上的植物一样，也是由欧洲殖民者带到美洲的，是一种相对较新的入侵物种（一种流行的理论认为，它的名字源于 18 世纪新英格兰农民蒂莫西·汉森），人们大量种植这种植物以喂养兔子、牛、马等家畜。

梯牧草具有很重要的商业价值，早在 1888 年密苏里大学位于桑伯恩菲尔德的农业实验站创立之初，密苏里大学的农学家们就开始种植这种植物了。他们一直在用梯牧草做实验：测试各种品种以提升其产量或者抗寒性。1945 年，土壤微生物学家威廉·阿尔布雷克特收到一封当时在纽约工作的前同事的来信，让阿尔布雷克特从密苏里州的十几个不同地方收集土壤样品，包括“第 23 号桑伯恩菲尔德地块”。写信人是植物学家、真菌学家本杰明·明奇·达格尔。

当时，73 岁的达格尔是一名学术有成、备受尊敬的植物病理学家。自 1898 年获得博士学位以来，达格尔一直在研究真菌和疾病的关系，他曾经辗转于美国农业部和一系列杰出的赠地大学，包括康奈尔大学、威斯康星大学、华盛顿大学、圣路易斯大学，当然还有密苏里大学。[①]1944 年，达格尔离开了他的最后一个学术岗位，加入了立达实验室。该实验室当时的负责人是赫赫有名的耶拉普拉加达·苏巴拉奥博士。

立达抗毒素实验室于 1904 年由前纽约卫生专员厄恩斯特·莱德利博士创建，生产由埃米尔·贝林、保罗·埃利希和罗伯特·科赫于 19 世纪末开发的美国版的白喉疫苗，他们将这些疫苗卖给美国医生和医院，不收专利税。破伤风、伤寒、炭疽、天花的疫苗和抗毒素仍然是该公司接下来 40 年里的主要业务。1921 年，莱德利博士去世。1930 年，该公司被农业化学品制造商美国氰胺公司收购。1940 年，苏巴拉奥入职。

苏巴拉奥是一名出生于印度的医生和生理学家。1923 年，他作为一名贫困的移民初到美国时，手中除一张哈佛大学热带医学院（哈佛大学医学院的一个分院）的录取通知书之外一无所有。虽然苏巴拉奥的岳父为他支付了学费，但为了负担住宿费和餐

① 这些赠地大学和美国农业部一样，都是美国第 37 届国会的创举。该届国会于 1862 年 7 月通过了《莫里尔法案》，以“教授与农业和机械技术相关的知识”。该法案以其作者佛蒙特州议员贾斯廷·史密斯·莫里尔的名字命名。与北部实验室和塞尔曼·瓦克斯曼在罗格斯大学的实验室一样，这些学校都不禁让人联想到国家对基础研究的投资所带来的无法预测但却不可估量的回报。

费，他在哈佛大学的哈佛医学院找了一份工作。在接下来的 17 年里，他一直在那里工作。他取得了斐然的成绩：分离出三磷酸腺苷（或称 ATP）的各种成分。三磷酸腺苷是所有细胞呼吸时的养料。事实上，耶拉普拉加达·苏巴拉奥所取得的成就远远不止这些：他不仅仅发现了 ATP、肌酐和维生素 B12，还发现了十几种沿用至今的突破性的化学品，包括研究出如何将一种被称为抗叶酸素的叶酸类似物用于白血病治疗。尽管如此，按照烦冗的美国移民法（其中有一条规定，对于从英属殖民地印度来美国的移民，只有当他们进入了美国国务院认为有价值的专业领域，他们才可以留在美国……而这些领域的名单一直在频繁地变更），他不得不终身以外国人的身份在美国工作。

由于无法取得美国国籍，作为哈佛大学最杰出研究人员之一的苏巴拉奥被剥夺了终身职位。这是美国学术界的损失，却造福了美国工业界。1940 年，苏巴拉奥离开哈佛大学后来到立达公司，成为该公司研究中心的负责人。一年后，他代表立达公司出席了由阿尔弗雷德·牛顿·理查德召集的美国 CMR 首次会议，商讨青霉素项目的实施计划。三年后，他聘用了本杰明·达格尔。

其时，塞尔曼·瓦克斯曼在罗格斯大学所做的多项研究让他成了令世人瞩目的土壤科学家。更重要的是，这些研究的成功也启发了整个学科的研究人员，他们争先效仿瓦克斯曼的研究方法：逐一测试数千种放线菌的抗菌性能。当然，苏巴拉奥和达格尔也不例外。值得一提的是，他们发起了全球性的土壤收集项目。在第二次世界大战期间，他们成功地招募到几十名士兵和水手。他们收集到的土壤样品来自从高加索山脉，到北非，再到南美洲的各个地区，应有尽有。

1945 年，苏巴拉奥和达格尔的研究取得了突破性进展。他们在距离实验室不远的地方（准确地说是桑伯恩菲尔德第 23 号地块）的土壤样本中发现了一种黄色的放线菌，这种放线菌和塞尔曼·瓦克斯曼团队发现的灰色链霉菌有亲缘关系。他们将该放线菌标注为 A-377。通过近三年的测试和实验，达格尔在一篇论文中向世界宣布了他的最新发现，并将这种微生物金色链霉菌命名为“黄金制造者”。

这一名称试图阐释该细菌的外观，但对立达公司达格尔属下的其他成员而言，这一名称却有着另一种完全不同的含义。金色链霉菌能制造出一种化学物质，虽然该化学物质的特点和结构有待明晰，但它却对很多菌种的活性有抑制作用，这一点是青霉素和链霉素都无法企及的。这种被达格尔命名为“Aureomycin”的物质，即“金霉素”（“aurum”在拉丁文中的意思是“金子”），可以有效对抗革兰氏阳性菌和革兰氏阴性菌，包括导致常见疾病如尿道感染的病原体，和非常见疾病如黑死病的病原体。它看起来甚至还可以对抗多种病毒。至此，第一种广谱抗生素已经问世。

1948 年，金霉素的一系列动物实验取得了高度成功，因此研究人员准备做人体实验。研究人员选择哈雷姆医院作为人体实验的场所。路易斯·汤普金斯·赖特曾在该医院从事多年的疾病治疗研究工作，如对于由沙眼衣原体导致的性传播淋巴道感染的研究。赖特是美国最著名的非洲裔医生，也是第一个进入美国外科医生学院的非洲裔美国人。他的卓越贡献并不仅仅限于对抗衣原体感染的研究，还有由病毒而不是肺炎球菌导致的肺炎的研究。

金霉素似乎是一颗真正的“魔弹”——人们所希望的能包治百病的灵丹妙药。但哈雷姆医院的人体实验并没有说服所有人；哈佛大学医学院的马克斯韦尔·芬兰或许算得上美国在感染性疾病方面最权威的专家，他曾指出赖特的报告过于狂热。但在 1948 年，他的话无人理会。[①] 立达公司将金霉素宣传为“迄今发现的用途最广泛的抗生素，相比于任何已知的药物，具有更广泛的杀菌效力”。金霉素不仅在治疗疾病方面强于现有的抗菌药物（它的确如此），并且和百浪多息、青霉素甚至链霉素（乔治·默克放弃了专利权）不同的是，金霉素还可以申请专利。1949 年 9 月 13 日，金霉素被授予美国专利号第 2482055 号。在 1948 年金霉素专利获批之前，立达公司花费了（当时前所未闻的）200 万美元将该药样品运送到 14.2 万名美国医生手里。虽然立达研制出历史上最强效的药物，但该公司在药物发展的历史舞台上却如昙花一现。

1945 年，总部位于布鲁克林的辉瑞公司曾发起全球性的土壤采集项目，目的和立达公司一样，力图发现潜在的抗生素。他们使用与瓦克斯曼和沙茨发现链霉素相同的方式，测试了大量（数量非常庞大）的土壤样品。几年之内，辉瑞公司就收集了 13.5 万种土壤样品。辉瑞的一位化学家本·索宾后来回忆道：“我们采集墓地的土壤，我们将气球放到空中，收集风刮到空中的土壤，我

---

① 关于马克斯韦尔·芬兰的更多内容，见本书第九章。

们还采集矿井底部的土壤……采集海底的土壤。”1949 年，辉瑞的研究人员在其印第安纳州特雷霍特市的一个设备精良的现代化微生物实验室里完成了 2 000 多万次实验。

和立达公司一样，辉瑞公司的具有突破性进展的土壤样本不是来自异国他乡，而是来自自己种植的中西部植物的土壤周围。他们发现了一种浅黄色的放线菌，辉瑞团队的负责人亚历山大 · 芬利将其命名为“龟裂链霉菌”（Streptomyces rimosus）。[①] 龟裂链霉菌所制造的淡黄色晶体代号为 PA-76，因为它是辉瑞团队培养的第 76 种抗生素。

PA-76 看起来几乎和立达团队所发现的金霉素完全相同，这让它变得非常有趣，但也导致了商业问题。即便如此，辉瑞也准备继续投资，因为 PA-76 极有可能成为辉瑞公司自己的制胜武器。它可以杀灭革兰氏阳性菌和革兰氏阴性菌及几十种真菌，或者至少减缓它们的生长速度。同时，PA-76 似乎也有抗病毒的作用。为它命名的不是它的发现者，而是辉瑞的新总裁约翰 · 麦基恩。麦基恩曾经为了“二战”时期的青霉素项目而将原先的冰激凌厂设计、改建为辉瑞的布鲁克林发酵厂。已经接替前总裁约翰 · L. 史密斯成为辉瑞总裁的麦基恩将 PA-76 命名为“土霉素”。他后来写道：“因为它来自土壤，所以我希望它的名字和大地相关联，这样医生、科学家和大众就可以很容易地记住它。”

---

① “Rimosus”一词源于拉丁语，意思大致为“泄漏”或者“遍布密密麻麻的小洞”。“龟裂”这一名字虽然不如“黄金制造者”的比喻更容易让人产生共鸣，但也足够生动。

1949 年，麦基恩任命当时辉瑞研究团队的成员格拉迪丝 · 霍比领导新药的测试。微生物学家格拉迪丝 · 霍比曾经是哥伦比亚大学研究团队的成员，该团队在美国的青霉素实验项目中处于领先地位。霍比没有浪费时间，1950 年 12 月 31 日，她在哈雷姆医院实施了首次金霉素人体实验，证明了该医院的人员和结构有实力（包括病原体的深入鉴定）完成一项高质量的临床实验。

她的雇主们对实验结果更是感到欢欣鼓舞。尽管辉瑞公司曾经制造了大量的青霉素和链霉素，其数量远远超过世界上其他制药企业，但他们并没有因为销售这些药而挣到很多钱。1950 年 3 月，麦基恩在纽约证券分析师协会会议上做了一次有名的演讲，他说："你如果想快速破产，那么就开始制造青霉素和链霉素吧。"摆脱困境的最可靠的方法就是找到一种更有优势的药，企业才能够因此通过垄断该药的生产和销售而获得利润。

现在，辉瑞终于有了自行开发的新药：土霉素不负众望。然而所有人，包括辉瑞公司的员工在内，都不认为土霉素在性能上明显优于金霉素，况且立达公司的金霉素已经先入为主，颇得美国医生和药剂师的青睐。1950 年年初，金霉素的销量占全美抗生素销售市场的 26%。

此外，辉瑞对于销售药品并不在行。该公司所制造的青霉素和链霉素是为其他公司贴牌生产的，那些企业有自身的消费群体和市场推广能力，而这些正是辉瑞（在加入青霉素项目之前主要生产柠檬酸）欠缺的。麦基恩无所畏惧，他认为土霉素将会改变一个企业的命运：它可以成为辉瑞的第一个药物品牌。

但辉瑞首先要对土霉素的抗菌作用机制和化学结构有更多的了解，这项任务要求对生物化学有精深的知识背景。辉瑞急需世界上最优秀的生物化学家的加入，罗伯特·伯恩斯·伍德沃德是他们的最佳人选。

伍德沃德堪称生物化学界的奇才：被誉为神童的他在 1933 年仅 16 岁时就考入美国麻省理工学院，他 20 岁离开麻省理工学院的时候已经是一名化学博士，而他成年后的成就更具有传奇色彩。他在哈佛化学系 41 年的职业生涯中，撰写或者与人合著了将近 200 篇同行审议论文，获得了 24 项荣誉学位和 26 项奖章和奖项，包括美国国家科学奖章、英国皇家学会的科普利奖章和戴维奖章，以及因为“在有机合成领域的杰出成就”而获得了 1965 年诺贝尔化学奖。

伍德沃德还是合成可的松、胆固醇、士的宁和叶绿素的第一人。1944 年，他作为 WPB 的顾问，发现了合成抗疟复方奎宁的方法，这一发现对欧洲南部和太平洋的战役都起到至关重要的作用……因为尤其是在 1941 年之前，世界上唯一的天然奎宁来源（金鸡纳树皮）完全被日本陆军控制了。在获得诺贝尔奖 7 年后，伍德沃德成功地完成了当时在简明的化学合成史上最引人注目的任务之一——带领国际研发团队用 12 年时间解析并制造出公认的最复杂的分子：维生素 B12。

如果称伍德沃德是化学合成领域的大师，尽管这是事实，却依然低估了他的天赋。伍德沃德不仅在制造复杂的生物化学品方面做得相当出色，并且比同一时代的研究人员更善于描述它们的特性，揭秘复杂得超乎想象的构成生命物质的三维形态。[①] 1945 年 1 月，伍德沃德论证了厄恩斯特·钱恩和爱德华·彭利·亚伯拉罕提出的青霉素 β-内酰胺环结构的正确性，比多萝西·克劳福特·霍奇金使用 X 射线晶体学方法验证的结果早 5 个月。用他的一名传记作者的话来说，他可以将事实整合“成为一个连贯性的整体，既清晰又富有见地，这一点没有任何化学家能与之匹敌”。

如今，核磁共振成像之类的技术通常可以使用较低的成本，在一下午的时间内就可以了解分子的结构，因此我们很难理解 20 世纪 40 年代到 50 年代伍德沃德的天赋所带来的巨大价值。在那个时代的化学家们无法仅仅通过观看屏幕就简单地判断出一个结构复杂的微生物分子结构的三维图片，当时的化学家们只能通过解决极其复杂的谜题来得到分子结构：找出关于分子的所有已知事实，比如它在受热、遇冷的时候是否会发生反应，反应的速度如何，在遇到酸、碱的时候如何反应，或者如何与其他分子一起发生反应。根据这些信息及化学规律详尽的知识，来判断哪些原子互相连接，通过哪个类型的键相互连接，以什么形式连接。这有点儿像是仅仅通过每个楼层的供暖费用和每天使用电梯的人数来为一栋办公楼画一幅蓝图。

在对被化学学生们称为“立体异构物”（三维分子的可替代

---

① 伍德沃德并不是从一开始就表现得这么优秀。伍德沃德在加入默克公司之前的哈佛大学的同事马克斯·蒂什勒后来回忆道：“他刚刚从麻省理工学院来哈佛的时候，我们并没有觉得他有多优秀，他真的很低调。当然，我们很快就改变了对他的看法。”

性空间结构）的掌握方面，伍德沃德的才能是无人能及的。这不仅仅因为他有一双可以看透建筑结构的眼睛，还因为他对未知分子的基础物理结构有着深厚的了解。因此，当约翰·麦基恩寻找最资深的化学家来帮助辉瑞公司解析土霉素的时候，他无须舍近求远。

他也不需要做太多的游说工作。伍德沃德由于早期作为美国药理学会成员而不能受雇于商业雇主的牵绊，似乎在一夜之间都烟消云散了。伍德沃德本身并无意成为一名工业化学家，他热衷于当一名行业顾问。他最好的朋友是宝丽来公司的创始人埃德温·兰德。埃德温·兰德自 1942 年开始就聘请伍德沃德担任该公司的顾问，后来伍德沃德成为宝丽来公司唯一拥有股票期权的非雇员，这些股票期权也给伍德沃德带来了巨额的财富。现在，辉瑞有一个亟待解决的谜题，而能将每天《纽约时报》中的纵横字谜轻松解开并因此而著称的伍德沃德也正渴望着解决更具挑战性的谜题。

在几十名化学家尝试未果之后，伍德沃德以其传奇的方式找出了土霉素的分子结构图：在一块大的硬纸板上写出该化合物的所有特性，并“仅仅通过思考，就推断出土霉素的正确分子结构”。

最初，他的报告似乎遇到了一点儿问题：辉瑞的新药土霉素和金霉素不仅仅在功能上相似，在结构上也非常相似。这两种化合物都是四环结构，因此他们被统称为“四环素”。金霉素有一个独立的氯原子，而土霉素没有，因而金霉素通常被称为氯四环素。

同时，土霉素（或称为氧四环素）有一个氧原子，而金霉素没有。从医学角度而言，这种差异可以忽略不计，但从知识产权的角度而言，这一发现意义重大。土霉素既然不同于金霉素，就完全可以申请专利。1949 年 11 月，辉瑞公司为土霉素申请了专利。5 个月后，该专利获得了 FDA 的批准，辉瑞公司可以随时启动土霉素的生产线。

这一次，他们不仅仅要给其他公司生产药品，还决定自己销售。

这一决定展示了辉瑞志在千里的雄心壮志，也意味着该公司要利用最高效的资源来做这件事。尽管在 1950 年，辉瑞的销售团队加上销售经理只有 8 个人，但敢为天下先的麦基恩给全美 800 家药品批发商发了电报，告知他们，只要 FDA 的专利审批一下来，辉瑞就可以供货。1950 年 3 月 23 日，辉瑞公司收到土霉素的正式专利批文不到一个小时，辉瑞的所有销售代表就“开足马力”给各自负责的 100 位批发商打电话，并在价格上为他们打了很大的折扣。

此后不到一年，辉瑞就招聘了 100 名销售人员。1951 年，辉瑞还招募了 70 名医学院的大三学生助力暑期销售。辉瑞将这些学生分派到 40 个城市为土霉素做宣传推广工作。到 1952 年，辉瑞公司已经拥有 300 名销售员，产品的销量和公司的生产量达到了平衡。

辉瑞在土霉素方面的努力和成功与立达公司在金霉素开发过程中所使用的策略旗鼓相当。在美国的抗生素财富争夺大战中，最显著的特征是样品配送服务和24小时的电话推广（同时各方的销售代表竞相消耗雇主们的差旅费用和招待款项，以及在招待费用方面的互相攀比）。在这场战役中，由于拥有独创的、疗效范围更广的抗菌药作为先进的武器装备，辉瑞和立达均是赢家。

商业成功的一个最重要的原因是广谱抗菌药物是一种新生药物，并且具有更显著的疗效。青霉素的抗菌原理是弱化革兰氏阳性菌形成细胞壁的能力；而链霉素可以破坏细菌制造蛋白质的能力，但有一些毒副作用，如造成肾损伤，导致耳聋，等等。四环素类药物的抗菌原理同样是抑制病原体蛋白质的合成，却更加有效：金霉素和土霉素破坏的是细菌从所处的环境中积累所需分子的系统，所以能使杀菌分子精准定位，快速杀敌。同时，四环素类药物在病菌体内的浓度可以比在病菌体外的浓度高50倍以上。[①]这一特性使这种新药几乎可以对抗包括致梅毒的螺旋体和引发炭疽和黑死病的细菌在内的所有种类的病原体。此外，由于合成蛋白质是生物的普遍需求，四环素类药物还可用于对抗导致疟疾的病原体。这种病原体不是细菌而是原生动物，是一种在第一种细

---

① 这条注释内容特别提供给希望了解更多细节的读者：细菌之类的原核生物会使用一种与其真核生物后代（包括所有从真菌到植物再到通俗历史书籍的读者们在内的生命）不同的核糖体来制造其生存所需要的蛋白质。包含多种核苷酸的细菌核糖体被分解为两个大小不一的亚单元。链霉素会与小的亚单元结合，一旦结合，会导致核糖体合成蛋白质的时候使用错误的原料。这一原理使链霉素对于细菌而言是致命的，但至少人体是耐受的。另外，四环素的毒性要小得多，因为病人的真核细胞并不吸收同样浓度的四环素。但正如后面的内容所说的，这不意味着四环素没有任何副作用。

菌出现之前已经进化了数十亿年的单细胞有机体。

商业成功的另外一个重要的原因是，这些广谱抗菌药物借助强劲的营销支持产生了巨大的收益，销售额完全超过青霉素和链霉素的销售额。[①] 到 1952 年，美国年均购买广谱抗生素的花费已经超过一亿美元，比购买青霉素费用的三倍还要多。当时，广谱抗生素的利润率为 35%~50%，而青霉素和链霉素的利润则不超过 5%。在整个抗生素市场中，辉瑞公司的市场占有率为 26%，立达公司的市场占有率略高于 23%，抗生素市场本身的份额还在逐年扩大。到 20 世纪 50 年代初，美国人购买抗生素的费用甚至超过了购买新专利药物、改进的专利药物、牙膏、漱口水、维生素、激素、植物药物，甚至磺胺类药物的费用总和。

和土霉素的发现过程一样，人们花了很长时间才弄清诸多广谱抗菌药物的复杂作用机理。在某种意义上而言，人们至今也没有完全参透这些机理。从这些药物的介绍中看，它们似乎很简单：它们是一种真正神奇的药物。遗憾的是，尽管金霉素和土霉素并不相同，而且二者都有自己的“独家”专利权，但它们在药用方面的价值却没有什么显著区别。1952 年年底，伍德沃德已经证明，真正起到抗菌作用的不是土霉素中的氧原子，而是土霉素中的四环结构。相应地，这也意味着金霉素（或氯四环素）中起到抗菌作用的不是氯原子。百浪多息事件可能会卷土重来：发现某个品

---

① 它们在临床上的效果是否更好，这一点不是很明确。对于大多数感染而言，尽管广谱抗生素能够广泛地对抗更多种类的病原体，青霉素及其合成的同类药物仍然是当今的重要抗菌药物。

牌药物中的有效成分远比发现一种保护该药免于竞争的专利描述要简单得多。

二者的区别是：人们早在磺胺的抗菌性被揭示之前就发现了磺胺，以至于拜耳公司无法使用知识产权来保护它，而单纯的四环素却是全新的发现。1952 年 10 月，辉瑞团队为土霉素的核心结构——四环素结构分子申请了一项专利，也就是为四环素本身申请了专利。几个月之后，即 1953 年 3 月，立达公司的母公司美国氰胺公司也提交了自己的申请。有趣的是，同年 9 月，百时美实验室和海登化学公司——青霉素项目组成员，在没有发现氯四环素和氧四环素的情况下分别独立发现了四环素的制造方法，也分别提交了四环素分子结构及其独特的生产方法的专利申请。

专利系统的复杂性在于：两个分子仅仅因为所含的某一个原子的位置不同就可以申请不同的专利，即使对于这个分子的药用性能而言这个原子是不必要的；同理，同样的分子的不同制造过程也可以申请不同的专利。这一专利系统也使很多专利申请者陷入尴尬的局面。尽管辉瑞试图通过专利来保护单纯的四环素，但如果不使用金色链霉菌制造的金霉素，他们就无法生产四环素。这意味着要制造辉瑞注册了商标的四环素“四辛”就只能从立达公司获得或者购买金霉素生产许可证。另外，立达公司在销售自制的单纯四环素（其命名为“阿米环素”）之前，必须从百时美或海登公司那里获得生产许可证。由于立达公司计划在阿米环素发布活动中投入 250 万美元，其中包括投入 100 万美元专门用于样品派发，在 200 场专业会议上举办促销活动，向每一位美国医生发送超过一百封邮件，以及向每一位牙医发送 7 封以上的邮件，因此立达公司急需打破许可证的僵局。

与此同时，正在等待自己的四环素制造方法获得专利批准的百时美实验室，也需要产品专利许可证。当百时美实验室无法获得产品专利许可证时，它便用一纸诉状将辉瑞公司告上了法庭，而辉瑞公司自己的专利许可证看起来也蒙上了越来越厚的阴影。显然，辉瑞隐瞒了一些原始发现的相关信息，导致自己的专利要求也受到影响。

唯一能让所有人皆大欢喜的解决方案是交叉许可证：海登公司授予美国氰胺公司自己已经提交申请且尚待批复的四环素制造方法许可证，然后美国氰胺公司撤回对四环素分子的专利申请；同时，辉瑞公司授予美国氰胺公司、立达公司生产四环素的许可证作为其撤回专利申请的回报。基于竞争对手的律师在董事会内部发出侵权终止函要比董事会向外发布侵权终止函所制造的麻烦少一些的想法，辉瑞公司和美国氰胺公司最终同意授予百时美实验室交叉许可证：百时美实验室可以继续生产四环素，但只限于给施贵宝公司和普强公司供货。

这一和平协议对达到彼此预定的目标而言功不可没：稳定了四环素类抗生素的价格。该药品的价格从 1948 年到 1952 年已经下降 2/3，但在协议签订之后的十年中，其销售价格相对稳定。1951 年，立达公司生产的金霉素占美国广谱抗菌市场份额的 41.5%，虽然五年后下降到不足 12%，但其四环素产品阿米环素占该公司总销售额的 66%，同时该公司的总利润 4 300 万美元几乎都来源于这一产品。挣钱的不止立达公司，施贵宝公司销售的四环素品牌为“斯泰克林”，普强公司的四环素品牌为“潘霉素”，就连百时美实验室在突破了原先交叉许可证的限制之后，也立即推出了自家的四环素品牌“多环素”。[①]

虽然从化学的角度讲，这几家公司销售的药物并没有本质区别，但他们之间的竞争却没有停止。由于他们不再竞相提供更具优势的产品，并且一致同意不打价格战，因而谁占领的药品市场份额最大，谁就会成为最大的赢家。在这里，我们无意贬低辉瑞公司在研究和生产产品方面的巨大成就，而是想说明这几家公司在营销方面各有千秋。

他们的营销老师就是颇具传奇色彩的人物——广告执行官阿瑟·M. 萨克勒博士。

萨克勒被评论家们称为“20 世纪最能忽悠的广告人之一”，[②]但他在学术上的成就却是备受瞩目的。1937 年，萨克勒毕业于纽约大学医学院。1938 年，他顺利完成了在皇后区克里德莫尔州级医院的精神病科住院医生岗位的实习工作，并创建了治疗研究实

---

① 对于美国联邦贸易委员会（FTC）而言，这极像一个限制贸易的阴谋，因此违反了《舍曼反垄断法案》。1958 年，这三家公司及其首席执行官，美国氰胺公司的威尔伯· G. 马尔科姆、辉瑞公司的约翰·麦基恩及百时美的弗雷德里克·施瓦茨被 FTC 以合谋限制竞争和固定价格的罪名起诉。这场诉讼持续了 24 年，直到 FTC 终审败诉。

② 萨克勒博士还是闻名遐迩的 20 世纪最伟大的艺术收藏家之一，他的遗赠分别陈列于普林斯顿大学美术馆、哈佛大学艺术博物馆、布鲁克林博物馆、史密森尼博物院，以及最著名的大都会艺术博物馆的萨克勒展厅。

验室。随后多年里，他发表了150多篇研究论文，大部分都是关于鲜有人涉猎的神经内分泌学和精神分裂症的代谢基础领域。然而，他在医学历史上的显著地位源于他对人类行为的深入研究。1942年，他加入威廉·道格拉斯·麦克亚当斯广告公司，不久后他收购了该公司。

当才华横溢、雄心勃勃的医生适逢其会地邂逅了精深微妙的广告业及看似取之不尽用之不竭的“神药”之后，医学历史也随之被改写。在药品销售市场上，初出茅庐的辉瑞公司和竞争对手相比，未能与医生和医院建立长期稳定的合作关系，因此萨克勒建议，辉瑞不仅要通过一对一的电话销售来说服医生们使用土霉素及辉瑞生产的四环素“四辛”，还要通过《美国医学会杂志》（JAMA）来提升他们的销售额。他的策略非常明确，至少在人们对该事件的回顾中是这样的。在1952年之前，几乎没有品牌药物在JAMA上做过广告。这家美国历史最悠久的医生们订阅的杂志能更好地向读者们推广一般医用产品，例如：“医生们使用格里内尔牌手套后再无顾虑！”当然还有无处不在的香烟广告：“更多医生青睐骆驼牌香烟！”尽管JAMA大力支持商家刊登广告，但根据中世纪杂志发行的标准，商家在JAMA上刊登的广告并不多见。当时，生产处方药物的公司（对于他们的名字，医生们已经熟知）仍然恪守医药与营销之间的界线。

尽管如此，到1955年，JAMA登载广告的页数远远超过了《生命》杂志，品牌广告的页数骤增到500%，这些广告几乎都来自萨克勒的最重要的客户。从1952年开始，辉瑞购买了JAMA

所有抗生素广告的三分之二。如果这还不够的话，1952 年到 1956 年，JAMA 发行的每一份杂志在进入成千上万名医生办公室的时候，都夹着辉瑞公司印有广谱抗菌药品广告《Spectrum》的居家通讯。辉瑞公司精心设计的广告铺天盖地，引人注目。其中一个类似于视力检测表的广告这样写道：

O

CU

LAR

INFEC

TIONS

RESPOND

TO BROAD

SPECTRUM

TERRAMYCIN

（广谱抗菌药土霉素治疗眼部感染非常有效）

土霉素可以治疗眼部感染、呼吸系统疾病、皮肤破损等。最大化土霉素的潜在应用人群是辉瑞公司的营销策略之一。为了践行这一策略，辉瑞承诺要“将撒旦变为天使”，为儿童生产了樱桃味的土霉素口服剂。

*

不同品牌的四环素生产商争夺市场份额，极尽所能地为其神奇药品开发可能的用途，这也让他们找到了意料之外的商机。

所有借助抗生素革命的东风而开始迅速发展的制药公司，都至少从 20 世纪 30 年代就开始生产维生素了。制药公司花费数百万美元从威斯康星大学校友研究基金会购买通过紫外线照射向牛奶中补充维生素 D 的技术许可证，新西兰的葛兰素制药公司一跃成为英国维生素的重要供应商。1940 年，维生素销售额占默克公司总销售额的 10%，而维生素的销售收入也在德国的法本公司和法国的霍夫曼 · 拉 · 罗氏公司的总销售额中占据重要比重。维生素缺乏导致出现从维生素 C 缺乏病到佝偻病的几十种人类疾病，这一发现引发了人们对维生素强化饮食的热情，这种热情一直延续至今。①

其中一种最危险的疾病早在维生素被发现之前就已经被发现和命名了。近一个世纪以来，医学界已经认识到恶性贫血症是由于缺乏导致制造红细胞所需要的（从 19 世纪中期开始被称为）“内因子”所导致的。恶性贫血症有时也被称为“阿狄森贫血症”或“比尔默贫血症”（英国的阿狄森医生和德国的比尔默医生首次发现了这个疾病），这种病可以通过吃大量的小牛肝来治愈，后来还可以通过吃动物肝汁和肝精来治愈。直到 1938 年，由默克公司的卡尔 · 福克斯领导的研究团队才发现了肝脏中存在着可以弥补患

① 通常人体必需的维生素有 13 种。1913 年，人类发现了第一种维生素（视黄醇，维生素 A 的一种成分；最后一种被发现的维生素是维生素 B9，被发现于 1941 年）。而在此之前的几个世纪，人们已经认识到很多疾病是由于缺乏维生素而导致的，如缺乏维生素 C 会引发坏血症。

者所缺乏的“内因子”的救命成分：维生素 B12。

从胃肠道炎症到免疫系统疾病（如狼疮），再到乳糜泻，等等，有十几种严重的疾病可以通过在饮食中添加维生素 B12 而获得改善。然而，随着医学界对越来越多的维生素疗效的认识，他们也犯了大量情有可原的错误。例如，尽管缺乏某种特定的维生素（维生素 C）通常是导致坏血症这种严重疾病的原因，但反过来推断却是行不通的。虽然摄取过少的保持健康所需的维生素会导致疾病，这并不等于摄取过量的维生素会保持健康。这对包括大多数医生在内的人而言是一个很难理解的事情。这也解释了为什么当前有些人误以为每日服用超过推荐量 5 倍的维生素 C 可以预防感冒。我们主观地认为，只要是好的东西，多多益善。这也是 20 世纪四五十年代的生物化学家们给家畜服用大量的维生素，尤其是“动物蛋白因子”维生素 B12 的原因。

“二战”后，研究人员们致力于寻找一种价格低廉且可以让牛、羊、猪和鸡更加健康的化合物。一些新兴的制药企业雄心万丈，因为他们的研究人员也渴望发现这样的药物作为对抗疾病的新型武器。立达公司的生物化学家托马斯 · H. 朱克斯就是这些研究人员当中的一个。朱克斯从一份已经出版的文献综述中了解到：默克公司的研究人员发现，瓦克斯曼此前发现的放线菌——灰色链霉菌——不仅可以制造链霉素，还可以制造维生素 B12。他希望自己也能从土壤中找到类似的细菌，具有一箭双雕的医疗价值。1948 年，朱克斯收到了一份金霉素样品，用于鸡的实验，她试图为动物蛋白因子找到一种更廉价的资源来取代动物肝精。金霉素用于饲养动物的成本要低很多。金霉素样品的剂量非常有限，只够朱克斯和他的同事罗伯特·斯托克斯塔德在几只生蛋的母鸡身上做实验。这几只母鸡处于被设定的饥饿状态，致使它们下的蛋所孵出的小鸡通常会在两周内死亡。朱克斯和他的同事们希望金霉素生产的蛋白质因子维生素 B12 可以挽救这些小鸡的生命。

实验结果让所有人感到惊讶。实验中他们给 12 只小鸡使用了金霉素，给其他的小鸡使用了动物肝精，而控制组的小鸡什么都没有用。用了金霉素的小鸡远远比正常喂养的母鸡的蛋所孵出的小鸡生长得快，这是意料之中的。但出乎意料的是，这些小鸡的生长速度竟然超过了使用动物肝精的小鸡。原因不可能是维生素 B12，而是抗生素本身的某些成分加速了小鸡的生长。[1]实验证明，金色链霉菌将为另一个完全不同的领域制造“黄金”。

用于人体的金霉素的需求量巨大，以至于立达公司无法为朱克斯和他的团队提供更多的金霉素。朱克斯和当初在邓恩病

---

① 这一现象的机制到目前为止尚不明确。最初的假设（抗生素减少了雏鸡肠胃道中的病原菌数量）在随后的研究中尚未得到证实。当前流行的两种理论之一是：GPAs，或称生长促进抗生素，通过抑制正常生长在家禽胃肠道的肠道菌群而减少了动物消化的“成本”。小鸡用于消化食物的能量越少，它们可用于生长的能量就越多。另一理论是：GPAs（有时是 STAT，即亚剂量治疗）改变了动物体内的微生物群落——动物体内复杂的细菌生态系统，GPAs 通常数量庞大，以至于挤占了动物细胞的资源，减少了其数量，从而达到与动物细胞共同生存的目的。GPAs 通常并不安于现状，而是繁殖力旺盛。根据这一理论，抗生素通过杀死一部分消化系统中的细菌，增加了可消化食物的数量，从而提升了动物的体重。

理学院以变废为宝著称的诺曼·希特利一样足智多谋。他突发奇想——“收集立得公司生产金霉素时废弃的残渣”，然后从发酵后的废弃物中提取微量的金霉素。随后，他将实验结果的样品发给了美国所有的农学家以验证金霉素的效果。当佛罗里达大学的一名研究人员报告说该样品使小鸡的生长速度提升至原来的三倍的时候，立达公司甚至也相信了金霉素的这种威力。于是立达公司开始对农场主销售金霉素：不是以抗生素的名义，而是将金霉素作为维生素 B12 的来源，以逃避 FDA 恼人的监管。

1950 年 4 月 9 日，斯托克斯塔德和朱克斯在美国化学学会的年度会议上展示了他们的研究结果。第二天，《纽约时报》的头版刊登了“神奇药物……是迄今为止发现的最强效的生长促进物质之一”的消息。该报道进一步称，使用金霉素作为补充剂具有跨时代的重要意义，代表着人类将扭转人口不断增长、资源不断减少的生存状态。《纽约时报》甚至推测该药“至今为止不排除具有强化营养的作用”，可能对营养不良和体重不足的儿童有辅助治疗效果。

《纽约时报》把尚未确定的事情当作事实来报道。同年，一篇更令人不安的关于抗生素革命的补充报道讲述了佛罗里达州的查尔斯·卡特医生开始的一项长达三年的研究。在这三年中，他每天为数名智障儿童注射 75 毫克金霉素。在历史上有一个时期，即使像美国这样的富裕国家也担心食物短缺而不是过度肥胖问题（对于以智障群体为实验对象的实验伦理几乎无人问津）。于是，朱克斯可以骄傲地宣称：“补充组的实验对象平均每年体重增加了

6.5 磅，而控制组的实验对象平均每年体重增加了 1.9 磅。”

幸运的是，使用金霉素来加快儿童生长速度的做法并没有流行起来，金霉素也没有被广泛地应用在家畜的饲养上。这要归功于解决了四环素专利之争的和平条约，该条约决定了立达公司不会是唯一一个基于四环素的营养补充剂的供应商。1950 年，辉瑞已经涉足被他们称为“双效组合”的业务，该业务将链霉素和维生素 B12 组合后作为生长添加剂销售。既然将金霉素卖给农场主可以获得高额利润，为什么土霉素不可以呢？ 1952 年，辉瑞的动物营养学家赫布·卢瑟开始了他所称的“猪仔计划”，以寻找一种可以直接喂养小猪的饲料，加速它们的生长，从而降低母猪因为翻身而压坏它们的小猪仔的风险（令人惊恐的事实是：1950 年，超过 1/3 的新生小猪仔因此而死亡）。在实验中，卢瑟使用《威廉·退尔序曲》来唤醒小猪，用《勃拉姆斯摇篮曲》让小猪们睡觉，并使用辉瑞公司注册商标为“特拉拉克”的护理配方来喂养它们。朱克斯则为抗生素革命开辟了另一条战线，这里的战场既非药房也非医院，而是饲料商店。

当我们谈到托马斯·H. 朱克斯的时候，如果不提到他也是一名颇具开创性的进化生物学家，那就谈不上对他的尊重。朱克斯是秉持当代分子进化主流理论的先驱之一，他所主张的这一强大的理论认为“很多进化改变不是适应性的而是中性的”，朱克斯首次将这种理论称为“非达尔文进化”。1968 年，日本生物学家木村资生也提出了这一理论，认为大多数的进化变异性不是自然选择（自然选择认为，适应性传播是为了提高生存概率或者繁殖能力）的结果，而是由于一些并不“优秀”的突变随机漂移而导致的。换句话说，在一段时间内，我们在一个物种中所观察到的大多数变化都是微不足道的，它们与提高生存概率和繁殖无关。[①]

尽管朱克斯在生物界的名声主要基于他在进化方面的研究成果，但他的记者职业生涯为他带来了一生中最高的知名度。他通过《自然》杂志的一个常规专栏名振讲坛，四十多年如一日地批驳伪科学与神创论。此外，他擅长辩论。他为了反对禁止使用杀虫剂 DDT（滴滴涕，化学名为双对氯苯基三氯乙烷）的提案而做的公开演讲至今让人记忆犹新。他认为，通过杀死传播疟疾的蚊子而挽救的无数生命远远比任何可能的生态风险更重要。

但是，到目前为止，他关于抗生素可以加速产肉动物生长速度的发现却带来了最深远的负面影响。这不仅仅因为，或者说主要因为这一发现导致全球范围内对动物蛋白消费的飙升，更重要的是，它使不计其数的细菌病原体与剂量过小而不足以杀死病原体的抗生素接触，从而培养出近十几亿年以来地球上最强大的细菌。

当然，除了在动物饲料中滥用金霉素，还有很多种更重要的原因导致了病菌对抗生素的耐药性。在青霉素被完全分离出来或者进入人体实验阶段之前，厄恩斯特·钱恩和爱德华·彭利·亚伯拉罕就发现，金黄色葡萄球菌制造的酶（青霉素酶）可以切断将β-内酰胺环结合在一起的化学键，从而降低几乎整个抗生素家

① 这类的中性变化有点儿像为图书馆买书，这些书对读者的生活没有直接的影响，但却代表读者潜在的未来价值。

族的抗菌性能。[1] 尽管如此，这一现象一直到 1945 年才被记录下来：一项澳大利亚的研究测试了 159 种金黄色葡萄球菌菌株，其中 128 种是在青霉素问世之前被收集的，另外 31 种来自使用青霉素治疗的病房，只有这 31 种来自病房的金黄色葡萄球菌表现出抗青霉素特性。

但这仅仅是一项研究而已。人们最初对青霉素狂热追捧，从而忽视了耐药性的问题。从 1944 年到 1948 年是最初的抗生素滥用时期，人们在此期间发表的文章似乎都认为医学实践在很大程度上已经转变成为一系列“神药”进行分类的工作。同时，当医生们不确定用哪一种药的时候，他们就把可能用到的药都写入药方。由于各个诊所无条件地接受了最初面世的一批抗生素（即使抗生素不能达到预想的效果，它们通常也是非常安全的，因此这种想法也是可以理解的），以及患者对它们来者不拒的态度，细菌产生耐药性是必然的结果，并且这一现象将很快蔓延开来。

然而，由于朱克斯的发现，细菌对抗生素产生耐药性的概率被大大提升。由于他们的兜售，在所有抗生素中用于动物的抗生

---

① 自 20 世纪 50 年代开始，在合成抗青霉素酶的新药的过程中，研究人员发现了苯甲异噁唑青霉素、甲氧西林和其他比 1945 年首次制造出的青霉素 G 使用范围更窄的抗生素。亚伯拉罕于 1955 年独立分离出其中最重要的 β-内酰胺类抗生素之一——头孢菌素 C，并于 1961 年发表了其分子结构。多萝西·克劳福特·霍奇金通过 X 射线晶体学验证了该分子式。头孢菌素不仅能够有效地抵抗可以制造 β-内酰胺酶的细菌，还可以申请专利。亚伯拉罕比他上一辈的邓恩病理学院的同事们幸运得多，他可以为自己的发现申请专利并从中获得足够的收益，甚至还能为牛津大学林肯学院的头孢菌素信托机构捐赠 3 000 万英镑的初始遗产。

素已经占到3/4，有时，这些药物只限于动物使用。在1939届世界博览会“美食区”展出的奶牛展品包括博登公司的“埃尔西斯”1号奶牛。这头奶牛曾患乳腺炎，1940年5月，在接受短杆菌肽（因毒性过强，所以不能用于人体）治疗后痊愈。20世纪50年代，由于使用青霉素治疗奶牛的乳腺炎，并在奶牛将青霉素排出体外之前挤奶，在英国和美国，多达10%的食用牛奶受到青霉素的污染。

在这段时期，抗生素的使用或多或少地受到人为因素的影响，因为使用金霉素不仅可以治疗（甚至预防）动物感染的疾病，还可以加速它们的生长，同时用药量也不大：通常在两周的疗程中，每吨饲料所需要的药量大约为200克，这些药量虽然远远不够阻止细菌感染，却足够让动物在尽可能短的时间内长到可以屠宰的重量。事实上，就如亚历山大·弗莱明的霉菌汁和塞尔曼·瓦克斯曼的土壤一样，这种用药方式增加了某一浓度的抗生素与大自然亲密接触的机会。

在这种情况下，抗生素的性能也发生了改变。人们对于细菌具有抗菌性（即一些细菌制造的物质对其他细菌具有高毒性）这一现象的标准解释历来都带有强烈的军事化意味，同时会对其加上拟人化的措辞：细菌（和青霉菌之类的霉菌）制造被我们称为“抗生素”的分子，亘古不变地通过霍布斯“一切人对抗一切人的战争”方式保护自己。

这样解释貌似有道理，但事实是细菌制造的物质在自然环境中通常无毒。

在自然发展史中，抗生素并不是最引人注目的。在数十亿年的自然选择过程中，单细胞生物也进化出防御机制。通常，抗菌分子在本质上不是一种武器。不同的菌群对于低浓度抗菌分子的反应各不相同，大多数是积极的。生物学家们称很多抗生素是“密闭的”：低剂量对菌群有益，甚至能促进细菌生物膜的形成。细菌生物膜是像一种多聚体“胶水”一样的基质，将细菌细胞结合在一起，以使它们在遭遇动物免疫系统和抗生素本身时的性能更加稳定。

四环素尤其如此。事实上，低剂量的金霉素和土霉素及其他所有与之相关的抗生素会提升大量病原体的毒性。亚剂量的四环素可以帮助细菌形成所谓的 III 型分泌系统，该系统是构成所有病原体的军工厂的关键要素：相当于一种微小的皮下注射器，革兰氏阴性菌（例如沙门氏菌、衣原体，甚至黑死病病原体）用它来将自己注入动物的细胞内。

这就是给数以百万计的猪、牛和鸡喂食亚剂量的抗生素似乎比最优策略更加危险的原因。[①] 它可能筛选出耐药菌：仅仅杀死最弱的细菌，也就是杀死那些对抗生素几乎没有耐药性的细菌，同时让更强大的细菌生存下来。由于太多的暴露于低剂量抗生素环境中的细菌对抗生素产生了激效反应，存活下来的细菌会不断获得更广泛的致病性武器。用于促进家畜生长剂量的四环素不但不

---

① 即使从纯经济学的角度而言，它的优势也是不明显的。2007 年开展的一项研究表明，使用亚剂量抗生素的鸡饲料的成本完全高于这些鸡体型增大所带来的价值。

能抑制绿脓杆菌之类细菌的生长，还会增加包括肺炎、感染性休克在内的几十种疾病的感染概率。

然而，在20世纪50年代，制药企业未能预见这些后果，更不用说医生、病人和监管机构了。即使他们关注抗生素在饲料中的应用，他们也只会为使用了抗生素后牛肉、猪肉产量的增加而欢欣鼓舞。当时的抗生素，尤其是广谱抗生素，被认为是一种纯粹的福佑，是医学对抗感染性疾病的最终胜利：一个奇迹，一个美国人和欧洲人开始觉得理所当然的奇迹。

但期待奇迹的社会迟早会失望的。

第八章

小家伙惹出的大乱子

℞

氯霉素事件成了一个发人深省的寓言故事，

人们认识到抗生素药物在创造奇迹的同时，

也让人类付出了沉重的代价。

塞尔曼·瓦克斯曼和艾伯特·沙茨发现链霉素后，全球各大制药公司也开始不遗余力地从各个地方收集土壤，试图发现另一种神奇药物。这一方法被反复地应用，屡试不爽。

随着一种可以制造粗渗出物的细菌被发现，世界将迎来新的伟大的抗生素，它的发现者是礼来公司的菲律宾医生阿贝拉多·阿圭拉。阿贝拉多·阿圭拉在菲律宾伊洛伊洛省的土壤样品中发现了这种细菌，并于1949年将土壤样品寄给礼来公司印第安纳波利斯总部的詹姆斯·麦圭尔进行检测。该样品中还含有一种生命力极强的链霉菌，被称为“红霉素链霉菌”，是第一种大环内酯类抗生素红霉素的来源。大环内酯类抗生素和青霉素一样，可以有效对抗革兰氏阳性病原体，只是机理不同：大环内酯类抗生素会抑制病原体合成关键的蛋白质，而不是腐蚀病原体的细胞壁。

和新近崛起的制药公司如辉瑞和默克相比，美国礼来公司堪称一家老字号制药公司。该公司由礼来上校于1876年创建，是当时“美国西部地区唯一一家专门从事药品生产和销售的公司”。当时公司主要销售草药，别出心裁的药品成分名字让人听了之后印象深刻，如“熊膳”“划船杯”“驱虫籽”等。礼来上校的孙子也叫礼来，小礼来在1907年（同年，埃利希首次将可以消灭病原体而不会杀死宿主的药称为“魔弹”）毕业于费城药剂学学院并加入礼来公司，此后不久就成为礼来公司的生产总监。在某种程度上，小礼来就是一个美国中西部版本的乔治·默克：一位受过专业训练的20世纪的成功实业家，具有振兴企业的强烈使命感，而他的热情正如他的印第安纳州同乡詹姆斯·惠特科姆·赖利所写的诗那样，单纯，真诚，令人伤感。在“二战”期间，当礼来公司马不停蹄地为美国海外军队生产血浆的时候，小礼来发表了著名的评论：“任何人试图通过捐献的血液来谋取利益都是不正当的。”

小礼来的传记作家通过信手拈来的小例子就可以强调他涉猎广泛却也浅尝辄止的兴趣爱好。小礼来曾是弗雷德里克·温斯洛·泰勒①时间运动研究的狂热追随者；曾是对家乡印第安纳州的美洲土著文化有着特殊兴趣的业余考古学家；是资深的艺术收藏家，主要收藏中国画和陶器；也是喜欢使用童谣韵律的作家；痴迷于自我改进乐器键盘，酷爱斯蒂芬·福斯特的音乐；并且几十年如一日地赞助届时已经过气的学术领袖选拔活动。②小礼来在有

① 弗雷德里克·温斯洛·泰勒（1856—1915），美国管理学家，一生致力于研究如何提高生产效率，被后世称为“科学管理之父”。

② 其中最著名的是俄裔社会学家彼蒂里姆·索罗金和福音派心理学家埃内斯特·利贡。尽管现在的大多数人不知道利贡是何许人也，但在20世纪30年代，他曾因其“性格研究项目”而举世闻名，该项目以基督教为主题，结合了价值观教育和个性评估。

生之年还是美国六大最慷慨的慈善家之一。如果 1922 年他没有和弗雷德里克·班廷、J. J. R. 麦克劳德及查尔斯·贝斯特一起在多伦多大学会面，他的遗产将得以保全。在这次会面时，小礼来劝说其他人共同建立一种开创性的伙伴关系，将礼来公司发现的胰岛素开发成为一种商业产品（礼来公司为项目命名为“伊尔汀”，并于 1923 年启动该项目）。正所谓“行善事者天佑之”，很难有对手能超越礼来公司，直到 1975 年，礼来公司生产的救命药胰岛素仍占据全美国市场份额的四分之三。

而胰岛素并非礼来公司在 20 世纪 50 年代之前唯一的伟大创新成果。20 世纪 40 年代，该公司的实验室生产了镇静剂吐诺和被广泛使用的防腐剂硫柳汞。礼来公司的销售额从 1932 年的 1 300 万美元飙升到 1948 年的 1.15 亿美元——21.7% 的利润让礼来公司觉得“高得令人难以置信”。尽管礼来公司也是青霉素项目组的成员之一，并且曾经一度是默克公司链霉素的第一大经销商，但它并不是第一波抗生素革命的主要参与者，直到阿贝拉多·阿圭拉的土壤样品抵达印第安纳波利斯，情况才开始发生戏剧性的转变。

三年后，麦圭尔为他命名为“红霉素”的新药申请了一项专利，这是一种“具有抗菌性的新化合物”。这种药的合成研究历经了几十年才得以成功。罗伯特·伯恩斯·伍德沃德（因为成功合成了红霉素，在去世后获得了荣誉）在 1956 年曾写道“尽管我们有着诸多优势，但目前，合成红霉素似乎看不到任何希望”，但这不妨碍礼来公司使用久经考验的发酵法来生产红霉素。1953 年，礼来公司开始销售自己生产的红霉素——依诺替新。

在抗击感染性疾病方面，红霉素从前是，今后也将是一种强大的武器。但是，人们对依诺替新这类窄谱抗生素的热情永远也没有对四环素这样的新广谱抗生素的高涨。销售广谱抗生素的利润占辉瑞、雅培、百时美实验室、施贵宝及普强公司利润的 50%。这五家公司销售的不同版本的四环素，瓜分了三分之二的广谱抗生素市场。

那么另外三分之一的市场呢？ 1950 年年初，就在辉瑞公司的约翰 · 麦基恩携手阿瑟 · M. 萨克勒力图彻底改变药物广告现状的几个月前，麦基恩为他的一个竞争对手提供了氧四环素化合物的市场销售权。然而，辉瑞的董事长认为土霉素是辉瑞自己的广谱抗菌药的直接竞争对手，因而否决了此事。被拒绝的那家公司名叫帕克–戴维斯，它的产品是氯霉素。

帕克–戴维斯公司当时是美国历史最悠久、规模最大的处方药生产商之一。令人困惑的是，处方药虽然受专利保护，但是与有明确的标识，并且需要医生的医嘱才能购买的“专利药物”并不相同。帕克–戴维斯公司的历史可以追溯到 1866 年。当时，当过铜矿采矿工人，开过五金店的赫维 · 科克 · 帕克与塞缪尔 · 皮尔斯 · 达菲尔德博士共同做起了药材生意。达菲尔德和纽约的爱德华 · 罗宾森 · 施贵宝一样，销售美国内战时期共和大军的军需用品蒸馏酒精，并销售“醚、硝石甜酒（硝酸乙酯，混合高浓度酒精，这类白酒用于治疗感冒和流感）、液态铵（原文如此）、霍夫曼（原文如此）、镇痛剂（醚和醇，用于止痛）、汞膏等”。 1867 年，

22 岁的销售员乔治 · 所罗门 · 戴维斯成为该公司的第三位合作伙伴。在 1871 年达菲尔德退休的时候，该公司改组为帕克–戴维斯公司，帕克为该公司首任董事长，戴维斯任总经理。

与此同时，帕克–戴维斯在全球范围内征集异域药物，并因此而声名大振。仅 1871 年，该公司就派人远赴美洲中部和南部、墨西哥、太平洋西北部及斐济群岛寻访药物。1885 年 1 月，乔治 · 戴维斯读到年轻的维也纳神经学家（当时还不是精神分析之父）西格蒙德 · 弗洛伊德臭名远扬的《尤伯 · 科卡》一文中的如下内容：

> 0.05~0.1 克古柯能让人感到兴奋和获得持久的愉快感，这种感觉和正常情况下健康人的愉快感没有任何差异……服用的人看起来别无异样，很难看出来他服用过任何药物。

戴维斯立刻派自诩为“植物学家和生药学专家”的医生亨利 · 拉斯比到南美洲进行“不同品种古柯的批判性研究”。

拉斯比“历时 11 个月，乘坐独木舟和木筏在马德拉河和亚马孙河上漂流了 4 000 英里，经历了重重困难，九死一生”。此行成为该公司创建初期的传奇故事中的一部分，公司业务从此蒸蒸日上。拉斯比回公司后不久，该公司将可卡因用在帕克–戴维斯生产的几十种产品之中，包括古柯叶香烟、古柯酒及可卡因吸入剂（戴维斯甚至聘用弗洛伊德来亲自对比帕克–戴维斯公司与默克公司的可卡因产品）。

可卡因成就了帕克–戴维斯公司，但该公司的成功故事不止于此。不到 20 年，帕克–戴维斯公司就开发了 50 种新草药，这些药都被收录在（目前为止仍是非官方的）《美国药典》中。其中一种据称能够“恢复性功能”的药物名为“达米阿那、磷及马钱子”（达米阿那是一种生长于得克萨斯州和墨西哥的野生灌木，有让人兴奋的作用，纳克斯即马钱子或称“士的宁”）。其他药物包括“达菲尔德浓缩药液提取物”，含附子、颠茄、麦角（是“圣安东尼之火”症状的致病元凶）、砷、汞等成分。所有药物的成分都是提纯后的成分（该公司的座右铭是“制造真正的药物”），但这也是对笃信“自然”等于“安全”的人们的危险警示。事实上，帕克–戴维斯的药品目录中的每一页都包含一种疗效不佳却危害极大的药物。

到 20 世纪初，帕克–戴维斯公司已经拓展到对印第安纳·琼斯式冒险活动依赖程度较低的领域。19 世纪 90 年代末，该公司销售埃米尔·贝林研制的抗白喉血清。1900 年，帕克–戴维斯公司的出生于日本，毕业于英国格拉斯哥大学的化学家高峰让吉分离出肾上腺素，该药的销售名为阿德里纳林，用于收缩血管，对于外科医生特别是眼科医生而言，这种药是无价之宝。该公司在国内外迅速扩张，在加拿大、英国、澳大利亚、印度纷纷开设了办事处。1902 年，帕克–戴维斯公司在距离其底特律总部几个街区的地方开设了美国首家全范围的药物研究实验室。1938 年，帕克–戴维斯公司推出第一种可靠的治疗癫痫病的药——苯妥英钠。1946 年，该公司推出第一种有效的抗组胺药苯海拉明，该药是曾经就职于辛辛那提大学的化学家乔治·里夫舍尔发明的，后来乔治·里夫舍尔离开学术界，成为帕克–戴维斯公司的研究人员。

帕克和戴维斯的继任者们向来喜欢猎奇寻宝，他们对辉瑞的报价不屑一顾，因为他们已经有自己的广谱抗生素。

帕克–戴维斯具有里程碑意义的抗生素开发时间和 OSRD 为青霉素项目召开集会的时间大致相当。1943 年 7 月，帕克–戴维斯的研究主任奥利弗·卡姆会见了耶鲁大学伊顿植物学教授保罗·伯克霍尔德。6 个月后，帕克–戴维斯公司同意资助保罗·伯克霍尔德的研究。

帕克–戴维斯对伯克霍尔德的投资（以及它对南美洲的长期探索）在短短的一年后就获得了回报。1945 年 4 月，德国投降的前一个月，在加拉加斯大学执教兼任帕克–戴维斯顾问的植物遗传学家德洛德·乔治·兰厄姆[①]寄给伯克霍尔德一箱瓶子，里面装的是他从一位名叫唐·胡安·艾奎莱姆的巴斯克移民农场主的农场里收集到的土壤混合物。伯克霍尔德从这些样品中分离出数百种土壤细菌。大多数的细菌都是他们所熟悉的，和伯克霍尔德在一年中收到的 7 000 多份样品中的细菌是相同的。然而，第 A65 份培养出来的细菌是不一样的，它是一个全新的菌种，和瓦克斯曼发现的放线菌有着亲缘关系。伯克霍尔德将其命名为委内瑞拉链霉菌，并对其进行了测试，这些测试和瓦克斯曼及沙茨对土壤菌所做的测试大致相同：将委内瑞拉链霉菌以竖立式的带状摆放在盛有琼

① 兰厄姆在生物学历史上曾两度为他人作嫁衣裳。西奥多修斯·多勃赞斯基也曾经派他为自己开创性的基因研究寻找果蝇。

脂的皮氏培养皿中，而将病原体菌群做水平式排列，希望通过横线和纵线的排列阵势发现一种能够制造新抗生素的细菌。

伯克霍尔德将自己培养的委内瑞拉链霉菌寄给了帕克-戴维斯公司的约翰·埃利希。

约翰·埃利希于 1944 年加入帕克-戴维斯的时候，已经获得植物病理学、真菌学和森林病理学三个学位；曾经在巴特利特木业公司从事树木研究；还曾担任明尼苏达大学青霉素项目副主任，领导该团队进行青霉素辐射变异体的研究。在帕克-戴维斯公司，约翰·埃利希曾招募该公司的所有销售人员参加实地研究项目，发给他们塑料袋，让他们收集土壤样本。销售人员从高尔夫球场、花园和河床采集了几千种土壤样品。[①] 但在伯克霍尔德的样品包裹到达之前，埃利希没有从其他样品中发现任何让人特别感兴趣的细菌。

A65 号培养物不只是有趣。帕克-戴维斯公司的一名研究化学家昆廷·巴茨使用公司发明的专有技术（这种筛选技术可以快速地将分子的数量从几千减少到几十种）分离出了 A65 号培养物中的活性成分。巴茨先将 A65 号培养物、水与 14 种酸度各不相同的溶剂相混合，然后去除水和溶剂，再进行过滤（通过这种方式可以知道分子的大小）。1946 年 3 月，他得到了可以同

① 受瓦克斯曼发现链霉素的影响，这种筛选方式已经成为药物研究人员的一种常用策略，有时候令人头疼不已。1951 年，百时美公司的年度报告中夹入了一个预付费的商业回邮信封，内附指导股东们如何获得“一茶勺微潮但不湿的土壤”并将其寄回公司的说明。

时有效对抗革兰氏阳性病原体和革兰氏阴性病原体的结晶物质。这种物质简直是一种意外的褒奖，它不但耐受性好，对病原体有着超强的杀伤力，而且药效不受青霉素和链霉素的影响，还可以口服而不用注射。帕克-戴维斯的化学家们称它为“陌生的小家伙”。

1947 年 2 月，帕克-戴维斯公司的研究又有了新的进展。化学家米尔德丽德·里布斯托克推导出 A65（其主要成分是有机化合物硝基苯的苯环）的分子结构。早在苯胺染料被广泛应用前，硝基苯就已经作为染料应用了几十年，并且它对于最初的磺胺类药物如百浪多息等都非常重要。硝基苯不仅仅常见，结构还非常简单，帕克-戴维斯就此发现了一种分子结构远远比青霉素、链霉素和红霉素更简单的药物。这意味着这种药物有可能被合成，而不必像早先的几种抗生素（或者新近发现的金霉素）那样只能在发酵罐里培养。如果可以合成，生产成本将大幅降低。更重要的是，药物的效力会更加稳定。11 月，里布斯托克就研制出完整而有效的药物，该公司将其命名为“Chloromycetin”，通常称为“氯霉素”。

在抗生素黄金时代被发现的每一种抗生素，从被发现的那一刻起，都和迄今为止无法治愈的疾病息息相关。青霉素在治疗败血症方面发挥了其神奇的效力；链霉素攻克了迁延不愈的肺结核；氯霉素深受欢迎是因为它可以治疗由昆虫传播的细菌性疾病，尤其是斑疹伤寒。

斑疹伤寒是最精明也最狡猾的杀手，人类如果不幸遭遇携带斑疹伤寒病原体[①]——“普氏立克次氏体”（革兰氏阴性菌）的虱子，通常就会被感染：虱子的消化系统中带有病原体，排便时会排泄出来。人类在被虱子叮咬后抓挠皮肤，虱子粪便中的病原体便会通过皮肤进入人体血液循环系统。几天后，感染者会出现类似流感的症状：发烧、发冷和疼痛。几天后，病人的身体上会出现皮疹，并很快扩散到四肢。如果免疫系统不能消灭这些病原体，就会引发急性脑膜炎：脑膜和脊髓膜同时发炎，脑膜炎会引起谵妄、怕光的症状，最终导致昏迷。感染斑疹伤寒后如果得不到及时治疗，死亡率会高达 10%~60%。

至少在整个 15 世纪，斑疹伤寒一直是人类的灾难，而在此前几个世纪的情况也很有可能是这样的。在现代欧洲历史的前期，斑疹伤寒的流行也是一种普遍现象，尤其是在监狱和参加战役的军队里，恶劣的卫生条件为虱子的传播创造了合适的环境。[②]在历时 30 年的战争中，斑疹伤寒导致 1/10 的德国士兵死亡。两个世纪后，在拿破仑大军从莫斯科撤军的过程中，因感染斑疹伤寒而死亡的拿破仑士兵比俄国士兵还要多。又过了一个世纪后，苏联大范围地流行斑疹伤寒，感染此病的人超过 2 000 万，至少有 200 万人死亡。

美国军方对流行性斑疹伤寒的恐惧由来已久。1943 年，因为担心暴发流行性斑疹伤寒，美国陆军医疗队为 100 多万那不勒斯平民喷洒了富含 DDT 的杀虱粉末。直到“二战”结束之时，这种

---

① 斑疹伤寒与伤寒并不相关，伤寒是由沙门菌导致的。

② 斑疹伤寒的俗称包括“船舶热”“监狱热”和“露营热”。

恐慌仍然没有消失。所以，当美国军方了解到帕克–戴维斯正在开发能够对抗立克次氏体细菌的新药时，他们竭力想促成此事。从1946年年底到1947年年初，沃尔特里德陆军医院病毒和立克次体疾病科的约瑟夫·斯马德尔博士先做了一系列动物实验，紧跟着实施了临床实验。1947年12月，约瑟夫·斯马德尔博士和沃尔特里德陆军医院的另外两名医生自己服用了10天最新研制出的氯霉素，以观察该药是否安全，是否能够完全被排出体外，更重要的是看看该药在体内是否能保持稳定的浓度。帕克–戴维斯公司非常幸运，而那几名以身试药的医生们更加幸运，该药成功地通过了这两项实验。

当沃尔特里德医院的医生们在自己试用氯霉素的时候，根据帕克–戴维斯公司的历史追溯，氯霉素的实地实验也在进行，其中一次实验发生在南美洲。1947年11月，帕克–戴维斯公司的一名临床调查员尤金·佩恩博士抵达玻利维亚。此时的玻利维亚正在流行斑疹伤寒，死亡率为30%~60%。佩恩博士将当时世界上所能供应的所有的氯霉素（大约200克，只够治疗24名患者）带到了玻利维亚，并在阿科斯塔港建立了一所野战医院。佩恩挑选出22名病人（均为艾马拉印第安人）实施治疗，另外50名安排在控制组。称实验结果为奇迹也不为过。治疗开始的第一天，在用药几个小时后，原先高烧超过105华氏度（约41摄氏度）的病人就可以起床了，并要求喝水。治疗组中无人死亡。而控制组的50名病人中只有36名幸存下来，病死率接近30%。

这只是诸多实地实验中的一个。1948年1月，斯马德尔和一个来自沃尔特里德的医疗团队在墨西哥城的实验也获得了类似的结果。两个月后，他们又在吉隆坡展开了同样的实验。在此期间，他们发现氯霉素对被称为“落基山斑疹热”（如不进行治疗，死亡率超过 20%）的北美立克次体病，和被称为“鹦鹉热”的衣原体疾病均有疗效。他们还偶然发现，一位临床表现出斑疹伤寒症状但后来确诊为伤寒的患者也被治愈了，也就是说氯霉素也可以治愈伤寒。①

由青霉素开创的药物生产开发模式，在链霉素和四环素的开发过程中得到改进，现在已经进化为一台开足马力的工业机器：生物学家发现抗生素，化学家提炼抗生素，医生通过动物和人体实验来证明其药效。万事俱备，只欠东风，新发现的“神药”氯霉素目前已经到了准备大规模生产的阶段。尽管里布斯托克的实验已经找出如何合成氯霉素的方法（帕克–戴维斯公司的另外几名化学家已经对该方法进行了改进，并申请了专利），但 1949 年，人们还是通过发酵和合成两种方法生产氯霉素。发酵过程在 35 万平方英尺的建筑内进行，使用的是原先用来培养链霉素和青霉素的发酵罐。

从邓恩病理学院的早期实验开始，发酵都是生产抗生素的重要方式。辉瑞甚至将其位于布鲁克林的制冰厂改建成发酵厂，并修建了一条直达发酵厂的铁路，将原料直接送到工厂里，与将钢

① 20 世纪 40 年代，最可靠的实验室斑疹伤寒检测方式是在受感染者的血液中加入一个变形杆菌菌落，并通过显微镜观察其是否凝集。但这种方式只能检测出不到 40% 的感染患者。

材运送到汽车制造厂的铁路别无二致。帕克-戴维斯公司的工人们每周都会将用于发酵的营养物质，例如小麦面筋、甘油和大量的盐，以及硫酸、碳酸氢钠、乙酸戊酯和去离子水的大罐从车厢上卸下来。用于发酵委内瑞拉链霉菌的培养物分别由不同的实验室制造，在这些实验室中，培养物分别被储存在消毒后的土壤中、浸泡在橄榄油皂的溶液中，或置于冰箱内备用。

抗生素的培养过程也已经做到工业化。工人们先将营养溶液导入容量为 50 加仑的、经过镀镍铬防腐处理的钢罐中，加热到 252 华氏度（约 122 摄氏度）进行消毒，然后注入委内瑞拉链霉菌，使用几年前美国北部实验室首创的洗衣机技术搅动钢罐，再将温度控制在 86 华氏度（约 30 摄氏度），保温 24 小时。随后，将这些混合物转移到容量为 500 加仑的罐中，最后转移到 17 英尺高、直径将近 8 英尺的 5 000 加仑的大罐中进行发酵。

发酵完成之后，要对发酵后的液体进行过滤，去除不再需要的委内瑞拉链霉菌，将 5 000 加仑的发酵液转入 900 加仑的乙酸戊酯中，蒸发到 40 加仑，再将这剩余的 40 加仑溶液分离和浓缩为 2 加仑的溶液。该溶液可以用来提取抗生素晶体。这一过程历时三个多星期，涉及数百名帕克-戴维斯公司的化学家、工程师和技术人员。

1948 年 12 月 20 日，帕克-戴维斯向 FDA 提交了第 6655 号新药申请，请他们批准氯霉素生产，允许帕克-戴维斯公司将此药推向市场。次年 1 月 12 日，FDA 因为氯霉素“根据标注使用是安全、有效的”而批准了这一申请。1951 年，氯霉素占广谱抗菌市场总销量的36%以上，帕克-戴维斯对氯霉素拥有全部的专利权。这家总部位于底特律的公司，仅氯霉素的年销售额就超过5 500万美元，一跃成为世界上最大的制药公司。

“第一”的位置令人艳羡却也极易受到挑战。

*

血质不调是一类疾病的委婉说法，这类疾病攻击人体骨髓中制造红细胞和白细胞的干细胞系统——红细胞、白细胞、粒细胞和血小板。血质不调也可以特指其中的一种或多种物质出现问题，如贫血症是指红细胞数量低于正常水平，而白细胞减少症是指白细胞数量下降或干细胞系统的其他问题。再生障碍性贫血是1888年保罗·埃利希首次发现的一种血质不调疾病，通过消耗血液细胞的各种成分，导致由细胞供氧不足而产生的疲劳、快速淤青，同时无法对感染产生任何反应。病人患再生障碍性贫血后，其身体的免疫系统会完全关闭。

1951年4月的第一周，在加利福尼亚南部的维尔多格山郊区执业的家庭医生阿尔贝·沃特金斯博士向FDA洛杉矶办事处提交了一份报告，主题为氯霉素导致（他认为）他9岁的儿子詹姆斯罹患再生障碍性贫血。詹姆斯在进行肾脏手术的过程中接受了抗生素治疗，并在此后又使用了几次抗生素。4月7日，FDA洛杉矶办事处将此事上报给华盛顿总部，引起了FDA的注意。

在此期间，曾经在海岸巡逻队服役的退伍军人沃特金斯医生把研究氯霉素作为自己毕生的工作。他不仅写信给《美国医学会杂志》，还写信给帕克-戴维斯公司的董事会。沃特金斯迫切的心情是可以理解的：1952 年 5 月，沃特金斯的儿子詹姆斯去世了。此后，他关掉了自己的诊所，只身前往美国东部，希望让 FDA 和 AMA 了解事实的真相。一路上，每当经过小镇和中型城市，他都会停下来，给那里的内科医生、家庭医生，以及任何在医嘱中可能使用过氯霉素的医生打电话，详细记录他们给病人用药的经过。

阿尔贝·沃特金斯走在了质疑氯霉素的最前沿，但他并不是唯一对氯霉素的疗效提出质疑的人。1952 年 1 月，在密苏里州杰斐逊城工作的内科医生厄尔·劳埃德在《抗生素与化疗》杂志上发表了一篇名为《氯霉素引起的再生障碍性贫血》的论文，该论文得出了与题目相同的结论。1952 年上半年，数十篇临床报道甚至更多的报纸文章记录了氯霉素的问题，很多文章都指责帕克-戴维斯公司是谋害儿童的凶手。

如果说帕克-戴维斯在底特律的总部的员工收到这封信的时候觉得很惊讶，那他们就大大低估了这件事情的严重性。在氯霉素获得销售许可证后的三年中，已经有 400 万人使用了氯霉素，几乎没有出现副作用。

1952 年秋天，阿尔贝·沃特金斯将氯霉素可能导致再生障碍性贫血的事情反映到华盛顿特区，并和 FDA 抗生素部门的主管亨利·韦尔奇进行了面谈，敦促 FDA 采取相应措施彻查此事。此前，韦尔奇已经发起 FDA 对血质不调的第一轮调查。

FDA 的调查结果让人十分困惑。调查搜集了 410 例血质不调病人的详细情况，但是没有一例可以明确地判定是由于服用氯霉素所致。有一半患者（233 例）从来没有服用过氯霉素。在另外的 116 例中，氯霉素是医生开的五种或者更多种辅助药中的一种。只有 61 名患者只服用了氯霉素，但他们所有人在接受氯霉素治疗的时候已经患了血质不调疾病。研究人员难以对此做出判断也是因为缺乏数据依据：再生障碍性贫血是一种极其罕见的疾病，发病率低于几十万分之一。因此，在 20 世纪 50 年代，人们很难找出其发病的原因（即使在今天也是如此）。

最后 FDA 得出的结论是，氯霉素如果会导致再生障碍性贫血，不是因为剂量依赖性。这一结果使得氯霉素与再生障碍性贫血之间的关系变得更加扑朔迷离，说得委婉一点儿，这种情况极其罕见。自帕拉塞尔苏斯以来，医学界已经认识到“剂量导致中毒”情况的存在。这不仅仅意味着所有药物在剂量足够大的时候都有毒，也意味着一切有毒物质的浓度越大，毒性就越大。这种“剂量反应”关系对再生障碍性贫血和其他疾病都适用。比如，我们知道苯会破坏骨髓制造血细胞的能力，这是导致再生障碍性贫血确凿无疑的原因之一。当人们生活的环境受到苯污染，且苯在空气中的含量超过 100/1 000 000 时，每 1 000 人中就会有大约 10 人患再生障碍性贫血。而当苯在空气中的含量低于 20/1 000 000 的时候，人们患再生障碍性贫血的概率就会大幅下降——平均一万人中只有一人会患病。

但氯霉素本身并不是导致再生障碍性贫血的原因。让一位病人服用五倍的氯霉素和让他服用五倍量的其他药物，都不会增加他罹患再生障碍性贫血的概率。这不是该药本身的问题。正如氯霉素所对抗的病原体一样，小剂量的药物对抗病菌的效果并不明显，而只有超高剂量的药物才会对人体有害。导致再生障碍性贫血的原理是随机性的。有人会因为服用氯霉素而患再生障碍性贫血，但绝大多数人不会，没有人知道原因。

尽管如此，在“二战”期间曾担任NRC化学治疗和其他药物委员会主席的切斯特·基弗（曾负责青霉素的分配工作）认为：“这些证据充分说明，是氯霉素导致了血质不调，（同时）了解该药的毒副作用是每一位执业医师的职责。”7月，FDA副局长乔治·拉里克在召集美国国家科学院的分支机构NRC审查了调查结果之后，致电帕克-戴维斯公司的执行副总裁霍默·弗里奇，拉里克告诉他：“我们无法继续为氯霉素提供安全认证了。”

弗里奇或许曾经一度担心氯霉素会被禁售，但他的担心是多余的，至少还没严重到这个地步。在FDA举行的氯霉素临时会议上，几乎每一位与会者都认为该药的益处远远大于其风险。甚至连发现早期关于金霉素的报道过于狂热的马克斯韦尔·芬兰也支持继续使用氯霉素。FDA抗生素部门建议为该药使用新的标注而不是限制该药的销售，也没有人建议对医生开此药进行任何限制，从而维护了医生医嘱不受干涉的神圣决定权。①

如果说这听起来像是监管机构在推卸责任，也不无道理。虽

① 迄今为止，关于医疗专业人员的临床决策权之争仍然没有定论。争论双方普遍使用的术语暗示了这场争论——检测、手术或者药物的决策者应当是“体贴入微的医生”还是“千人一面的官僚机构”（无论这些机构所代表的是保险公司，还是保险机构如FDA或者疾病控制和预防中心之类的政府机构）——似乎不太可能很快终结。

然 1938 年的医疗改革赋予了 FDA 药物禁售的权利，但 FDA 极少行使这一权利。相反，FDA 的反应措施（即使面临威胁生命或者健康的风险）仅仅是要求制药公司对药物相关的信息标注进行调整——更换药物的标签。1953 年，FDA 发布了一条关于使用氯霉素有可能导致再生障碍性贫血的警告，但却没有对医嘱调整给予任何指导性的意见。

至此，问题依然没有一个明确的结果。1954 年，AMA 开展了一项调查，该项调查对 1 448 例贫血症进行了分析，发现“从所收集到的数据无法做出统计性的推断”。同时，由于信息不够明确，AMA 认为限制氯霉素的使用“将会限制医生们的治疗行为”。

除了“医生们的治疗行为”变化之快让人目不暇接，有史以来，抗生素革命首次让医学拥有了真正能够对抗感染性疾病的工具包。医生们从此无须针对不同的病人开出不同的药方，他们成为第三方治疗方案的提供方。在发现青霉素之前，所有的医嘱中仍有 3/4 的药物是药剂师根据医生开的药方和医生的指导性意见配置的药物，只有 1/4 的药物可以直接从药品目录中订购。12 年后，医生开具的药物中有 90% 都是品牌药物。同时，药物疗效也大大提升，医生开始完全依赖第三方提供的药物临床信息，而这些“第三方”无一例外均指制药公司。

这并不能说明帕克-戴维斯公司提供的信息不准确，或者临床医生在日常的实践中没有看到药物的效果。氯霉素的药效的确强于其他抗生素的药效：与青霉素相比，它可以杀死更多种类的病原体；它常常会造成听力损坏的链霉素和导致胃肠道反应的四环素相比，它的副作用和麻烦要少得多。[①]因此，有着诸多优势而价格低廉的氯霉素更容易被病人接受。

尽管如此，由于 NRC 的报告，以及随后对标注的更改，帕克-戴维斯的市场地位急剧下降。曾经占该公司总销售额 40%，是该公司接近 3/4 利润来源的氯霉素销售额直线下降。在报告公布后，帕克-戴维斯曾投资 350 万在密歇根州荷兰村兴建了专门制造氯霉素的工厂被闲置了。帕克-戴维斯公司甚至不得不借款支付其 1952 年的税费。1953 年 9 月，《财富》杂志发表了一篇文章，将这个曾经高高在上的公司描述为“四仰八叉躺在路边，条纹裤上裂了一道口子的流浪汉”。

帕克-戴维斯曾经试图高调挽回局面，公布了数十篇实验研究为氯霉素正名，估算了服用氯霉素引发再生障碍性贫血的风险为 1/200 000—1/400 000[②]。但是帕克-戴维斯用错了“武器”，介于实

---

① 尽管如此，一直到 20 世纪 60 年代，人们才了解这一现象产生的原因：由于四环素与钙相结合，如果儿童服用这种药，他们的牙齿会永久变色。

② 由于使用氯霉素而罹患再生障碍性贫血的概率并不是一成不变的。这个数字是用患此病的人数除以使用氯霉素的总人数而得出的结果。这件事情听起来简单，操作起来却非常困难，因为没有人去统计医生的处方上的相关数据，使用氯霉素的总人数只能通过该药在特定年份的总销量除以氯霉素的平均剂量（每位患者的用药量为 3~8 克）来推算。因而 1958 年、1959 年氯霉素导致再生障碍性贫血的概率分别为 1/156 000、1/227 000。到 1964 年，另外一项研究计算出的再生障碍性贫血患病概率为 1/60 000，但这并不能说明该病的死亡风险发生了重大改变。当今最有说服力的估算为：在不使用氯霉素的情况下，死于再生障碍性贫血的概率约为 1/500 000；在使用氯霉素的情况下，死于再生障碍性贫血的概率约为 1/40 000，虽然死亡风险有所上升，但仍然是相当低的。

际患病的临床报告与数据分析之间的任何战斗，临床报告都会赢，尤其是当它导致本应健康的儿童或青少年患病的时候。当时的文章和报纸或详细地或添油加醋地报道了当时再生障碍性贫血的情况。马萨诸塞州的路易斯·温斯特博士在他任职的国家医学会发表了演说，透露了他听说的（只是听说的）40 个病例的情况。洛杉矶医学会报道了两个病例，一例死亡。而阿尔贝·沃特金斯在 FDA 与亨利·韦尔奇进行那次著名的会面的时候，也只收集到 12 个有记录的病例。

甚至客观的统计也可能有问题。1949 年，也就是氯霉素获批销售的那一年，美国再生障碍性贫血最可靠的报告病例数为 638 例。两年后，在几百万人使用氯霉素治疗疾病后，阿尔贝·沃特金斯开始他的“十字军东征”之前，美国再生障碍性贫血报告病例数为 671 例。而到 1952 年，这个数字增长到 828 例。但是，一年 23% 的病例增长率大多是因为人们对该病的意识增强了，大多数医生，包括阿尔贝·沃特金斯在内，从来没有遇到过这种病。更确切地说：在应用氯霉素的地区，血质不调患者人数的增长速度并没有比不使用氯霉素的地区更快。也就是说，不管是否使用氯霉素，再生障碍性贫血患病人数都会增长。

尽管氯霉素和再生障碍性贫血症之间的“因果”关系如此脆弱，经不起推敲，但毕竟它的竞争对手们没有和这种病扯上任何关系。因此，帕克-戴维斯公司不得不面对一个让人不安的事实：土霉素和金霉素有着相似的药效，同样由受人尊重的公司生产，无论对错都不会被几十家报纸和广播电台指责为儿童杀手。

真正将帕克-戴维斯推到 FDA 靶心位置的并不是新闻报纸充满血腥味道的头条报道，也不是 NRC 的研究，而是其公司的推销员。

词源学中将“详情指导员”列为“医药销售代表”的同义词，最早的可靠记录来自 20 世纪 20 年代。从 19 世纪 50 年代开始，专利药物制造商和雅培、施贵宝、帕克-戴维斯之类的处方药物制药公司都雇了销售员，销售员的工作内容十分明确——直接销售药品，然而他们并不总是受到欢迎。1902 年，约翰斯·霍普金斯大学的创始人之一，也是美国最著名、最受尊敬的医生之一威廉·奥斯勒将详情指导员比喻为“药房的‘吹鼓手’”，是“毒害全体执业医师决策能力的危险敌人”。

然而，当奥斯勒写这篇文章的时候，他是在描述一种当时已经大行其道的商业运作模式。19 世纪后半叶，医生们通常在自己的诊室为病人配药，所以需要从“吹鼓手”那里订购药品。到 20 世纪初，医生更愿意让病人们去本地的药店取药。相应地，制药公司会派销售代表对医生进行细节指导——为医生们提供关于药品的详细信息。1929 年，人们已经普遍接受“详情指导员”这个词。在《美国医学会杂志》上发表的一篇文章这样写道：“过去，医学院教了很多关于药品的知识，却很少涉及药物效果的科学性，医生们无从知道为什么选择这种药而不是另外一种。因此医生们倾向于根据‘详情指导员’的意见来开药方。”

当时，全美国只有大约 2 000 名详情指导员。20 世纪 30 年代，虽然从业人数有所增加，但这项工作本身并没有发生太大变化。

1940 年，《财富》杂志发表了一篇关于雅培公司的文章，描述了详情指导模式背后的基础谈判过程。同年，作为放弃当时仍然价格不菲的药物专利交易的补偿，处方药公司获得一项特权，可以与医生建立合作关系。处方药公司不向消费者打广告，他们的详情指导员也不接订单。“详情指导员”的各种待遇都比“推销员”高很多。

或者，他们让医生们相信自己的处方签是实际药品销售的第一站。在《财富》杂志发表这篇文章的同一年，一位未具公司名称的药品推销员汤姆·琼斯写了一本书指导他的同人，在书中他欣然承认：“‘详情指导’事实上就是推销活动，每一位详情指导员都应该时刻记住这一点。”

随着 20 世纪 40 年代抗生素革命的进行，详情指导的过程及详情指导员的重要性都发生了巨大的变化。一本 1949 年出版的详情指导员手册（手册中称详情指导师为“专业服务药剂师”）中这样写道：“具备全面药物知识的‘详情指导员’在公共卫生领域中是最具影响力，并受到高度尊敬的人士之一。在向医学、制药和相关领域普及药物科学信息方面，他们起着至关重要的作用……他们为人类提供了优质的服务。”

医药代表确实为医生提供了服务。1950 年，美国大约有 23 万执业医师，虽然在他们中的绝大多数人毕业的时候首批抗生素尚未面世，但这并不意味着他们没有通过严苛的医学课程考核。1910 年发表的《弗莱克斯纳报告》，由卡耐基基金会投资，在美国医学会的支持下，对当时设立在美国的 155 所医学院进行了审查。该报告引领美国医学教育向高度专业化医学教育转型。[①] 但尽管自弗莱克斯纳之后，学校开始教授医生们大量科学事实（报告中所提出的革命性建议之一就是医学教育必须立足于科学），却很少有学校真正教授医生们这些科学事实是如何被发现的。无论当时还是现在的医生都不必完成科学研究或者评估科学结论。

在第一种抗生素上市之前，医生们对于前沿的医学研究知之甚少并不是什么大问题，至少不会影响到疾病的治疗，因为当时有效的药物实在太少，医学实践的成功也并不取决于是否选择了最适当的药物。而青霉素、链霉素和氯霉素上市之后，制药公司和临床医生之间产生了巨大的信息鸿沟。详情指导员们拥有该公司所有产品的最新信息，包括公司的研究进展、再版的医学期刊文章，以及权威机构和医生的推荐书，甚至还有 FDA 出具的报告。只有那些在学术界或者研究领域的医生了解这些信息，而其他的医生无从知晓。1955 年，艾奥瓦医学院内科主任威廉·比恩这样写道："受到虚无主义治疗思想的影响，通过不断变换安慰剂来实施治疗的一代医生，面对一系列真正具有强大疗效的药物，如磺胺类药物的问世，以及多种有效的抗生素时，显得茫然

① 现在回顾起来，弗莱克斯纳的大多数建议都让人感到惊讶。其中一条建议要求医学院的学生至少要完成两年的大学学业（在开展此项调查的时候，只有 16 所学校有这样的要求）才有资格从事医学工作；另一条建议是，医学院的学生除了上课还要接受临床培训；还有一条建议是，按照欧洲医学院的模式，医学院应当附属于大学而不是独立运作、独立盈利。结果，当美国医学会教育委员会以报告中的优点说服了每个州的执照管理委员会后，美国有一半医学院的营业执照被收回了。

无措……”

于是，制药公司顺理成章地派详情指导员为医生们答疑解惑。当然，在这期间，如果详情指导员能够顺便提升雇主的地位，那么再好不过了。正如 1949 年那本详情指导员手册中所说：“总而言之，专业服务药师的工作就是通过科学的方式销售……他从始至终都是一名销售员。”

通常，进行临床实践的医生们认为讨价还价是理所应当的。详情指导员通常会因为语言风趣、能够提供全面的信息而受到热情欢迎，更何况他们偶尔还会为医生们提供大量免费的笔、午餐和办公室日历。[①] 帕克-戴维斯特别聘请了有资质的药师作为详情指导员，据说，和他们中的任何人见面就相当于参加了一次药物学研讨会。

1953 年，当氯霉素事件暴发的时候，哈里·洛因德 55 岁。他在成年后的大部分时间里都在从事药品推销工作，从最初的本地药店的第一份兼职工作开始，到成长为一名药剂师，再到晋升为猫头鹰连锁药品公司的药店经理。1931 年，他加入帕克-戴维斯公司，成为一名详情指导员，并最终于 1951 年接替亚历山大·莱斯科希尔成为公司总裁。他锐意进取，严于自律，又刚愎自用，从不姑息他人的错误，同时精力十分充沛。

然而，洛因德和他的前任及大多数制药行业的企业领导人不同，他对医疗行业没有做出什么贡献。在一次销售会议上，他对

---

① 随着品牌药物数量的不断增长，这种在旁观者看来超越了职业道德的送礼标准，很快就提升到令人咋舌的水平。详情见本书第九章。

自己的详情指导员们说："如果我们把马粪放在胶囊里，也可以成功地把这种胶囊卖给 95% 的医生。"当他说"卖"的时候，他指的不是通过做广告来销售。通过购买《美国医学会杂志》这类杂志的广告位来做药物广告是可行的，这也是一种让大量医生和其他药物决策人快速获得药物信息的方式。但在药物杂志上做广告不能在制药公司与医生之间建立良好的合作关系或者排他关系，无法识别医生的特定需求。因此，只有保守的、面对面的销售才是最可靠的。尽管威廉·道格拉斯·麦克亚当斯广告公司人才辈出，帕克-戴维斯也不会把这件事情交给他们去做。销售员出身、身经百战的洛因德对这个行业了如指掌，他深信帕克-戴维斯的销售团队不仅能够赢得医生们对该公司的信任，而且其销售团队还是该公司最大的竞争优势。

即使在 FDA 宣布更改药物标签的决定时，洛因德仍然在混淆视听，把这件事情说成是氯霉素的胜利，并在媒体上发布了一条新闻称：（事实上，如果他不是如此张扬的话，后果或许没有这么严重）"FDA 和 NRC 已经正式澄清氯霉素的安全性，对该药在治疗疾病方面的应用范围和剂量不采取任何限制措施（原文用斜体字）……"全美国的医生都收到一封内容与新闻类似的信。另外，信中还暗示其他的药物在引发再生障碍性贫血这一问题上和氯霉素同样可疑。最重要的一点是：洛因德甚至当面对他的销售团队说，那个 NRC 的报告"明确表达了对我公司医务人员的最高敬意"。帕克-戴维斯公司希望利用它的详情指导员团队来挽回该公司最重要的产品所导致的败局。

洛因德从直觉上判断，解决所有问题的方式就是不断增加产品的销量，但这种方式本身就存在问题。当管理人员告诉销售代表，他们是整个公司最重要的人的时候（洛因德常常对他的详情指导员们说，只有他们的工作……当然还有他自己的工作……才是帕克–戴维斯公司最值得做的工作），销售代表们倾向于相信这一点。尽管帕克–戴维斯公司做了很多工作，告知所有详情指导员，让他们将氯霉素的使用风险告知医生们，甚至要求详情指导员们在每一个销售电话结束的时候将《氯霉素使用手册》打开，翻到提示医生们此药有可能导致再生障碍性贫血的那一页，将那一页的内容告知医生。但恐怕帕克–戴维斯公司对销售人员与医生之间的谈话内容已经无法把控，而公司管理者们所能做的只有这么多了。详情指导员“自始至终”都是销售人员，他们收入的40% 来源于销售氯霉素这种单一药物，希望他们忽略自身利益而强调药物风险这个要求显然有点儿过高了。

而要求强调药物风险的 FDA 则十分恼火。FDA 保护公众安全的主要途径就是控制医生和药剂师的信息来源。他们可以审查广告，坚持对特定的药物进行标注。尽管如此，他们的力量对于医药行业最有效的沟通途径——详情指导员而言，可以说是杯水车薪，尤其是对帕克–戴维斯这样的大公司来说。很难说 FDA 是否已经将帕克–戴维斯列为特别监管对象。例如，在 FDA 旧金山办公室召开的一次会议上，一名当地医生指责帕克–戴维斯公司的两名详情指导员使用欺骗性的语言来宣传氯霉素。但毫无疑问，帕克–戴维斯公司认为他们的详情指导员说的是实话。

接下来的五年中，帕克-戴维斯公司在宣传该公司最重要的产品和避免披露关于该产品的危险信息方面铤而走险。他们的大多数举措都能够瞒天过海。销售额一度恢复——1956 年，氯霉素的峰值产量超过 8.4 万磅，尽管在此期间它不得不应付第二次公共关系恶化的冲击。1959 年，6 家医院的医生们开始注意到，接受氯霉素治疗以预防感染（通常认为早产婴儿的感染风险要高于正常出生婴儿的感染风险）的早产婴儿的死亡率呈惊人的上升趋势。那些仅仅使用了氯霉素，或者使用氯霉素和其他抗生素联合用药（如青霉素或者链霉素）的婴儿的死亡率是预期死亡率的 5 倍，原因是一些婴儿无法正常代谢抗生素（这一原因到目前为止尚不明确）。但是在一项反常的组合治疗方案中，接受氯霉素治疗的婴儿不仅病情最严重，同时，一旦他们出现了后来被称为“灰婴综合征”（血压低、发绀、肤色灰白）的症状，他们就会接受更大剂量的氯霉素治疗。患灰婴综合征的婴儿体内的氯霉素血浓度通常高于可接受剂量的 5 倍。[①]

灰婴综合征已经让帕克-戴维斯公司头疼了，而再生障碍性贫血症更是雪上加霜。20 世纪 60 年代初，对再生障碍性贫血的恐慌再一次将氯霉素推到新闻的风口浪尖。这次恐慌很大程度上是

① 临床实验对象很少包括儿童是婴儿对氯霉素之类的药物产生不良反应的原因之一。除了癌症研究（当时也极少包括儿童），儿童的父母通常不愿意让自己的孩子参加双盲随机研究，唯恐孩子可能会被分到控制组而得不到相应的治疗。即使是现在，儿科医生也会定期开一些未标示儿童适用的药物，正是因为通过儿童临床实验的药品实在是凤毛麟角。关于阶段性临床实验的更多内容见本书第九章。

由加利福尼亚南部报纸出版商埃德加·埃尔夫斯特龙引起的。埃尔夫斯特龙的女儿因喉咙疼痛接受治疗后（事实上是过度治疗，几名医生给她开出 20 多剂氯霉素，其中一次是静脉注射）患再生障碍性贫血死亡。于是埃尔夫斯特龙和此前的阿尔贝·沃特金斯一样，也开始了对氯霉素的讨伐。沃特金斯医生虽然受人尊敬但知名度很低，影响力有限，相比之下，埃尔夫斯特龙作为媒体出版商具有更强的号召力。埃尔夫斯特龙是一名资深的媒体作家、编辑和新闻出版商。他一纸诉状将帕克-戴维斯公司和为他女儿治疗的医生们告上了法庭。他还在媒体上发表了数十封分别写给 FDA 官员、国会议员、美国司法部长罗伯特·肯尼迪、美国卫生部部长、教育部部长、福利部部长的公开信，他甚至得到了美国总统的接见。埃尔夫斯特龙借助自身便利的条件可以接触到新闻界人士，因而有足够的能力让这件事情成为全美国关注的焦点：埃尔夫斯特龙本身不仅仅是一名出版商，还是一名合众国际社（UPI）和斯克里普斯·霍华德报系的资深撰稿人，在全美国出版界有数百位朋友。一连几个月，患者的故事纷纷刊登在埃尔夫斯特龙的报纸和业界其他刊物上，包括《洛杉矶时报》的系列报道。这些故事即使是我们在今天读到也会让人心碎：一名少年因为痤疮，在接受 6 个月的氯霉素治疗后死亡；一名 8 岁的小孩儿耳部感染，接受氯霉素治疗后患再生障碍性贫血而死亡。还有几名四五岁的孩子、一名 7 岁的孩子患了哮喘，在经过氯霉素的治疗后死亡。这些孩子的经历都有令人伤感的一致性：所患的无一例外都是无关性命的小病，用于治疗的药物都被认为对身体没有伤害，但后来都导致了皮下出血（身上出现明显的淤青，伴随疼痛）、皮肤损伤、出血，入院输血后症状暂时缓解，但最终都未能逃过痛苦的死亡历程。

这些故事的结论令人扼腕叹息，这也是至今人们对氯霉素事件无法忘却的原因之一。氯霉素事件或者成了一个发人深省的寓言故事（人们认识到抗生素药物在创造奇迹的同时也让人类付出了沉重的代价），或者成了一个关于制药公司贪婪成性、医生们麻痹大意、监管机构监管不力的道德故事。但无论如何，它带给人们的真正教训是微妙的，也更为重要。

虽然抗生素会导致再生障碍性贫血和灰婴综合征，但首要的教训并非抗生素药物不安全，而是在磺胺类药物、青霉素、链霉素及广谱抗生素上市之后，并没有一个判断“不安全”的明确标准。

无论是过去还是现在，对于任何一个病人个体而言，抗生素类药物都是安全的：一位忙碌的医生可以十年如一日地开这种药，而病人最糟糕的副作用莫过于出现皮疹。我们可以回忆一下，就在再生障碍性贫血恐慌时期的前 15 年，人类的所有药物都是由一些疗效不佳且有毒性的化合物组成的。20 世纪之交的药物通常含有有毒性浓度的颠茄、麦角碱、吓人的大量鸦片甚至可卡因。士的宁是帕克–戴维斯公司的达米阿那中的有效成分，托马斯 · 希克斯因为在比赛期间服用了两剂士的宁和蛋清而赢得了 1904 年的马拉松比赛，却差点儿死掉。保罗 · 埃利希和其他人的革命性发现，使得抗生素替代了那些基于汞和砷的混合药物，替代了在治疗病人的同时还毒害他们的药物。没有医生愿意退回到抗生素革命之前的时代。

但几乎可以肯定的是，即使对某一个患者而言，甚至对某一次临床实践中的病人而言是安全的药物，同样可能对另一些人来说是危险的。如果每年只有 1 000 人使用一种致死率为万分之一的药物，很可能在很长一段时期内没有人会注意到它的危险性，当然，大多数医生也不会注意到。在帕克-戴维斯公司根据 FDA 的要求首次为氯霉素标注警告性提示的 8 年后，甚至在相关人员报告首例灰婴综合征之后，AMA 药品委员会发现，医生们还在不断地为病人开具此药，用于治疗“普通感冒、支气管感染、哮喘、喉咙痛、扁桃体炎、混合性尿路感染……痛风、湿疹、精神萎靡、缺铁性贫血等症状”。尽管 FDA 曾经坚持让帕克-戴维斯公司在其旗舰产品氯霉素上标注可导致“缺铁性贫血”的警告，建议医生只在绝对必要的时候才使用该药，但这一做法显然没有起到任何作用。

从大多数临床医生的性格和他们所接受的训练的角度出发，他们很难考虑到只有在调查了大量人群之后才会得出的结果，因为他们每次只能治疗一位病人。无论是在古代还是在现代，医生们所立下的行医誓言都是将病人作为独立的个体来对待，而不是顾及整个社会的利益。虽然第一批抗生素为作为分母的总用药人数带来了戏剧性的改变，但指望医生们像保险精算师那样考虑可能存在的风险是不切合实际的，仅 1948 年一年，就有数千万人使用青霉素治疗感染，400 万人使用氯霉素，从 1948 年到 1950 年，几乎没有出现问题。

但是，如果不能指望医生们做出合理的风险决策，那么又能指望谁呢？如果说氯霉素事件揭露了什么，那就是整个社会在做同一件事情的时候的协作能力非常糟糕。举个例子，在4万名服用氯霉素的病人中患再生障碍性贫血症的病人不会超过一例，相比较而言，5万名服用青霉素的人中会有一人死于过敏性反应。并且，1953年，医生们开具了更多青霉素药物，但所有青霉素的产品介绍中均无须标注FDA责令帕克-戴维斯为其旗舰产品标注的“头骨+交叉腿骨”警告标识。

氯霉素事件也很好地证明了为什么制药公司在判断其产品安全性的时候，一旦失误，将会遭到灭顶之灾。和医生们的情况一样，氯霉素事件也不能归咎于制药公司的道德败坏，而是涉及体制内在的问题，即体制固有的特性而非缺陷。制药公司为了生产抗生素一掷千金，是抗生素革命取得长足进步的直接原因之一。当初那些拒绝为邓恩病理学院青霉素项目投资几百英镑的机构，在不到十年里，就为自己的抗生素项目花费了数百万英镑。同时，这些项目还需要更多的资源——收集越来越多的土壤细菌样本，尝试更新的化学合成方法，建立更大的工厂，以不断提升抗生素的性能并使之更新换代。

这也是氯霉素带给人们的第二个重要教训。制造第一种“神药”不一定要花费很多钱，但制造第二种和第三种的花费却会十分高昂，因为它们必须比第一种更加神奇。这一基本的事实造成了这样一个结果：几乎每一次医学进步都面临着收益递减的风险。

医学的第一轮伟大创新（磺胺类药物、青霉素）带来的收益远远大于随后的创新。开发创新药物的机构，无论是大学实验室，还是制药公司，在药物的改良方面都进行了大量投入。由于证明药物的改良相当困难，投入药物改良的费用往往比研发新药的成本还要高。药物创新的过程需要大量的资金和时间投入，因而制造新药的企业迫切地希望通过药物用途最大化来核算药物开发的风险与收益。虽然乔治·默克和礼来一贯秉承公益精神，但制药公司及学术研究人员始终会热衷于（而非反对）开发新型药物。否则，抗生素革命就不会出现了。

从理论上而言，这也使得抗生素的评估机构应当对所有新药进行最广泛和最公正的评判。因此，1938 年颁布的《联邦食品、药品和化妆品法案》赋予 FDA 权利以监管药品安全。这听起来似乎很明确，但事实上并非如此。在“磺胺酏剂灾难事件”之后的几十年里，事实证明，任何有效的药物都不太可能对所有病人都是安全的。包括 FDA 在内，极少有人能够真正从公众的角度来理解如何权衡药物的风险和益处。

氯霉素事件的第三个教训应该是：不能仅凭一个不良后果的可能性，甚至是这个不良后果的影响大小来权衡药物的使用风险和益处，而应当将使用药物的风险和不使用药物的风险进行比较，并以此为判断标准。从这一点来看，尽管氯霉素因与血质不调疾病之间的联系而声名狼藉，但依然瑕不掩瑜。如果使用得当，氯霉素和青霉素、链霉素、红霉素及四环素类药物一样，其药物价值是超乎想象的。但出于截然不同的动机，制药公司和医生对抗生素的不当使用达成了事实上的高度一致：前者希望将投资的收益最大化，后者希望为病人选择最有效的药物。但氯霉素并非能包治百病：用于治疗斑疹伤寒可以药到病除，但对于脓毒性咽喉炎却疗效欠佳。①

作为一种每年都曾被开具至少几百万次的抗生素处方药，氯霉素销量的增长和最终的下降说明，药物安全不是孤立存在的。衡量任何药物的危险性都需要特定的环境，而衡量它的有效性，权衡它的使用风险同样如此。唯一能胜任此事的机构是 FDA，但《联邦食品、药品和化妆品法案》仅授权 FDA 衡量药品的安全性，而不是有效性。

这种情况必须得到改变。

---

① 世界卫生组织仍然认为氯霉素是不可或缺的药物之一。目前，氯霉素在世界上很多地区仍广泛应用于治疗斑疹伤寒、眼部感染等多种疾病。与此同时，在发达国家，一些新的、改良的抗生素已经取代了氯霉素。尽管氯霉素已经被沿用了相当长的时间，受负面宣传的影响，医生们降低了将其作为处方药的频次，因此细菌对它的耐药性反而远远小于对 β-内酰胺类抗生素和对四环素抗生素的耐药性。

第九章

令人担忧的抗生素乱象

℞

你在寻找下一种“神药”上花费的时间越多，

你能找到它的可能性就越大。

但药物创新的机器是低效且带有副作用的，

它的运营和维护成本奇高。

1924年8月，《星期六文学评论》首期刊物出现在了美国各个报摊。在此后的18年中，耶鲁大学教授亨利·赛德尔·坎比一直担任该刊物的主编。坎比组织了一群在业界颇有影响力的文学评论家为这份周刊撰稿，其中包括散文家、小说家克里斯托弗·莫利和马克·吐温的传记作者贝纳德·德沃托。但是当今，人们对《星期六文学评论》印象最深刻的还是诺曼·卡曾斯的文章。诺曼·卡曾斯于1942年接替了亨利·赛德尔·坎比，一直到1971年都在担任该周刊的主编。卡曾斯任职期间是《星期六文学评论》在发行量和影响力的最高水平时期，该刊物受到来自美国20世纪中叶中产阶级家庭的最广泛的关注。

卡曾斯常常会提醒他的员工："时代需要能够在危机中重塑传统领导力的作家。"也正是如此，在他的带领下，《星期六评论》孜孜不倦地倡导了从世界政府到裁减核武器协定等全系列的绝大多数报刊无法企及的开明的事物。然而，就对于实事的实际影响而言，《星期六文学评论》所刊登的展示危机中领导力的最重要文章，莫过于从 1959 年 1 月 3 日开始的对一系列问题的报道。

这一期的封面上印着小阿瑟·施莱辛格的特写照片，周刊评论的是他的新书《新政的到来》。该杂志的科学编辑约翰·利尔撰写了题为《走下神坛的“神药”》的头条文章，文章的第一行这样写道：“不问病由，滥开抗生素处方的现象令人担忧。”

利尔的受访人物之一，科罗拉多大学医学院儿科主任亨利·肯普博士列举了导致这种困扰的几个原因。第一，抗生素处方通常掩盖了医师诊断出的真正疾病。大多数抗生素药物的疗程为十天，在这期间，通常病人的病情会加重，因为病人真正的病情未得到治疗。第二，尽管通常大多数抗生素的人体耐受性比较好，但是当每天有几百万人服用抗生素的时候，就会有几千人表现出从呕吐到皮疹等抗生素中毒症状。第三，抗生素是所有细菌的杀手，因此，它通常会由于杀死了人体消化道内的“有益”菌而导致胃肠不适。

但最严重的问题是，从普通感冒到偏头痛都千篇一律地使用“神药”抗生素治疗，结果就是在培养细菌的耐药性。利尔在文章中写到病原体菌株的抗生素耐药性“已经在五年前就被医学研究发现”，事实上，他低估了这件事的重要性。早在 1945 年，弗莱明在其诺贝尔奖获奖感言中就警告“在实验室内，将细菌暴露在青霉素浓度不足以杀死它们的环境中，细菌很容易产生耐药性”，即使是在那个时期，细菌会产生耐药性都已经不是有新闻价值的观点了。根据利尔的记载，1954 年到 1958 年，美国的各大医院经历过 500 次因为产生耐药性的病原体所导致的疾病暴发——疾病蔓延速度之快，已经符合地方流行病的正式定义：疾病发作期间，日常感染疾病的人数超过当日治愈的人数。尽管如此，由于是地方性的暴发，这类流行病通常不会成为报纸的头条新闻。

利尔真正感兴趣的是出现流行病的原因。既然医生们知道（或者应该知道）使用抗生素治疗病毒感染几乎没有效果，为什么他们仍会坚持在处方中使用抗生素来治疗病毒感染类疾病呢？尽管一些医生可能知道，大多数抗生素的抗菌性源于破坏细菌的细胞壁，而病毒的主要成分为自由浮动的DNA组，没有也不需要细胞壁。医生们是没有认识到病毒的这一特性会使抗生素在对付病毒性疾病时束手无策吗？数十年来，医生们一直在治疗病人方面夸大其词。奥利弗·温德尔·霍姆斯在建议将所有药物全部倒入海底的那次演讲中曾经坦承："我担心，过分用药的部分责任在于医生这个职业，医生们屈服于自我的虚荣心，而这种虚荣心和治愈实践是分不开的。"利尔给出的答案则更加一针见血，也更加令人愤慨——广告："那些通常对其药品描述措辞谨慎、在业内享有良好信誉的处方药公司在销售抗生素的时候，受到了由多家化学品制造商的麦迪逊大道'强行推销'的排挤和冲击……"

利尔也掌握了很多细节。在一篇题为《隐形医生案例》的文章中，他描写了一本辉瑞公司为医生印制的小册子，意在推广"具有最大潜在价值和最小风险的抗生素方案……四环素–竹桃霉素复合剂……抗生素药物的最佳选择"。小册子上还印了8张名片，每张名片上都有一位医生的名字。其中一位来自马萨诸塞州，另一位来自俄勒冈州。为了使四环素–竹桃霉素复合剂用途广泛这一信息宣传到位，以防万一，其余名片上显示的医生分别来自佛罗里达、亚利桑那、加利福尼亚、伊利诺伊、宾夕法尼亚和纽约，其中包括一名皮肤科医生、一名泌尿科医师及一名儿科医生，这些来自各地区、各专业的医生都是该药的热情的支持者。

利尔试图通过名片上的地址和电话号码与这些医生取得联系。但他发现这些电话都打不通，而他按照地址寄出的信均被退回，退信上标明“无此地址”或者“查无此人”。显然，这些医生和他们所谓的证词纯粹是被杜撰出来的，这仅仅是威廉·道格拉斯·麦克亚当斯广告公司“麦迪逊大道‘硬式推销’”创意撰稿人的杰作。

利尔的文章一经发表，《星期六文学评论 》就收到了大量的来信，既有称赞——“迄今为止最真实、最有见地的文章”，也有质疑——“我认识的医生没有一个人对药品广告有丝毫的兴趣”。辉瑞公司的总裁约翰·麦基恩拜访了该杂志的编辑办公室，他承认宣传手册可能有一些不实之处，辉瑞公司已经采取措施，防止此类事情再次发生。如果说利尔的第一篇文章可能只是在调整焦距，那么他的第二篇文章则直中靶心。《星期六文学评论》2 月 7 日的封面故事《抗生素的认证》恰好在阿德莱·史蒂文森撰写的题为《政治与道德》一文的后面，这显然是一个巧合。《抗生素的认证》这篇文章评论的对象正是 1952 年接待过阿尔贝·沃特金斯的 FDA 官员，名字叫亨利·韦尔奇。

韦尔奇于 1938 年加入 FDA，是《联邦食品、药品和化妆品法案》通过后 FDA 扩招的工作人员，并很快获得提拔。1943 年，他负责管理 FDA 青霉素控制与免疫学分部。1951 年，他被任命为美国抗生素司司长，负责为新药颁发许可证。

几乎就在韦尔奇上任的同时，有人将西班牙精神病医生费利克斯 · 马蒂 · 伊巴涅斯介绍给他。马蒂 · 伊巴涅斯在 1939 年前曾一度担任西班牙卫生和社会服务部副部长。1939 年，在西班牙爆发的内战中，民族主义者获胜，他不得不另谋出路。20 世纪 40 年代，他先后服务于霍夫曼 · 拉 · 罗氏公司（担任该公司的国际销售医学顾问）、温思罗普公司、施贵宝公司等美国制药公司。这位已经移居美国的精神病专家得以近距离观摩抗生素革命的发展，他敏锐地判断出这是一个千载难逢的机遇——不是研发抗生素，而是销售抗生素的良机。抗生素的发现不仅改变了原有的医学实践，也改变了医学实践中的交流方式，开启了药物知识的空前爆炸时期。值得一提的是，青霉素、链霉素、不同版本的四环素、氯霉素及红霉素都是在 1941 年到 1948 年研制出来的，新药的出现速度之快使得原有的销售渠道的拓展速度远远落后于生产的速度。因此，一个可以保证在最短时间内将药品信息传递给最大数量临床医生的公司将会为制药企业创造巨大的价值。

从 20 世纪 50 年代开始，大多数学术型医生认为马蒂 · 伊巴涅斯是个唯利是图的小人，他的声誉此后也没有得到改善，但是他并不虚伪。这位西班牙精神病医生在演讲和文章中明确指出，出钱让他的公司传播药物信息完全是制药公司本身的意愿。他这样写道：“以国际规模来组织、协调、整合浩如烟海且不断增长的抗生素信息，哪一个行业能比制药行业做得更出色呢？”

马蒂·伊巴涅斯制订了一个商业计划。1951 年，他将这个计划付诸实施。他和韦尔奇共同创办了名为《抗生素与化疗》的杂志，该杂志的编辑部成员包括抗生素研究领域的元老级人物：弗洛里、瓦克斯曼和亚历山大·弗莱明。马蒂·伊巴涅斯作为 MD 出版社董事长，负责出版社业务，而韦尔奇则担任编辑。

有了医学研究员的助阵，《抗生素与化疗》立刻就收到了成效，但由于它的内容几乎都是实验科学，所以吸引力非常有限。为了吸引更多对新药临床应用感兴趣的读者，1955 年，韦尔奇和马蒂·伊巴涅斯又推出了另一份杂志《抗生素药物》，一年后更名为《抗生素药物与临床治疗》。这份新杂志是免费提供给医生和其他卫生领域的专业人士的。马蒂·伊巴涅斯和韦尔奇推断，由于该杂志拥有特殊的读者群体，因而会吸引制药公司购买杂志上的广告位。到目前为止，似乎 FDA 中没有人意识到，FDA 抗生素部门的主管一面为一家以盈利为目的且有赖于制药公司支持的杂志工作，一面肩负着审批这些制药公司的申请的责任，这显然存在利益冲突。

对约翰·利尔来说，警钟已然敲响。为了写 1959 年 2 月的那篇文章，利尔对韦尔奇进行了采访，利尔让韦尔奇确认他从这份杂志中获得了丰厚报酬的传言是否属实，韦尔奇回答："我的收入来源与他人无关，（但）我与 MD 出版社之间没有经济利益关系……我和这份杂志唯一的关系是我担任该杂志的编辑，因此我收到的也仅仅是编辑的报酬。"

几个月后，人们就了解到这笔编辑报酬的具体数额了。《抗生素药物与临床治疗》杂志支付给亨利·韦尔奇所有广告收入的 7.5%，外加文章再版所有销量收入的 50%。从该杂志创刊到约翰·利尔在《星期六文学评论》中曝光此事的四年中，这两笔“编辑报酬”一共付给韦尔奇将近 25 万美元，大约相当于现在的 224 万美元。后来人们得知，此前，韦尔奇告诉过几名同事，他在 FDA 领的薪水（年薪 1.75 万美元）勉强够他交个人所得税，他的同事们当时以为他在开玩笑。

虽然从此传统角度而言，鲜有证据表明，韦尔奇收受了制药企业的贿赂，但是，无论这些在该杂志刊登了广告的药企是否就此获得了韦尔奇的批准，从而上市销售抗生素，这些企业通常都会对 MD 出版社感恩戴德，尤其是对韦尔奇本人。举一个简单的例子就能说明：《抗生素与临床治疗》杂志发行的第一年，帕克–戴维斯公司支付给该杂志的广告预付款就达 10 万美元。1961 年该杂志停刊的时候，其账上仍然有帕克–戴维斯预付的 3.8 万美元广告费。该公司慷慨地同意不再索要这笔款项，这笔款项的一半 1.9 万美元则直接被付给了亨利·韦尔奇。

1955 年到 1960 年，辉瑞公司为该杂志的再版支付了 17.1 万美元，亨利·韦尔奇从此笔款项中挣了 8.5 万美元。更令人生疑的是：利尔发现了一封该杂志写给辉瑞公司广告总监的信，在信上，韦尔奇和马蒂·伊巴涅斯恳求他继续支持《抗生素与化疗》。支持费用的报价包括如下内容：“本杂志 2 月这一期的内容将包括韦尔奇博士重新评价制霉菌素（从另一种繁殖力旺盛的链霉菌中提取的抗真菌药物，百时美施贵宝正在大力推广它）与光谱抗菌药联合使用的社论。这篇文章将会为你们提供绝佳的武器，以抵消百时美施贵宝对制霉菌素言过其实的宣传所带给你们产品的冲击。”（刻意强调。）虽然很含蓄，但表达已经足够明确：辉瑞用金钱支持《抗生素与化疗》的回报是——该杂志将会在发表的文章中对制霉菌素进行批评。制霉菌素的竞争对手可以与其销售团队有偿分享貌似公正的批评，并通过销售团队将此信息传递给全美国的医生们。

在那个时代，人们普遍对这类不光彩的行为零容忍。如 1959 年的“电台贿赂案”中，唱片公司付费给电台音乐节目主持人，以播放该公司制作的唱片，以及电视智力竞赛节目丑闻，都曾经轰动一时。对于大多数人而言，亨利·韦尔奇不过是个微不足道的小人物，但这并不意味着没有人会注意到他。利尔发表批评文章的直接后果是：纽约州的国会议员伊曼纽尔·塞勒坚持认为，韦尔奇应当被撤职，越快越好。美国卫生、教育和福利部部长阿瑟·弗莱明博士要求韦尔奇辞职。已经申请因残退休的韦尔奇，在他的出版帝国的资助下，早就过上了舒服惬意的退休生活，对于辞职的需求当然求之不得，于是他很快递了辞呈。

直到今天，亨利·韦尔奇仍然是一名收受制药公司贿赂的典型人物，声名狼藉，甚至比费利克斯·马蒂·伊巴涅斯有过之而无不及，以至于一些别有用意的网站仍然称他为“大型制药公司雇用的大骗子”。他们显然有自己的理由，但他们忽略了更重要的一点，那就是在 20 世纪 50 年代末韦尔奇对于制药业蓬勃发展的重要意义。

韦尔奇和马蒂·伊巴涅斯不遗余力地主张拓展抗生素的广泛

用途。对抗生素用途的延展通常不仅包括与其他抗生素联合使用，还包括与维生素一起使用。在一个典型的案例中，辉瑞制造了一种含有土霉素和“强化型”维生素的药物，用于治疗和预防感染性疾病。辉瑞公司还研究、开发和制造了四环素–竹桃霉素复合剂。该药含 167 毫克四环素和 83 毫克竹桃霉素（与红霉素有着很近的亲缘关系），由于广告中虚构了 8 位医生的推荐词而被约翰·利尔在 1 月发表的文章中曝光。

20 世纪 50 年代中期，最受欢迎的抗生素药物均为“固定剂量复方药物”，如红霉素和青霉素的混合物。这种配方的理念从表面上看无可厚非，其背后的逻辑是两种药物同时使用可以提升药效。早在 1913 年，保罗·埃利希就推荐说它是“对寄生虫同时发动攻击，各个击破……用军事术语来说，就是分队行动，协同作战”。45 年后，制药公司遵循埃利希关于“多多益善”的建议，生产了不少于 61 种固定剂量的复方抗生素制剂。其中含 5 种抗生素的药物有 4 种，含 4 种抗生素的药物有 8 种，含 3 种抗生素的药物有 20 种，仅含两种抗生素的低调药物“只有”29 种。当这些复方药物互相增益的时候，其疗效确实有所提升，比如 PAS 和链霉素联合使用效果不错。但如果复方药物中的抗生素药效会相互抵消，其效果就很不理想，如我们已知的青霉素和金霉素。

无论增效与否，固定剂量的复方药物都对制药公司有着特别的吸引力。在各制药公司都能够销售通用版的四环素或者青霉素的市场中，即使是最有创新能力的企业也能够看到这种药物具有使自有产品从其他产品中脱颖而出的优势。如果他们自己仍未参透这一点，那么费利克斯·马蒂·伊巴涅斯已经迫不及待地要说服他们了。1956 年，费利克斯·马蒂·伊巴涅斯在信中写道：

> 找到抗生素与其他药物的特别组合方式至关重要。这种组合如果能被证明有疗效，可以有效应对当前青霉素和链霉素的价格下跌趋势。广谱抗菌药（即四环素类抗生素和氯霉素类抗生素）很可能最终也会步青霉素和链霉素的后尘。因此，现在开发土霉素、金霉素与其他有效药物的复方产品正当其时……

收信人既不是临床医生，也不是研究人员，而是马蒂·伊巴涅斯的好友，精神病专家同僚，同时也是威廉·道格拉斯·麦克亚当斯公司的广告策划人阿瑟·M. 萨克勒。

然而，使用固定剂量复方抗生素所面临的困境是，广告文案撰稿人尽管很容易为这种药发明一个诱人的名字和包装，但很难让医生和医院相信，某一种特定的固定剂量抗生素组合不仅独特，而且药效更佳。由于精心设计的随机临床实验十分严谨，所以检测固定剂量复方药物中两种抗生素成分的相对优点极其困难，而如果固定剂量复方药物中含有三种或更多种抗生素，那要测出各种抗生素的相对优点根本就无法实现。此外，如果不能够准确测定涉及的病原体（不仅仅是细菌的种类，还有其变异体，或者菌株），固定剂量复方药物很可能在治疗的同时给人带来同样程度的伤害。

使用由布莱德福·希尔创立的双盲随机临床实验来测试固定

剂量复方药物的疗效同样困难重重。因此，在这个看起来似乎回到了前抗生素时期的任性时代，制药公司只能通过成功案例，尤其是推荐书来鼓吹固定剂量复方药物的疗效。

亨利·韦尔奇和费利克斯·马蒂·伊巴涅斯时代开始了。20世纪50年代，无论是在二人举办的杂志的社论中，还是在二人主持的年度学术研讨会的演讲中，亨利·韦尔奇和费利克斯·马蒂·伊巴涅斯都宣称，世界已经进入“抗生素药物的第三纪元……”（第一纪元是窄谱抗生素时代，如青霉素；第二纪元是广谱抗生素时代，例如四环素）。当然，这两位医药出版界的开创性人物都认为，没必要注意这个词是由阿瑟·M. 萨克勒的一位撰稿人提供的，这位撰稿人为了发布四环素-竹桃霉素复合剂而杜撰了这个词。如果进入“第三纪元”的唯一方法是使用个人经验替代随机的临床实验方法，那么RCTs就没有用武之地了。

在1956年的抗生素研讨会上，对垒的双方划出了界限。韦尔奇和马蒂·伊巴涅斯是其中一方，他们宣称：“对一种新药或者新的治疗方案是否有价值的最终裁定，通常取决于它是否有可靠的来源——整个执业医师群体。在长期的实际医疗环境中，执业医师的日常临床实践涵盖了大量病人的情况。就一种药物的真正价值而言，医学实践本身提供了唯一且最终的裁定……”

对阵的另一方是来自哈佛大学医学院的传染病专家马克斯韦尔·芬兰，他早期曾经对金霉素持怀疑态度。此外，还有在1956年曾担任伊利诺伊大学医学院预防医学系主任的哈里·道林，他在哈佛大学桑代克纪念图书馆工作时曾受到芬兰的提拔。芬兰和道林本身都很擅长创造短语，他们指出，放弃经过同行评议的随机临床实验，而根据推荐书来选择抗生素的医生是在极力促成“通过投票来决定治疗方案”。[①] 人人皆知，这种投票的方式极易被操纵。1957 年，哈里·道林在 AMA 年度会议上发表了题为“觥筹交错”的演讲，该演讲稿被多次重印。在演讲中，他攻击了制药公司使用“在肥皂、牙膏、香烟、汽车和威士忌酒的广告中屡试不爽”的推销技巧来向医生们推销药品。

就某些方面而言，从科赫、巴斯德到保罗·埃利希、格哈德·多马克，再到弗莱明、弗洛里及霍奇金的时代，抗生素发现的历史可以解读为认识论的运用，而从罗伯特·伯恩斯·伍德沃德的阐明化学结构的优雅系统到塞尔曼·瓦克斯曼寻找有用的土壤细菌的原始技术，这些伟大创新所开发的创造知识的新方法和这些新知识本身同等重要。同样，无论将灵魂出卖给辉瑞公司或者默克公司看起来多像是一场较量，韦尔奇、马蒂·伊巴涅斯与他们的对手芬兰、道林之间的冲突都是关于认识论的：检验治疗疾病真实效果的最佳途径是什么?

这场战役对于医学实践的重要性再怎么被强调都不为过。数十万美国医生和至少数十万海外医生有史以来第一次受到两种完全相反的力量的推动：第一种是医生完全依赖制药公司提供的药

① 事实上，芬兰曾在十年前反对“过度信赖随机对照实验”，认为对于很多病因学尚不明确的疾病，临床实验未必能够揭示其真相。如果医生们不知道他们所治疗的肺炎是由细菌引起的还是由病毒导致的，即使是精心设计的临床实验所提供的信息，也没有用，并且还会对病人有害，因为它无法掌控症状相似但所患疾病不同的病人的病情发展情况。

物信息开具处方；第二种是医生完全自主决定用什么药物。这两种推动力之间的鸿沟不是关于药物信息本身，而是关于可信度的：哪一种主张值得信任，哪一种主张不值得信任，更重要的是，使用什么认知工具来决定哪一种主张可以被信任。

这场冲突貌似很简单。医生们仍然受到极大的尊重，因为他们至少在名义上有义务将病人的利益放在第一位，而无论制药公司对人类做出的贡献有多大，它们仍然是逐利的企业。当然，其中还有一些更复杂的因素。无论如何，医学实践和医院的运营同样属于商业行为，药物发现带来的荣誉感和股票期权对制药公司的研究人员有着同样的激励作用。更深层的原因是，特权人士的知识凌驾于集合的证据之上，这样的情形体现在对急性病的诊疗上。医生们以对临床实践经验的自信而著称，倾向于相信他们通过治疗十几名病人所得出的结论，而他们甚至会忽略一项调查了上千名他们从来没有见过的患者的研究结论。解决方案之一就是集合所有医生的结论，而不是单凭某个医生的结论来评估药效。但是在 1953 年，AMA 已经停止签发允许药物在 JAMA 上做广告的“正式许可”，并且至少是在形式上，解散了监管机构——药物和化学理事会。

面对这些认知和政治的挑战，对于抗生素革命的关键认识论问题“我们如何判定医疗干预措施是否发挥了作用”，仍然没有答案。由于医疗决策过程越来越复杂，同时所有人类行为的认知偏差越来越大，这个问题看似不可能被解决。尽管如此，在“对于单个临床医生的诊疗信赖度是多少”这一问题，20 世纪的医疗行业已经给出了答案。对于流行病学家和公共卫生研究人员而言，医生说的最可怕的话就是任何以“根据我的经验”开头的句子。

*

约翰·利尔在《星期六文学评论》上发表了那篇文章的11个月以后，为了解决药效的认识论危机，华盛顿哥伦比亚特区一直没有召开听证会。人们可以从听证会组委会（参议院司法委员会下属的反托拉斯、反垄断的监督机构）的宪章中猜测出来，该组委会的初衷是审查制药公司如何定价及销售其产品。

一项对药品定价的调查已经在酝酿之中。1953年，FTC的经济学家约翰·布莱尔劝说该委员会的负责人开始一项针对药品制造和销售企业的调查。尽管客观地说，布莱尔对大型企业并不友好（1938年，他发表了一篇题为《毁灭的种子——资本主义的功能性弱点的研究》的评论文章，认为“资本主义和其可能的未来不会太乐观”），但他的主张并非关于意识形态的。他调研的医生和药剂师为他提供了所有品牌的广谱抗生素的价格，无论是金霉素、土霉素还是氯霉素，价格都相差无几，这种情况还将继续下去。通过初步调查，布莱尔发现，造成这一现象的原因是在四环素和平条约推行之后各大制药企业所签订的品类繁多的交叉许可证和合作营销策略。比如，帕克-戴维斯公司的情况正如布莱尔所说：“销售我们调研的51种主要抗生素药物中的20种，但只生产其中一种：氯霉素”。

大范围反垄断调查的时机似乎已经成熟，但布莱尔无法说服委员会开展调查。因此，他采取了迂回的方式。1956年，FTC开始了一项对抗生素生产的彻底调查，调查报告于1958年6月发表，报告显示抗生素税后的利润几乎占制药企业总利润的 11%，是美国企业平均利润的两倍，这让制药行业成为美国最赚钱的行业。而那些能够生产广谱抗菌药的企业更为幸运，他们的利润高达 27%。15 年前，OSRD 播撒下的青霉素种子已经结出丰硕的果实。

在关于抗生素生产的调查报告发表后的第二天，FTC 提起了一项对广谱抗生素营销市场合谋垄断的指控，并对四环素专利和交叉授权协议的整个系统提出质疑。尽管如此，又过了一年的时间，当利尔在《星期六文学评论》上发表了一系列文章之后，这一主题才引起了反垄断监管机构之外人士的注意。

1959 年 9 月，田纳西州参议员埃斯蒂斯·基福弗宣布，反垄断和独占组委会将举行美国药品行业业务听证会，当时他已经是美国最知名的政治要员之一。早在 1950—1951 年，埃斯蒂斯·基福弗作为州际商业有组织犯罪调查参议院特别委员会的主席，已经成为电视新闻的明星人物，在全国范围内备受关注。当时，诸多受到国会调查的人物中包括像弗兰克·科斯特洛或者乔伊·阿多尼斯这样的匪徒，每当他们援引第五条修正案中的保护条款，拒不认罪时，反对的一方中总会看到这位来自田纳西州的资深参议员的身影。基福弗是 1952 年民主党的总统候选人，1956 年获总统候选人提名，因此有着绝对的权力和自由来掌管此事：1956 年，他是仅有的拒绝签署《南方宣言》的三名南部参议员之一（另外两位分别是林登·约翰逊和老艾伯特·戈尔），对所有大型企业均有先入为主的反感。简而言之，他是制药行业的最大噩梦：自由民粹主义与知识分子的完美结合，充分了解传统的政治舞台和现代媒体力量。

更糟糕（或许更好）的一点是：基福弗招聘的首位反垄断和独占组委会成员就是约翰·布莱尔。

1959年12月7日，首批证人在美国旧参议院办公大楼里宣誓出庭。接下来的十个月中，他们都会出席，接受友好的或者不友好的工作人员和组委会成员的轮流审问，然后离开。按计划，听证会的第一个主题就是药品的定价。基福弗和布莱尔看到，药品的生产成本和销售价格之间的差距令人震惊。问题不仅仅是基福弗认为的药品价格过高，对于反垄断和独占小组委员会而言，重要的不是高昂的价格，而是这些价格涉嫌被企图限制自由贸易的合谋人为地抬高。由于药品的需求不取决于病人，而取决于医生的处方笺，因而寻求此类合谋的地方就在制药业独特的营销实践中。正如基福弗所说："制药行业通常对那些不下订单就买药的人和下订单却不买药的人感兴趣。"

到1959年，制药行业的进程和市场经营的势头远远超过了前十年开始跳跃式增长的抗生素的发展势头。因此，组委会召集的第一批证人提供的证词又包括其他的、新增的神奇药物的情况。首先应该接受检查的是一种免疫抑制剂皮质类固醇泼尼松，用于治疗结肠炎与多发性硬化之类的疾病，这类疾病的症状通常是由于免疫系统自身的炎症反应而引起的。先灵公司的总裁弗朗西斯·C. 布朗于1955年推出了该药，并将该药命名为泼尼松。该药一经推出，就受到了来自各方面的质疑：人们质问他，为什么他的公司为该药标定的价格大约是其成本的 700 倍？尽管布朗试图解释，一种药品的价格应当反映它固有的研发成本及边际制造成本，但在公共关系的战役中，他已经败北。12 月 8 日《纽约时报》的头版这样写道："参议院反垄断和独占组委会援引的药品加价率高达 7 079%。"

就这样，听证会开了一个月又一个月。根据组委会的首席律师兰德·狄克逊的记录，普强公司售价 15 美元的药物的原材料价值仅为 14 美分，利润率"大概 10 000%"。皮质甾类药物利润冠军的位置让给了"安宁药"（这一术语近期才被创造出来，以描述温和镇静药眠尔通——甲丙氨酯的商标名称，眠尔通是世界上第一种药效显著的精神类药物）、治疗关节炎的药物及治疗糖尿病的药物。医生和医院院长公开指责了制药公司的"洗脑"策略和"变态的营销态度"。

同时，组委会的共和党派人士在伊利诺伊州参议员埃弗里特·德克森[①]的领导下进行了反击：如果制药公司将药品价格抬高了几千倍，为什么他们的利润率只有不到 15%。

1960 年春天，组委会已经将关注的重点从药品的定价和营销策略扩大到专利权和商标改革上。特别是关注那些没有被要求证明创新性甚至有效性却获得了同类知识产权保护的如链霉素之类的品牌化合药物（尤其是专利固定剂量复方药物，如四环素–竹桃霉素复合剂）。这一阶段主要针对的问题是抗生素。

---

① 德克森曾讽刺基福弗同时具有维多利亚时代的女性魅力和阿帕奇人的单纯。

在听证会的高潮阶段，最吸引眼球的人物当属亨利·韦尔奇和费利克斯·马蒂·伊巴涅斯，他们二人都要求法庭给予他们洗脱罪名的机会。基福弗同意给他们一次澄清自己的机会，并通知他们出席将于1960年5月17日召开的听证会。但当天，亨利·韦尔奇和费利克斯·马蒂·伊巴涅斯都称病未能参加，并一直“病”到9月听证会结束，这不由得令人疑窦丛生。

但他们二位的缺席没有影响到听证会的戏剧性效果。一次，兰德·狄克逊向曾致力于磺胺类药物应用研究的先驱佩林·朗博士提问：“你认为普通家庭的父母为孩子每一次感冒所花费的（购买抗生素）17美元是贫困家庭也能接受的价格吗？”这个问题成了新闻头条。朗博士的回答不言而喻：抗生素在治疗感冒方面一文不值。听证会传讯了帕克-戴维斯公司的哈里·洛因德，让他对氯霉素有效成分的边际成本及再生障碍性贫血恐慌期间该公司误导性的宣传推广行为做解释。洛因德与基福弗形成了鲜明的对比，他从来没有学会掩饰对于政客的不屑，也不像一位惜言如金，言简意赅，对蠢人不说废话的执行官，他表现得非常狂妄自大。更糟糕的是，在与基福弗关于文件的争辩中，每当涉及细节内容时，他总是避重就轻，闪烁其词。甚至当他被问到是否已经“看到过”或者只是“意识到”氯霉素的广告似乎弱化了其风险时，他也表现出一副推诿的态度。

从1959年1月3日，约翰·利尔在《星期六文学评论》上发表第一篇文章开始，到1960年9月14日基福弗的听证会结束，整整历时21个月。这21个月给制药业带来了翻天覆地的变化，如果相比于 1941 年霍华德·弗洛里和诺曼·希特利美国之旅后两年内美国发生的变化，这 21 个月的变化有过之而无不及。尽管多年来，特定的药物和制药公司一直是学术界医师如马克斯韦尔·芬兰和埃德加·埃尔夫斯特龙的批评对象，总的来说，1959 年，公众对于“神药时代”仍然持乐观态度。在这个时代，奇迹（从青霉素到沙克疫苗）不断涌现，似乎每天都有。而到了 1960 年，人们再也不像先前那样乐观了。人们最终发现，关于“神药”的最令人沮丧的消息并非给它们定价过高，而是没有人知道它们是否真的有效。哈斯克尔·温斯特曾是辉瑞子公司的一名医务主任，他透露了一种“非常普遍的误解”，即认为 FDA 有义务记录药效。他说：“作为一名医生，我对一些同僚们的‘研究’质量感到惭愧。”

当 1960 年 9 月基福弗的听证会结束之际，组委会对药物定价或者药品垄断问题的发言很少，却提出扩大 FDA 的法定权限。自 1938 年以来，它的大多数权限都被冻结了。此后，FDA 应当要求所有新药在申请审批时必须证明该药有效且安全，并将“对所有用于感染性疾病治疗的抗菌剂实行申请认证程序”。1961 年 4 月，基福弗根据大致相同的原则推出了《参议院 1522 法案》。

关于这一法案的听证会持续了 7 个月。该法案得到了 FDA 的大力支持，这不足为奇。但让人惊讶的是：诸多大规模制药公司也都纷纷表示赞同，除了帕克-戴维斯公司，因为哈里·洛因德仍然对基福弗这位来自田纳西州的参议员耿耿于怀。另外，美国医学会却不断阻挠通过基福弗提出的法案，他们的会员强烈反对除医生之外的任何人了解药品药效。他们真正担心的是，基福弗法案中对药品广告的限制条款将会对《美国医学会杂志》造成严重影响。①

尽管《参议院 1522 法案》受到了公众的广泛拥戴，在国会两院的支持率也很高，甚至还受到制药行业本身的支持，但是该法案似乎注定因为组委会的资金削减而夭折。这将会成为一个天大的丑闻，远远比磺胺酏剂和再生障碍性贫血造成的恐慌更可怕，更加恶名远扬。

*

到 1962 年，弗朗西丝·奥尔德姆·凯尔茜已经从事抗生素革命的成效和代价的对比研究将近 25 年。1938 年，她刚刚在芝加哥大学攻读药理学博士学位，便开始从事动物实验，实验揭示了由马森吉尔公司生产的磺胺酏剂给用药的动物造成的损伤。12 年后，她获得了博士学位，成了一名医学博士。1960 年 8 月，凯尔茜博士加入 FDA，成为 FDA 的 7 名全职药物评审员之一。她的第一项任务是审查药品批发商理查森–梅里尔公司的申请，该公司来自辛辛那提市，当时以销售名为“维克斯伤风膏”的薄荷膏而著称。这项申请的药物拟命名为“酞胺哌啶酮”，已申请在美国上市。该药作为镇静剂在西欧风靡一时：除了比“巴比妥酸盐”更有效，还能有效缓解反胃症状。德国格兰泰制药公司（一家“二战”后的药企，盟军占领德国后在德国卖青霉素起家）负

① 值得注意的是：曾经担任《美国医学会杂志》编辑的奥斯汀·史密斯已经成为美国药品制造商协会会长……他将接替哈里·洛因德成为帕克–戴维斯公司的董事长。

责开发并销售该药，初期需要医嘱才能购买，后来该药更名为“Contergan”，可直接销售给消费者。迪斯提乐有限公司在英国为其注册商标为“Distaval”，通常被称为“沙利度胺”。

1960 年，格兰泰制药公司设法直接联系上了 FDA 的药品审核员，理查森–梅里尔公司给凯尔茜施压，催促她尽快批准其申请。他们希望在几个月内将该药推广到整个欧洲市场。事实上，如果 FDA 的药品审核员不能在 60 天内对申请提出异议，FDA 将自动为新药颁发许可证……但是，药品审核员有权力要求制药企业提供任何关于新药的额外信息。弗朗西丝·凯尔茜提出需要了解更多信息，因为制药公司声称该药是治疗孕妇晨吐的安全药物，她要求制药公司提供更多有关孕妇疗效的数据。理查森–梅里尔提供了相关的证明，他们还多次给凯尔茜写信，声称对新药进行了最全面的研究。凯尔茜称其提供的资料“堆砌了很多有趣的却毫无意义的伪科学术语，显然是为了迷惑化学造诣不深的读者”。格兰泰制药公司的销售代表到凯尔茜的办公室登门拜访了数十次，理查森–梅里尔的经理们甚至找到了凯尔茜的领导——FDA 食品和药物事务负责人乔治·拉里克（拉里克曾于 1937 年动员了 FDA 的全体人员，滴水不漏地追查磺胺酏剂的下落，他全力支持凯尔茜的工作）。每隔 60 天，弗朗西丝·凯尔茜就会给理查森–梅里尔公司写信，告诉他们将继续延后申请的批准时间。

审批过程一直延迟到 1961 年 11 月 29 日，格兰泰公司发给理查森–梅里尔公司首份关于海豹肢症的报告。海豹肢是一种四肢发育迟缓、手指粘连的出生缺陷，并可导致死亡，死亡率接近

50%。在 20 世纪 60 年代，海豹肢症是一种已知的疾病，但这种病一直是一种极为罕见的遗传缺陷疾病，全世界报告的总发病人数不到 1 000 人。不久之后情况就发生了变化。8 家西德儿科诊所在 1954 年到 1959 年均无海豹肢症病例的报告，但在 1959 年他们报告了 12 例，1960 年 83 例，1961 年 302 例。这些畸形儿的母亲均无须做敏感统计测试以剔除其他致病因素，她们全都服用了沙利度胺。①

直到 1961 年年底，沙利度胺被叫停的时候，数百名服用沙利度胺的孕妇所生的婴儿痛苦地挣扎在水深火热之中。同样令人震惊的是，成千上万服用了沙利度胺的孕妇在妊娠的最后几个月里毫不意外地陷入了福祸未知的忧虑之中。到最后一名服用该药的孕妇生产的时候，畸形婴儿的数量已经超过一万名。由于弗朗西丝·凯尔茜的坚持，在美国，因沙利度胺致畸的婴儿数量不超过 30 名。

这不超过 30 名婴儿的畸形，是由理查森–梅里尔在获得 FDA 批准前以“研究性使用药物”的名义招募的医生所开的处方导致，但这一做法在现行的 1938 年的《联邦食品、药品和化妆品法案》中是可行的。因而，当该公司在 1961 年年底撤回申请的时候，还没有引发沙利度胺风险的长尾效应。凯尔茜深知这一点的重要性，她写信给理查森–梅里尔公司，询问是否还有医生的手里有酞胺哌

① 沙利度胺导致出生缺陷的原理目前尚不十分明确。当前流行的理论之一是：肝脏将药物分解为更简单的化合物，其中一种化合物抑制了胚胎发育末期血管的形成，因此损害了妊娠后期胎儿的结构（如双臂和双腿）发育。沙利度胺目前仍用于治疗多种疾病，如麻风病、多发性骨髓瘤。在这里提醒人们：药物的“安全性”在很大程度上是相对的。

啶酮或者沙利度胺，尴尬的是，理查森–梅里尔无法出具完整的数据。该公司已经将 250 万单位沙利度胺分配给了美国的 1 000 多名医生，并且没有将该药的分配时间、接受医生的姓名和其接受该药的数量的相关记录妥善保存。美国的绝大多数医生在给孕妇开沙利度胺镇静剂的时候也没有告知她们该药尚处于实验阶段。

尽管受害者们的故事相当凄惨，但令人难堪是，由于审批程序中的漏洞，仅 1960 年一年，FDA 就收到了几千份申请，分配弗朗西丝·凯尔茜来审核酞胺哌啶酮申请纯属一个幸运的巧合。直到 1962 年 7 月 15 日，《华盛顿邮报》头版发表了题为《FDA 女审核官力拒不良药品上市》的故事，沙利度胺才真正成为一桩丑闻。这篇报道的第一句话是这样的：

> 这是关于一位善于质疑、坚持原则的政府医生的故事，她成功地阻止了一次将会震惊全美的悲剧，防止了几百名或者几千名肢体不全的儿童的降生。

《华盛顿邮报》的故事引发了全美几百人的评论和意见。1962 年 8 月 8 日，美国总统授予弗朗西丝·凯尔茜“杰出的联邦公民服务奖”。用参议员基福弗的话来说，在她身上“集中展现了以下素质：医学知识、药理学知识、敏锐的觉察力和探索精神、对看似孤立的碎片信息的联想能力，以及对抗强大压力的坚强性格”。几周内 SB1522 法案就获得了支持。8 月 23 日，众议院和参议院通过了《基福弗–哈里斯修正案》（该法案由阿肯色州的奥伦·哈里斯呈递给众议院）。1962 年 10 月 10 日，约翰·肯尼迪总统签署了《公共法》第 87—781 条：“通过修改《联邦食品、药品和化妆品法案》来保障公共卫生，以确保药品的安全性、有效性和可靠性。”我们从法案签署仪式的照片上可以看到，弗朗西丝·奥尔德姆·凯尔茜就站在肯尼迪身后。

肯尼迪总统签署的《基福弗–哈里斯修正案》并不是第一条承认医学界自 1938 年以来已经发生了彻底改变的重要联邦法案。早在 1951 年，明尼苏达州参议员休伯特·汉弗莱和北卡罗来纳州的代表卡尔·德拉姆（两人在从政前都是药剂师，这可不是巧合）同时提出一项修正案《汉弗莱–德拉姆修正案》，首次明确区分了处方药和可直接卖给病人的药物。

20 世纪 50 年代以前，一种药物是否需要医生开的处方才能购买完全取决于药品制造商。这是受 19 世纪盛行时间最长的一条原则的影响：消费者的选择权利神圣不可侵犯，人们有购买药物、自行治疗的权力。因此，制药商将药品定位为处方药或非处方药的分类的立足点既可能是出于安全考虑，也可能是出于营销优势考虑。美国的制药公司可以，也一贯是这样做的：将受到医师认可的药物的价格定得高一些。因此可以预见，施贵宝生产的某种药物需要医生的处方才可以买到，而帕克–戴维斯生产的同一种药物则可以直接在药店柜台买到。

《汉弗莱–德拉姆修正案》颁布之后，任何 FDA 认为有毒副作用，需要监管或者可能需要长期服用的药物，以及所有根据 1938 年法案安全规定获批的新药，都将归类为处方药。同时，处方药和其所有的补充剂上都应注明“联邦法律禁止无处方分配该药”的字样。另外，所有直接销售给消费者的非处方药物必须包括足够的用药指导和适当的警告。这就是为什么布洛芬的瓶子上会有提醒使用者注意是否有胃出血症状的标示。

《汉弗莱–德拉姆修正案》旨在避免药剂师们因为违反了关于药品配制的诸多相互矛盾且措辞模糊的法律条款而被起诉。20 世纪 40 年代末，美国各大制药公司销售了 1 500 多种巴比妥类药物，这些药的成分基本相同，但管理这些药物的法规却更像是东拼西凑的。36 个州需要处方，12 个州不需要。15 个州禁止再次配药或者只能凭处方再次配药。因此，一些药剂师认为这是个法律漏洞，在一些城市出现大量配制此药的现象——得克萨斯州韦科市的一家药店配了超过 4.5 万剂戊巴比妥钠，而没有一剂有医生的处方，因此而被捕的人的罪名只比未妥善保存配药记录的罪名稍重一点儿。在一些城市，即使药店无意过量配药，危险也依然存在。一位堪萨斯城的妇女使用 10 粒巴比妥酸盐药丸的处方又先后在 12 家不同的药店配了 43 次药，后来有人发现她因过量服药死在家里，身体的一部分已经被老鼠吃掉。

在《汉弗莱–德拉姆修正案》草案中，提案人除了提出“区别‘处方药’……和‘非处方药’的明确方法”，还试图提供更多的内容。第二份草案责成 FDA 主管人员，“基于受过科学培训、具备丰富经验，以及有资格对此类药物的安全性和有效性进行评估的专家们的一致意见”来判定一种药物在没有专业监管的情况下是否安全或者有效。

然而，在签署修正案之前，草案中任何关于药物“有效性”的语言都在谈判后被删除了。1951年，没有任何选民，包括病人、医生，或者是制药公司，敦促FDA评估药物的有效性。所幸的是，1951年没能写入修正案的部分在1962年的法案中得以补充。最终，新药的认证前提必须是安全且有效。

1962年的《基福弗–哈里斯修正案》不仅对新药的审核做了相关规定，还要求FDA重新审核所有1938—1963年获批的药物，并将这些药物分为六大类：有效药物、很可能有效的药物、可能有效的药物、有效但不推荐所有患者使用的药物、作为固定组合无效的药物、无效药物。如，氯霉素被归类为“很可能有效的药物”，用于治疗脑膜感染；“可能有效的药物”用于治疗葡萄球菌感染，由于该药有导致再生障碍性贫血的风险，用于治疗立克次体病如斑疹伤寒或鼠疫时被归于“有效但不推荐”……一类。这项“药效研究实施”审批过程始于1966年，当时FDA与NRC签了一份合同，以对该机构在1938年至1962年认证为安全的1.6万种药物中的4 000种进行评估。[①] 评估结束后，近300种药物被勒令停止销售。

1963年，FDA任命弗朗西丝·凯尔茜担任FDA新药审批司新成立的五大分支机构之一——药物调研科（现称“科学研究办公室”）科长，并负责将《基福弗–哈里斯修正案》中表达不够明

① 大量非处方药物都以缩写字母GRASE标明“一般认为是安全有效的”。1938年前面世的非处方药则不受新法规的限制……尽管如此，也很难延续其非处方药的资格，因为《基福弗–哈里斯修正案》中的一项规定要求这些药与1962年销售的版本完全一致。

确的语言转换为法律条款，因为当时法律对医学术语的要求不是很明确。这项工作要求在“足够数量的、过程控制良好的研究”的基础之上获得可以证明有效性的“大量证据”，而不是对术语进行定义。这一次的修正案和1938年的法案中只规定了“通过一切合理且可行的方法进行足够的实验次数”一样，也没有明确规定任何具体评估“安全”或者“有效”的标准，它只陈述了评估的目标而非评估的方案。

决定哪一种评估方案最有效是下一步的工作。布莱德福·希尔于1946年做的链霉素实验已经证实正确设计的随机实验对于假设检验的巨大价值。但是十年后，美国和英国几乎一半的所谓的临床实验中都没有设立控制组。尽管在基福弗指派调查员着手调查之前，制药公司的每一任执行官都声称高昂的药物价格源自临床实验的巨额投资，但事实上，他们几乎把所有的研发费用都用于药物的前端开发过程：如找到可能的新抗生素的来源，然后提取、纯化、合成并制造药品。相比之下，实验室之外的临床实验的结果就不是那么重要了：主要是为医生们配送免费的实验样品，收集他们实验的报告。约翰斯·霍普金斯大学的临床药理学系主任路易斯·拉萨涅阿博士曾经告诉基福弗调查委员会，“几乎不可能找到”药物的控制对比结果。

相比于接受现状，弗朗西丝·凯尔茜更倾向于相信理查森-梅里尔公司为了支持其镇静剂的申请而提交给FDA的“毫无意义的伪科学术语”。1963年1月，在被任命为药物调研科科长之前，凯尔茜就提交了审核“调研阶段新药”的新方案。这一方案需要申请者在向 FDA 初次提出新药申请时就提供大量关于新药的病例表。在凯尔茜提出的新方案中，每一种在研发阶段的新药都需要提供动物测试结果，比如，不仅需要毒性结果，还需要疗效结果。制药公司有义务分享关于计划的制造过程，以及他们认为新药物可以提供疗效的化学机理。同时，在开始新药人体实验之前，制药公司必须保证有一家独立的药物研究委员会为该药颁发证明益处大于风险的证书，实验对象的任何身体不适都必须被降低到最小，并且，所有实验对象都需要签署“知情同意书”。[①]

真正根本性的转变是 FDA 将会对新药进行研究。凯尔茜的新系统为新药指定了三个研究阶段。首先是临床实验第一阶段，用于确定药物对人体的毒性。通过对几十名研究对象提供递增剂量的药物以确定安全剂量的范围。经第一个阶段测试合格的药品将会转入临床实验第二阶段，通过对几百名研究对象进行药物测试，以判定该药疗效（如果有的话）是否能通过统计数据的形式表现出来。新药审批的最后一关是通过 1963 年的法规确定下来的，这一实验阶段将会确立新药的临床实践价值：安全性、药效和最佳剂量计划。因而，第三阶段的实验需要大量的实验对象，通常需要几千人参与，并且要在多个地区实施实验。在后两个实验阶段，尤其是第三阶段，FDA 更愿意做随机性的研究，同时使用“实验加控制检验手段”。如果测试的新药所治疗的疾病尚无标准的治疗方案，可以通过给控制组服用安慰剂进行比较。鉴于很多感染性

① 首次使用“知情同意书”这一术语的时间最早可以追溯到 1957 年，当时它是一起医疗事故的争议焦点之一。

疾病及大量其他疾病已经有可供治疗的药物，如果要审批治疗这些疾病的新药申请，FDA 的研究应当检测其“非劣性”，即这种新药是否比现有药物的药效差。在这两种情况下，FDA 审核员将更倾向于批准那些通过双盲“实验加控制检验手段”（研究员和实验对象都不知道哪个实验对象属于实验组或者控制组）测试后的药物。

1963 年 2 月，食品和药物委员会批准了凯尔茜的三个阶段的临床实验方案。从此，人类药物开发的过程翻开了崭新的一页。尽管是暂行规定，但它标志着权力从制药公司到联邦监管员的快速转换。新规定宣布几周内，从梅奥诊所到最小的制药公司，美国所有的药品实验都归类到这三个允许的实验阶段中的一个。新规定给了弗朗西丝·凯尔茜很大的自由度来行使其职权，即批准或者否决“调研阶段新药”。而她的批评者则认为，这也导致大量新药的审批被拒——仅仅因为她不信任某个研究人员，或者她认为申请的药品无效或危险。①

新规定至少在接下来的 50 年内基本保持不变，而医学创新的特性也随之发生了永久的改变。

使用 RCTs 来验证医学创新方法，为药物学领域提供了辨别对于临床医生而言疗效并不明显的药物的方法。同样重要的是，RCTs 还可以鉴别那些看似很有效，但实际没有任何效果的药物。在 1963 年以前，RCTs 方法都是可选项，而新规定中 FDA 的三个

---

① 很快，她基于道德和科学基础之上的对制药公司本能的不妥协态度，让她在备受公众推崇的同时，也受到一些制药公司的恶意诋毁。

研究阶段使 RCTs 成为必要的条件。弗朗西丝·凯尔茜希望通过临床实验的客观性来保护公众权益，同时促进药物创新。但她是否了解实施这一方案的代价，我们无从得知。

以 18 世纪发明的第一台蒸汽机为启动标志的技术创新浪潮也被称为“工业革命”。在这一时期，人们低估了一项新的能力——衡量成本投入和效益提升（哪怕是非常微小的提升）的能力，这一能力让创新的动力得以延续。正如可以通过一批燃油机所做的工作与它们所消耗的燃油的价值来评估这批机器的工作效率一样，使用双盲和随机技术也可以评估新药相较于其他药物所获得的药效提升，哪怕这种提升非常微小。通常从医学角度而言，几乎所有潜在的进步都是相当微小的，尤其在制药行业。由于已经有了一套可以持续创新的方法，医学进步不必再坐等天才横空出世，就可以实现医学发现的系统化甚至工业化。

然而，用于比较机械发明的方法和比较医学和药物治疗的方法迥然不同。工程师们不需要将新的阀门安装在十万个不同的泵上以测试它是否比此前的设计有所改善，但是，只要 RCTs 成为权衡新药（或者任何健康技术）是否有进步的黄金标准，即使是很小的药效提升也需要在更大范围内，花费更多时间做代价昂贵的实验来验证。从数学的角度而言，仅仅通过几十次测试证明一种药物的药效大大提升了，可以挽救 10 倍以上病人数量的新药的价值就已经很明确了，而测试一种药效仅提升 5% 以上的新药则需要做数千次测试，药效提升的幅度越小，测试的成本就越高。

这也极大地改变了药物发现的运算方式。塞尔曼·瓦克斯曼发现新药的技巧（从几千种样品中筛选，以找到唯一有价值的药物）无形中已经摧毁了才华横溢的或者幸运的科学家的信念——孤身一人（或者更有可能的是，在某个大学或医院的相对较小的实验室里工作）就可能发现一种前途光明的新分子。由于弗朗西丝·凯尔西和布莱德福·希尔的努力，人们已经认识到这一发现过程的代价和风险都是相当巨大的。生产第一批抗生素所必要的规模经济，现在需要用于发现并测试此后的所有抗生素。由对大企业没有好感的自由派政治家们发起并进行阶段性管理的基福弗听证会，已经霸道地主宰了世界上规模最大、最赚钱的产业的创造性。

工程师们会计算失败率（有时称为“失败密度”）以描述类似现象：随着时间的推移，发动机传动系统的某一部件发生故障的可能性会不断提升。养老金公司会使用类似的方程式来计算寿命，医学研究人员则会使用它们来推导使用不同药物治疗的病人的生存概率。

另一种应用“失败率”的方法是使用它来预测有潜力的“新分子实体”的数量，这种方法将会证明药物的实际治疗价值。比如，一家制药公司发现 1 000 种化合物有治疗某种疾病（如阿尔茨海默病）的潜质，并且了解到在初步测试中的失败率为 95% ~ 99%，就可以据此推测出将有 10 ~ 50 种化合物可以进行下一轮测试。而且，如果失败率是稳定的，那么成功的可能性将会随着时间的推移而提升。你在寻找下一种神奇药物上花费的时间越多，你找到它的可能性就越大。

开发新药的相关风险显而易见。药物研究的失败率如果是一个常数，即使数值很高，也只是表明它的研究成本可能会很高，但风险不会特别大。因为在任何一个既定的时刻，它的成功率都可以被计算出来。另外，如果失败率从根本上是变化的，那么意味着相关人员多年的研究将无果而终。

药物的开发，从概念论证（有时候也被称为“零阶段”）到临床实验的第三阶段，从来没有出现过常数失败率。这意味着随着时间的推移，风险将不可避免地增加。很多密切关注这一现象的专家们认为，这是通过不断提升政府对基础生物医学研究和测试该项研究成果的支持力度，从而将药物创新的风险转嫁给整个社会的原因之一。

显然，50 多年前，政府机构或者大学之类的非营利机构从根本上无法资助，甚至是管理弗朗西丝·凯尔茜提出的 FDA 分阶段测试系统。然而，现今，他们的参与并不能从根本上改变药物研究的风险与回报之间的关系。一个多世纪以来，社会已经将药物开发、测试和制造的风险全部推卸给了愿意承担这种风险的企业，但这些企业只有在具有巨大潜在收益的时候才甘愿冒这个风险。对制药公司的贪婪进行抨击掩盖了这一必然的事实。

*

药物创新的机器（如果不是因为抗生素革命的原因，它本不应存在，也永远不会被制造出来）是低效且带有副作用的，显然并不完美，而且它的运营和维护成本奇高。无论是保罗·埃利希的侧链，多萝西·克劳福特·霍奇金的射线晶体学，甚至是诺曼·希特利的临时蒸馏装置，无一不是在寻求回报的过程中运用了聪明才智所取得的成果。创新的动机不一定都是高尚的，巴斯德因为普法战争而痛恨德国，厄恩斯特·钱恩对诺贝尔奖念念不忘。尽管如此，只有心存偏见的人才会认为这种付出得不偿失。温斯顿·丘吉尔发表过一段著名的言论："人们一直在说，如果不是因为其他体制已经被反复尝试过了，民主制是最糟糕的政府体制……"

制药行业理应受到指责，因为他们花费了数百万美元用于研究，然后使用研究成果来制造更昂贵的药物替代现有药物。更有甚者，为了打开新药的销路，甚至为它们创造相应的"医学"环境。

另外，让我们来了解一下高效联合抗反转录病毒治疗方法（HAART）。

尽管在1981年人们就已经发现了由HIV（人类免疫缺陷病毒）导致的疾病，并于一年后将其命名为AIDS（艾滋病），但导致这种疾病的病毒直到1983年才被确认。而在此之前，曾长期从事隐匿性疾病调查的伯勒斯·韦尔科姆美国分公司一直在研究这一令人恐惧的新疾病。这种疾病通过破坏宿主的免疫系统来杀死宿主，并使人患上迄今为止十分罕见的疾病，如被称为卡波西肉瘤的恶性肿瘤，更重要的是感染上如HIV这样的逆转录病毒。1983年，伯勒斯·韦尔科姆美国分公司的一名生物化学家简·赖德奥特开始研究一种抗菌化合物齐多夫定（AZT）的化学属性。

与此同时，伯勒斯·韦尔科姆公司的其他研究员开始使用一种开创性的方式来测试新分子的有效性。尽管塞尔曼·瓦克斯曼的"反复实验，排除错误"的方法久经考验，也很有效果，但是他们没有使用这种方法来测试大量有潜力的化合物。新方法（它的发明人后来获得了诺贝尔奖）需要找到目标病原体用于繁殖的一种化学成分，使用相似物质替代这种成分并吸引病原体，同时破坏病原体的繁殖功能。赖德奥特认识到，AZT 是 HIV 病毒繁殖时所需的一种化学物质的完美替代物……他的发现得到了伯勒斯·韦尔科姆公司的认可。在首次发现人类免疫缺陷病毒 HIV 后，仅仅用了三年时间，伯勒斯·韦尔科姆就研发出第一种有效对抗 AIDS 的药物。[①] 十年后，默克公司的抗病毒药茚地那韦通过了 FDA 的审批，同时，核苷类逆转录酶抑制剂，以及用于高效联合抗反转录病毒治疗方法的复方药物也通过了审批，这些药物将 AIDS 从一种致死的疾病变为可控慢性病。

AIDS 阳性患者并不是医药创新的唯一受益者。由于医药创新，从白血病到盘尾丝虫病的几千种疾病得以治疗，从而挽救了上百万，也许是上千万人的生命。对这些人而言，尤其是对不计其数的细菌感染者而言，他们所患的疾病，无论是脓毒性咽喉炎、斑疹伤寒，还是炭疽病，都可以通过十天抗生素疗程治愈。在药物研发的投入与产出的交易中，药物研发的回报呈现了压倒性的优势。安·米勒和帕特里夏·托马斯之类的患者都是活生生的证据，证明了约瑟夫·利斯特的梦想已经成为现实。

---

① 其中也并非没有争议。当该公司最初宣布使用 AZT 治疗一年的价格为一万美元（这个价格在当时无异于天文数字）的时候，媒体辛辣地嘲讽他们为追逐暴利的洪水猛兽。

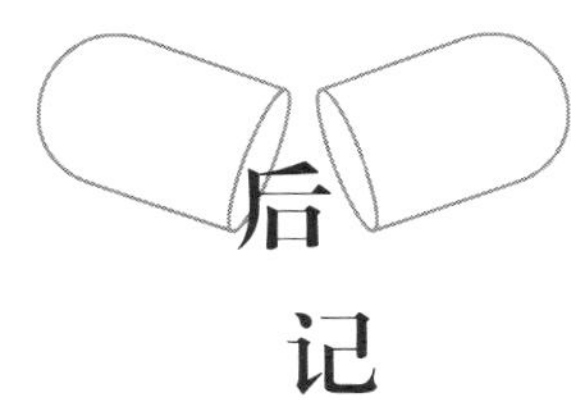

后记

化学家的适应性

当今，很多处于感染性疾病研究前沿的研究所都和抗生素革命期间甚至是抗生素革命之前的研究所一样出色。利斯特预防医学研究所目前是一家慈善机构，虽然只聘用了几名全职研究人员，但它仍然在继续资助研究，发放奖学金，它所资助的一些项目在医学领域具有举足轻重的地位。罗伯特·科赫研究所是德国的一家研究机构，它仍然在进行重要的研究，尽管它更专注于流行病学领域而不是医药学或者生物化学领域。巴斯德研究所仍然是处于世界领先地位的研究机构，从事着基础生物化学、病毒及大量其他学科的研究，在全球范围内拥有一百多个实验室和一千多名科学家。

牛津大学的邓恩病理学院继续占据着人类卫生和疾病研究的前沿阵地，在各大医学杂志上发表了T细胞活化、细胞间信号转导、细胞发病机制等各方面的研究论文。圣玛丽医院仍然运营着传染病预防和管理中心（同时是亚历山大·弗莱明实验室博物馆的托管方）。

皮奥里亚的北部实验室，虽然已于1990年更名为“国家农业利用研究中心”，但“北部实验室”的名字几乎已经在所有人的心中根深蒂固。该实验室仍然致力于生产越来越好的农产品，同时进行着农业科研服务部微生物菌种采集工作，为世界各地的研究机构提供近十万种放线菌、酵母菌和霉菌菌株。洛克菲勒医学研究所已经于1965年更名为“洛克菲勒大学”，但该研究所原先的研究项目均得以传承：在这之后的50年中，洛克菲勒大学的12名研究人员赢得了诺贝尔生理学或医学奖。

自抗生素革命开始以来，制药行业经历了一系列让人目不暇接的制度改革，由雅培、施贵宝、默克、礼来等公司创建的实验室仍然充当着创新领域的实验工厂。在理查德和OSRD于1943年招募的公司中，有一部分仍然是业界的知名企业，只是每一家公司的规模变得更加庞大。1953年，默克公司与总部位于费城的沙东公司合并，随后又收购了包括先灵葆雅公司在内的另外6家曾经是竞争对手的公司，目前其年营业额超过400亿美元。辉瑞公司的实力则更胜一筹，其年销售额超过500亿美元。美国礼来公司的年营业额达230亿美元。百时美公司和施贵宝公司于1989年合并，年营业额接近200亿美元，与雅培公司不相上下。

然而，其他公司在经历了被奥地利经济学家约瑟夫·顺彼得称为“资本主义定义性特征”的“创造性破坏”的涤荡之后，已然雄风不再。1988 年，伊斯门·柯达收购了青霉素项目的最初成员公司之一，同时也是第一个研发出喹诺酮类抗生素的公司——温思罗普公司（或称为斯特林·温思罗普公司），之后将其拆分，并分别卖给了法国制药公司赛诺菲、英国公司史密斯-克兰·比彻姆（原名为比彻姆·皮尔公司，现在已经更名为葛兰素史克）、重新崛起的德国医药巨人拜耳等多家公司。拜耳公司也因此重新获得了“拜耳阿司匹林”的冠名权。1974 年年初，拜耳公司收购了卡特实验室。在整个 20 世纪 50 年代作为美国最大的制药公司的帕克-戴维斯公司再也无法企及当年的辉煌。1976 年，帕克-戴维斯被沃纳·兰伯特公司收购。尽管如此，在 1976 年辉瑞公司收购沃纳·兰伯特的时候，这笔交易最值钱的资产仍然是帕克-戴维斯实验室的发现：降胆固醇药物阿托伐他汀，商品名为立普妥，一直以来都是最赚钱的药物。曾经支持保罗·埃利希和埃米尔·贝林创造医药历史的赫希斯特公司，在第二次世界大战之后进行了重组，在 1999 年与罗纳-普朗公司（素有“德国药物学克星之称”的埃内斯特·富尔诺的前雇主）合并为安万特制药公司。2004 年，刚刚成立不久的安万特制药公司被赛诺菲公司收购。

经历了这些收购和产权变更之后，我们很难计算这些最初参与青霉素项目的企业规模到底有多大。通过合理的估算，他们每年交付给股东的营业收入超过了 400 亿美元。而他们不交付的部分更多的是抗生素。尽管辉瑞目前仍然生产抗菌药物，但在 2011

年该公司关闭了位于康涅狄格州的专门用于抗生素研究的实验室。所有最初的青霉素项目组成员——罗氏、百时美施贵宝和礼来公司，目前都不再生产任何抗生素了，就连世界上最大的制药公司美国强生也不再生产抗生素了。

根本原因是人们很难发现新的抗生素。60 年后，药房货架上的所有抗生素几乎都在使用有限的方法之一来攻击病原体，如破坏病菌的 DNA、削弱病菌的细胞壁、抑制细菌用于合成蛋白质的酶，这些方法也是早期的 β-内酰胺、大环内酯类和四环素类药物所使用的方法。继青霉素和红霉素后的抗生素与 20 世纪 40 年代开启抗生素革命的抗生素相比，药效更强且毒性更小，但是它们也只不过是这些已经沿用了 70 年的生化技术的改良版本。人们不断地对治疗新疾病的药物进行测试，比如（通过抑制防止 DNA 展开时断裂的酶的生成从而）破坏细菌 DNA 合成的药物。一部分新药已经开始进入临床实验阶段，但目前尚无一种通过审批。

另外，几乎所有新发现的具有抗菌潜力的分子都和短杆菌素有着相同的问题：他们对人类的毒性和对病原体的毒性相同，因而用途有限。抗生素耐药菌感染无所不在，已经成为非常严重的问题，因此黏菌素类的药物（于 1949 年首次被分离出来，对肾和神经系统的毒性非常大，因而未能得到广泛应用）目前是对抗革兰氏阴性杆菌感染的最后药物。如果一位病人受到感染，病原体对安全的抗生素产生了耐药性而使病人面临死亡的危险，医生就需要冒着使他肾衰竭的风险来挽救他的性命。

基因革命，即通过识别细胞所必需的蛋白质的模板，理论上可以让药物化学家有能力精准地去除细菌存活所必需的基因，并留下对哺乳动物无害的基因。不难看出，这一技术有着光明的发展前景。了解某一种细菌的基因构成的方方面面——它吃什么，如何繁殖——毫无疑问将可以制造出真正的“魔弹”。

但基因抗菌药物仍未能取得突破性进展。1995 年，流感嗜血杆菌（很可能是 1799 年杀死乔治·华盛顿的元凶）的基因组测序成功。此后不久，人们就确定了几千种基因，作为未来抗菌药物的靶心，因为它们能制造病原体生存所必需的蛋白质。几十家制药公司对这些基因进行了评估，用数十万种分子化合物对这些基因进行测试（1995—2001 年，仅葛兰素史克公司就测试了近 50 万种）。历时 7 年，花费了上亿美元之后，只有不到 6 种化合物可以称得上“中标”，成为有潜力的“领先分子”。但考虑到历史损耗率，从统计学角度而言，能够进入下一轮实验的分子数量（即“种子选手”）接近于零。

即使不难找到新的抗生素，但由于抗生素需要在一个比较宽泛的替代范围内分配有限的资源，这一特性决定了其并不适合长期投资。从某种意义上而言，抗生素受到了其神奇药效的拖累。一种能在十天内就治好疾病的药当然无法与终生都需要服用的药物争夺制度资源。默克、辉瑞、礼来等制药公司的管理人员和股东们无须通过复杂的计算就可以知道治疗慢性疾病的药物将带来巨大的潜在回报，而治疗急性感染的药物却不能。因而，他们有选择性地对药物研究和验证资产进行了投资。从 1962 年斯特林·温思罗普公司[①]的乔治·莱舍发现第一种喹诺酮类抗生素到2000年，一直没有新型抗生素问世。2011年到2013年，FDA只批准了三种新的可以对抗细菌性病原体的分子化合物。按照相对价值计算，研发一种新型抗生素的成本远远高于研发治疗抑郁症、癌症、高血压等疾病的药物成本。

新药的研发成本究竟有哪些呢？2003年，根据当时被引用最广泛的药物开发成本计算方法来估算，一种药物在收到FDA市场销售许可证那一刻的平均现金支出就超过了4亿美元。2011年，根据另一种计算方法得出的药物平均研发成本为4 340万美元，这一结果同样引起了争议。

这两种计算方法都常常被当作对付无休无止的药品定价争议的喝止棒，计算结果差异如此巨大，主要原因有两个："4 340万美元"的药物研发费用中没有计算新药提交至FDA的第一阶段审批前的任何费用，就在这一被称为"零阶段"的时期，研发人员会筛选数千种有研发潜力的分子，以收集关于分子抗菌活性的证据，并从中选取几百种分子进行必要数量的测试。这一阶段可能会延续5年之久，支出费用超过4亿美元研发费用的30%。"4 340万美元"只估算了新的、已经通过批准的药物的直接研发成本，但由于一家大型制药公司的大部分研发经费都花在一些失败且无法上市的项目上了，这一笔支出是一个不可忽略的财务问题。因而"4 340万美元"这个数字没有囊括基础研发成本的总研发投

① 一切又回到了原点：温思罗普化学公司（与拜耳公司和法本公司合作）曾是第一家在美国销售磺胺的公司。

入，因而正如原著作者所写的那样——“不具合理性”，没有诚实体现出数字的准确性。

但这也并不意味着制药公司自己所提出的数字就准确可靠、没有偏颇。公众常常会指责大型制药企业为救命的药物定价过高以谋取暴利，投资有利可图的药物，对其负面影响秘而不宣，生产一些药物用于无须药物治疗的症状，或者生产一些比已有药物更加昂贵，药效却无任何改善的药。存在这些形象问题的制药公司完全有理由增加其研发预算，只要他们愿意下调自身的公众信誉度。

然而，制药公司在研究方面的投入并不只是一种公关策略。审计显示，辉瑞公司每年在研发方面的支出超过 110 亿美元。如果该公司研发一种成功上市的新药的成本不到 5 000 万美元（也就是说，如果援引的 4 340 万美元的数字是准确的），那么这表明仅辉瑞一家公司每年推出的新药就应达 250 种。

2012 年是自 1996 年以来新药获批最多的一年，制药行业获 FDA 批准的“新分子实体”总数达 37 种。

但没有一种是抗生素。

*

如果你离开安·米勒的具有历史意义的病历托管方——史密森尼博物馆，沿着宪法大道向东走两条街区，到达第十五街，然后向右转，继续走半英里，直到宾夕法尼亚大道，你就会发现你迎面正对着白宫。2012 年 7 月 9 日，就在青霉素将安·米勒从死亡边缘拯救回来的 70 年后，美国总统巴拉克·奥巴马在白宫签署了《参议院 1387 法案》——《美国食品药品监督管理局安全与创新法案》。该法案是 1938 年的《联邦食品、药品和化妆品法案》的另一修正案，包括从医疗器械的核准、使用者对普通药和处方药的费用授权、全球成品药供应链的保护等几十条规定。

有一点尽管宣传较少，但毫无疑问同样重要：该法案纳入了被称为 GAIN（《抗生素激励法案》）的一系列条款。GAIN 意在增加制药企业对于研发治疗严重的及威胁生命的疾病的抗生素药物的投资可能性，并为承诺可以对抗感染的药物提供快速的批准途径，并且将该类药物的独家专利权限时间延长了五年。

关于颁布 GAIN 及类似提案的原因简单而可怕。仅在美国，目前每年感染抗生素耐药菌的人就有 200 万，死亡人数超过 2 万。亚历山大 · 弗莱明在 1945 年诺贝尔奖演讲中提到的观察结果（让微生物暴露在浓度不足以杀死它们的青霉素的实验环境中，很容易使它们产生耐药性）显然低估了抗生素耐药菌产生的可能性。当前的感染性疾病专家在回顾早期的抗生素耐药性时甚至十分怀念，对付制造一种简单的酶从而让青霉素失去活性的细菌远比应对一家到处是感染了 MRSA（耐甲氧西林金黄色葡萄球菌）的病人的医院要容易得多。MRSA 不仅仅能轻松抵抗青霉素[①]，就连头孢菌素、氨苄西林及所有 β-内酰胺类抗生素都不是它的对手。

---

① 在这里仅仅是为了提醒药理学家们：在人类和细菌的对垒中，细菌总是处于领先地位。1972 年，研究人员从大英博物馆里的一件自 1689 年以来没有任何人碰过的展品中提取了干土。人们从干土里发现的细菌芽孢所存在的年代比亚历山大 · 弗莱明发现青霉素的时间还早将近 250 年，但这种古老的细菌孢子已经含有可以抵抗青霉素的青霉素酶了。

还有广泛耐药结核病 XDR-TB，在 20 世纪 50 年代替代链霉素治疗肺结核的药物，无论是异烟肼还是利福平，或者此后任何链霉素的替代药物如卷曲霉素，都对它无能为力。

人体微生物属于特殊环境下的微生物，主要由对人体无害或者有益的细菌组成，不难想象，它们同时积累和传递了各种形式的抗生素耐药基因。

抗生素耐药菌的数量和毒性呈爆炸式增长的原因是多方面的。20 世纪 90 年代末，在医院感染的疾病中只有不到 15% 对抗菌药物有耐药性，而如今，急诊医院日常报告的抗菌药物耐药性感染率为 60%，甚至更高。对于牲畜广泛应用的亚临床抗生素治疗毫无疑问是导致这一现象的原因之一，在动物饲料中滥加抗生素导致公众食用的家禽和肉类中产生并传播了抗生素耐药性细菌。

耐药性的另一驱动因素直接源于 70 年来医生们对于开具抗生素处方的超凡热情。尽管自 1946 年以来，不断有人尝试说服医生们去限制抗生素的过度使用，但由于抗生素对于人体实在是太安全了，成千上万的医生通常忍不住在不需要抗生素的时候使用它们。1956 年北卡罗来纳州实施的一项调查发现，2/3 的医生在治疗急性支气管炎时（几乎可以肯定是一种病毒性疾病），“不分青红皂白”地都在处方中开具了抗生素。50 多年后，2010 年，70% 的急诊室医生和 80% 的初级保健医生仍然为治疗急性支气管炎开具抗生素。抗生素处方通常会要求病人服用 10 日抗生素，以提高所有致病的病原体都被杀死的概率。由于很多抗生素的杀菌原理是在细菌分裂时破坏其细胞壁，而并非所有细菌的细胞都在同一时间分裂，所以非常重要的是，抗生素必须确保在所有病原体都进行分裂的过程中，始终保持一定的浓度。尽管如此，在工业化国家，将近 40% 的病人不能遵照医嘱来服用抗生素。在服药几天后，身体状况好转，他们就不再服药了，因而这也让那些生命力最旺盛、耐药性最强的细菌躲过了一劫。

解决耐药性问题的方案之一是改变行为方式。美国疾病控制和预防中心已经建立了“监管”计划，以促使抗生素被更审慎地应用，尤其是在各大医院，20%~50% 的抗生素处方仍然是不适用或者没有必要的。更快、更准确的检测方式可以帮助医生辨别某一种疾病是需要抗生素治疗的细菌感染，还是不需要抗生素的病毒感染。

尽管如此，正如早期需要刺激措施那样，推动研发新抗生素的激励措施也势在必行，从而催生了 GAIN 法案。这些法案姗姗来迟。自 1969 年抗尿路感染药物甲氧苄啶诞生以来的 30 年中，没有一种新类型的抗生素获得审批，所有对抗感染性疾病的药物都是从前的抗生素的衍生版本。甚至从 2000 年以来，也只有利奈唑胺和达托霉素两种新型抗生素药物通过审批。利奈唑胺属于噁唑烷酮类抗生素，通过破坏细菌 RNA 的翻译过程而起到杀菌的作用。达托霉素系环脂肽类抗生素，通过改变细菌的几何形状，让其细胞壁变成如瑞士干酪的形状而杀菌。

不仅制药公司没有发现新的抗生素，原先的抗生素数量也在不断减少。从 1938 年到 2013 年，只有 155 种抗菌性化合物获得 FDA 审批。由于耐药性、毒性和被新一代衍生物替代，目前只有

96种抗生素可用。由于不断有制药公司急于退出抗生素药物领域，抗生素种类的减少已经成为必然趋势。1988年，有32家独立公司在从事抗生素研发工作，而整个20世纪90年代，获得FDA批准的抗生素研发企业数量在逐年下降。到目前为止，仅有11家企业仍然坚守阵地，虽然一部分原因是因为公司合并，但也不完全是这样。1988年的那32家公司中有28家仍然在运营，但其中的17家公司已经完全退出抗生素研发领域。抗生素成就了几乎所有现代制药企业的发展，但目前在制药行业的资产负债表上，抗生素所占的比例已经微乎其微。

如果对抗感染性疾病的药物发展趋势继续保持不变——每一天其耐药性都在增加，而每一年新的抗生素数量都在下降，抗生素的未来将会呈现令人惊惧的发展趋势：在这个世界上，人们每一次经历刺伤、皮疹或者是咳嗽，都可能因为杀不死的、无法阻止的细菌性病原体而死亡。这种景象不会和华盛顿临终的那一天的遭遇完全一样，而会更痛苦。在一个细菌对所有抗生素都具有耐药性的时代，受到细菌感染而死亡的病人完全知道是什么杀死了他们却束手无策。

值得庆幸的是，这些发展趋势曲线并非一成不变。全哈佛抗生素耐药性研究项目（HWPAR）正在开发一种新的抵抗细菌性病原体的系列方法，这些方法并不真正杀死细菌，甚至不阻止它们的繁殖，而是分解细菌的毒性结构。这种药物会攻击制造细菌感染的毒素，它的抗菌原理相当于卸掉敌人炮膛里的弹药，而不是炸掉大炮本身。其他的研究人员正在研发消除产生抗生素耐药性的方法，例如抑制抗青霉素细菌制造破坏 β-内酰胺环的酶。迈克尔·菲施巴赫就职于旧金山专注于健康的校园——加利福尼亚大学，他发现人体微生物菌群（在我们体内与我们和平共处的上万亿种微生物）中有超过 3 000 种微生物均显示出抗菌潜质。更有价值的是：菲施巴赫博士并没有依赖和耐心等待微生物的创新，而是设计了一套软件程序，这套程序可以通过自我学习来识别人体中数百个微生物基因簇成功制造的抗生素的类型。

接下来就要谈谈 GAIN 的积极推动作用了。通过缩短新药上市的时间，降低研发成本，延长药品专利使用期限，GAIN 为支持抗生素研发而推出的具体经济措施已经初见成效。其在 2014 年的成果甚至比起有 44 种抗生素获批的 2012 年的成果更为喜人，仅 4 个月内，FDA 就批准了 3 种独特的抗生素为“合格的抗感染性疾病产品”，专用于治疗由 MRSA 导致的急性皮肤感染，它们分别是：总部位于芝加哥的杜拉塔药物公司生产的达巴万星，卡比斯特制药公司生产的磷酸泰地唑胺，以及新泽西州帕西帕尼制药公司开发的奥利万星。这些新药虽然并不代表抗生素的革命性进步，却代表了抗生素耐药性的新的解决方案，引起了制药行业的关注，在人类对抗感染性疾病的战役中，具有标志性的意义。

抗生素的发展，以及人类与疾病在更广范围内的抗争，一直在盲目乐观和对未来的悲观预感之间摇摆。从保罗·埃利希的砷剂到格哈德·多马克的磺胺，再到青霉素、链霉素，以及广谱抗生素，在每一次成功发现新的有效药物之后，有时候也许只经过了短短几个月，人们就会发现，敌人或许输掉了这几次战争，但是从本质上说，人类永远无法彻底消灭它们。追溯到 1962 年，厄恩斯特·钱恩曾因为他的宿敌产生了耐药性并卷土重来而哀叹，病原体导致的疾病“再次成为致命的疾病，但他却没有能够杀灭病原体的有效化学治疗武器”。对他而言，细菌病原体的适应能力过于强大，以至于人类对抗它们的战役注定会失败。对于钱恩的悲观结论，唯一貌似合理的辩驳来自他的朋友，使用化学方法合成青霉素的第一人——麻省理工学院的化学家约翰·希恩。他提醒钱恩，尽管几乎可以肯定，人类对抗感染性疾病的战争将会永远持续下去，但人类比病原体更加顽强。他曾经问钱恩：“我们这样来表达信念如何？化学家的适应性是不可战胜的。”

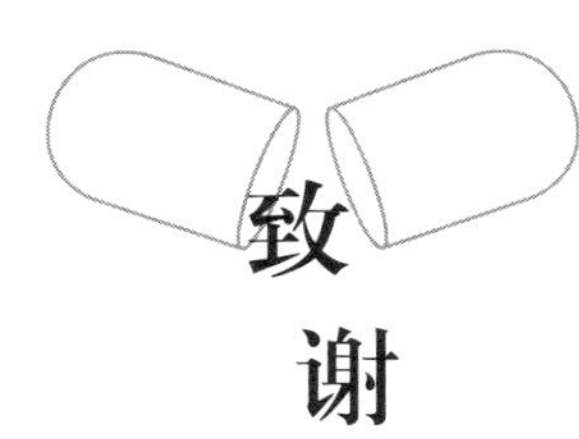

致谢

在我看来，“致谢”在非小说类作品中出现的频率要远高于在小说中，因为人们普遍持有的观点是（无论对还是错）：非小说类作品更有可能是多人共同创造的成果，而不仅仅是一个人的功劳。尽管这种观点或许并没有什么确凿的依据，但我却非常认同。在我着手研究、编辑和写作之前，我写过的每一本书中所涉及的主题对我而言都是高深莫测的。目前我对它们相当熟悉了，这主要得益于前辈们和同辈们的鼎力相助。前辈们为我留下了清晰的足迹，而同辈们为我沿途指路。

本书的写作参考了诸多文献，每一篇文献都很有价值，特别是有几位前辈的文献对于本书的写作起到了决定性作用，他们的文献被引用的次数也很好地印证了这一点。感谢埃里克·拉克斯、彼得·普林格尔、罗伯特·鲁特伯恩斯坦、彼得·特明、罗伯特·巴德、托马斯·梅德、埃里克·坎德尔，以及格温·麦克法兰。对于每一位希望重现20世纪中叶的任何伟大科学创新的人而言，拜读《英国皇家学会研究员传记回忆录》系列中所登载的讣告是绝对必要的。

在这本书的创作初期，我得到的帮助甚至更多。在本书尚未形成提案之前，雅各布制药公司创始人戴维·雅各布（我非常荣幸能称其为朋友）就鼓励我找到项目的主题，最终形成了第五章的标题。我的朋友约翰·罗森在读完本书的初稿后，毫无保留地提出了各种实用的改进建议。帕蒂·麦克纳提供的默克公司企业档案，以及杰夫·布兰德提供的辉瑞公司的相关资料，对于这本书而言都是无价之宝。同时，感谢在罗格斯大学档案馆负责特殊馆藏品保管的档案保管员托马斯·弗鲁西亚诺，特别是在我研读了从苏格兰到伊斯坦布尔的古典专著之后，他提醒我，大量的抗生素革命历史事件就发生在距离我位于新泽西州普林斯顿的家不到一小时车程的地方。

我还要感谢两位对本书的后期写作至关重要的人：对于药物发展历史，世界上没有人能比华盛顿大学公共卫生研究所的迈克·金奇阐述得更为详尽。还有圣路易斯，在我写这篇致谢的时候，他的真正头衔是美国商业研究创新中心助理副校长、主任，医学院放射肿瘤学教授。他一直非常慷慨地为我提供各种建议，自他管理耶鲁大学分子发现中心开始，他一直允许我使用他的研究成果。普林斯顿大学的朱利安·韦斯特从头到尾阅读了这本书的原稿，为我纠正了很多令人尴尬的化学错误，我永远感谢他。我希望在这里清楚地表明：如果本书仍然存在任何化学错误，也完全属于我个人的原因。

感谢在维京公司一直担任模型编辑一职的梅拉妮·托特罗里，

她为本书安排了恰到好处的叙事节奏，并从本书和读者双方利益出发进行编辑……也就是说，只有她才能做得这样出色。她曾经几百次说服我对复杂的材料进行剖析，厘清关系，并在必要时将其展开，以使其更具说服力。如果你在任何时候发现本书中言不尽意或者废话较多的篇幅，如X射线晶体学或者专利纠纷的内容，我向你保证，这是由于我没有听从她的建议而自作主张的地方。她的助理编辑乔治娅·博德纳不但勤勉有加，而且在图书和出版方面有着相当丰富的经验。感谢本书的文字编辑简·卡沃利纳、设计师阿莉莎·西奥多和纳亚尔·赵（分别担任内页设计和装帧设计），他们不厌其烦地一再提醒我遵从现在已经被称为“传统”的出版模式，这是最重要的，同时通常也是最容易被忽视的财富。感谢安德烈亚·舒尔茨和布赖恩·塔特领导下的数十名维京编辑和出版团队成员以一贯优雅的服务态度为我提供过程指导。

自我开始写书以来，威廉·莫里斯·恩德弗公司的埃里克·西蒙诺夫一直担任我的文学经纪人，并且从始至终都是我的朋友。当我读到其他书的作者在书中称赞他们的经纪人是最棒的时，我就会情不自禁地微微一笑，因为我确信，只有埃里克的客户才有资格这样写。其他经纪人也许在法律咨询、提供辩护和支持方面的能力恰巧与埃里克·西蒙诺夫相当，但我仍然对此表示怀疑。和他一起工作的时光是我职业生涯中最有成效、最开心的一段时期，他对每一件事情的描述都非常准确、恰到好处，令人难以置信。

就在我为写本书做前期调研工作的时候，我被诊断出患有一种罕见的恶性肿瘤。因此，我还要感谢：戴维·奥古斯特医生、丽贝卡·莫斯医生、伊丽莎白·波普林医生及 RN. 乔伊斯·普拉扎。确切地说，是他们延续了我的生命，使我得以完成本书。同时，我要感谢数百名研究人员和诺华制药公司、阿斯利康公司、百时美施贵宝公司及拜耳公司。也许，颇具讽刺意味的是，一本记录现代制药公司诞生的书竟然如此依赖制药公司产品的可靠性。

出于类似的原因，我的家人为了我承受着我的写作生涯带来的压力，惯例性的致谢不足以表达我对他们的谢意。我的妻子珍妮和我的三个孩子亚历克斯、埃玛、奎兰为我做出的贡献远远超过了我的期待。他们将无数为本书增光添彩的主意分享给我，他们的很多想法为本书的写作带来了灵感。珍妮为我找到了书中的照片和图片，并为我申请了再次使用的版权。她欣然接受了这项工作，并且做得非常到位。

当然，这里并不能完全表达出他们在我心目中真正的地位。但是正因为有了他们的爱，我才能很荣幸地去爱那些我所认识的最杰出的人，并且被他们爱。

威廉·罗森

2016 年 4 月

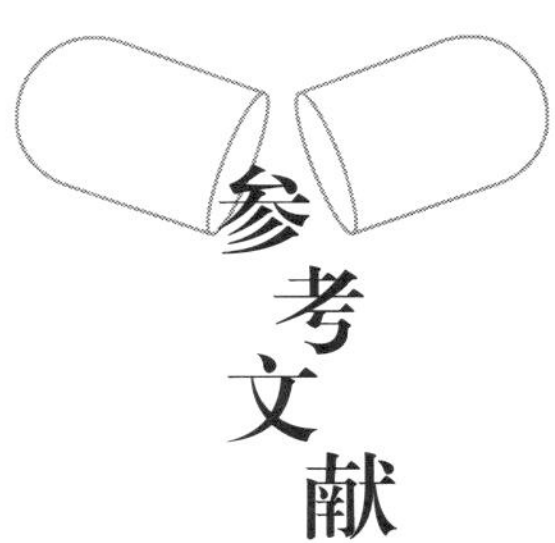

参考文献

Abbott, K. "The 1904 Olympic Marathon May Have Been the Strangest Ever." *Smithsonian*, August 7, 2012.

Abraham, E. "Howard Walter Florey, Baron Florey of Adelaide and Marston, 1898–1968." *Biographical Memoirs of Fellows of the Royal Society* 17 (November 1971): 255–302.

Abraham, E. "Ernst Boris Chain: 19 June 1906–12 August 1979." *Biographical Memoirs of Fellows of the Royal Society* 29 (November 1983): 42–91.

Afflitto, E. *Penicillin, Venereal Disease, and the Relationship Between Science and the State in America, 1930–1950.* Ann Arbor, MI: University Microfilms/ProQuest, May 2012.

Allan, N. "We're Running Out of Antibiotics." *Atlantic*, March 2014, 34.

American Chemical Society. "Merck Laboratory Dedication." *Chemical Engineering News* 11, no. 9 (May 10, 1933): 137.

American Chemical Society. "Selman Waksman and Antibiotics. National Historic Chemical Landmarks." American Chemical Society (2005).

Retrieved June 5, 2014. www.acs.org/content/acs/en/education/whatischemistry/landmarks/selmanwaksman.html.

An American Physician. *The Eclectic and General Dispensatory.* Philadelphia: Towar and Hogan, 1827.

Barnett, J. A. "Beginnings of Microbiology and Biochemistry: The Contribution of Yeast Research." *Microbiology* 149, no. 3 (March 2003): 557–67.

Bean, W. B. "Vitamania, Polypharmacy, and Witchcraft." *Archives of Internal Medicine* 96, no. 2 (August 1, 1955): 137–41.

Belofsky, N. *Strange Medicine: A Shocking History of Medical Practice Through the Ages.* New York: Penguin, 2013.

Berg, A. *The Nutrition Factor: Its Role in National Development.* Washington, DC: Brookings Institution Press, 1973.

Bhatt, A. "Evolution of Clinical Research: A History Before and Beyond James Lind." *Perspectives in Clinical Research* 1, no. 1 (January–March 2010): 6–10.

Blair, J. C. *Seeds of Destruction: A Study in the Functional Weaknesses of Capitalism.* New York: Covici Friede, 1938.

Blaser, M. J. *Missing Microbes: How the Overuse of Antibiotics Is Fueling Our Modern Plagues.* New York: Picador, 2015.

Blout, E. *Robert Burns Woodward: 1917–1979. Biographical Memoirs,* Vol. 80. Washington, DC: National Academy Press, 2001.

Bosch, F., et al. "The Contributions of Paul Ehrlich to Pharmacology: A Tribute on the Occasion of the Centenary of His Nobel Prize." *Pharmacology,* 82, no. 3 (October 2008): 171–79.

Bowden, M. E. *Robert Burns Woodward and the Art of Organic Synthesis.* Philadelphia: Chemical Heritage Press, 1992.

Bratbak, G. "Bacterial Biovolume and Biomass Estimations." *Applied and Environmental Microbiology* 49, no. 6 (June 1985): 1488–93.

Brody, H. *Hooked: Ethics, the Medical Profession, and the Pharmaceutical Industry.* Lanham, MD: Rowman & Littlefield, 2007.

Bud, R. "Antibiotics, Big Business, and Consumers: The Context of Government Investigations into the Postwar American Drug Industry." *Technology and Culture* 46, no. 2 (April 2005): 329–49.

Bud, R. *Penicillin: Triumph and Tragedy.* Oxford: Oxford University Press, 2007.

Bud, R. "Upheaval in the Moral Economy of Science: Patenting, Teamwork, and the World War II Experience of Penicillin." *History and Technology: An International Journal* 24, no. 2 (March 7, 2008): 173–90.

Bud, R. "Innovators, Deep Fermentation, and Antibiotics." *Dynamis* 31, no. 2 (2011): 323–41.

Bunch, R. L. Erythromycin, its salts, and method of preparation. U. S. Patent No. US 2653899 A, filed April 14, 1952, and issued September 29, 1953.

Burkholder, P. R. "Studies on the Antibiotic Activity of Actinomycetes." *Journal of Bacteriology* 52, no. 4 (October 1946): 503–4.

Byck, R. *The Cocaine Papers of Sigmund Freud.* Edited and with an introduction by Robert Byck. New York: Stonehill, 1974.

Byrne, J. P. *Encyclopedia of Pestilence, Pandemics, and Plagues,* Vol. 1, A–M. Westport, CT: Greenwood Press, 2008.

Cantrill, S. "The Greatest Chemist of All Time?" *Nature Chemist* (January 7, 2011).

Carpenter, D. *Reputation and Power: Organizational Image and Pharmaceutical Regulation at the FDA.* Princeton, NJ: Princeton University Press, 2010.

Chain, E., et al. "Penicillin as a Chemotherapeutic Agent." *Lancet* 236, no. 6104 (August 24, 1940): 226–28.

Chalke, H. "The Impact of Tuberculosis on History, Literature, and Art." *Medical History* 6, no. 4 (October 1962): 301–18.

Chandler, A. D. *Shaping the Industrial Century: The Remarkable Story of the Evolution of the Modern Chemical and Pharmaceutical Industries.* Cambridge, MA: Harvard University Press, 2005.

Chicago Tribune. "Girl, 20, Dead After Refusal of Penicillin; Had 19 Transfusions for Blood Disease." *Chicago Tribune*, August 26, 1943.

Churchill, W. "We Shall Fight on the Beaches." Great Speeches of the Twentieth Century. *The Guardian*, April 20, 2002.

CIBA. *Man and His Future: A CIBA Foundation Volume.* Edited by Gordon Wolstenholme. Boston: Little, Brown, 1963.

Clardy, J. F. "The Natural History of Antibiotics." *Current Biology* 19, no. 11 (June 2009): 437–41.

Clark, R. *The Life of Ernst Chain: Penicillin and Beyond.* London:Bloomsbury, 1985.

Clarke, H. J. *The Chemistry of Penicillin.* Princeton, NJ: Princeton University Press, 1949.

Coghill, R., et al. Method for Increased Yields of Pencillin. U.S. Patent No. 2423873 A, June 17, 1944.

Colebrook, L. "Almroth Edward Wright: 1861–1947." *Obituary Notices of Fellows of the Royal Society* 6, no. 17 (November 1948): 297–314.

Colebrook, L. "Gerhard Domagk." *Biographical Memoirs of Fellows of the Royal Society* 10 (November 1964): 39.

Comas, I., et al. "Out-of-Africa Migration and Neolithic Co-Expansion of *Mycobacterium tuberculosis* with Modern Humans. *Nature: Genetics* 45, no. 10 (October 2013): 1176–82.

Committee on Statistics. *Steel Statistical Yearbook.* Brussels: International Iron & Steel Institute, 1981.

Congressional Quarterly. "Subcommittee Investigates Drug Prices." *CQ Almanac 1960,* 16th ed. Washington, DC: Congressional Quarterly, 1960, 11-743–49.

Cope, O. M. "The Treatment of the Surface Burns." *Annals of Surgery* 117, no. 6 (June 1943): 885–93.

Council on Drugs. "Blood Dyscrasias Associated with Chloramphenicol (Chloromycetin) Therapy." *Journal of the American Medical Association* 172, no. 18 (April 30, 1960): 2044–45.

Crivellato, E., et al. "Paul Ehrlich's Doctoral Thesis: A Milestone in the Study of Mast Cells." *British Journal of Hematology* 123 (2003): 19–21.

Daemmrich, A. *Pharmacopolitics: Drug Regulation in the United States and Germany.* Philadelphia: Chemical Heritage Foundation, 2004.

Daniel, T. M. *Pioneers in Medicine and Their Impact on Tuberculosis.* Rochester, NY: University of Rochester Press, 2001.

Dauer, C., et al. "Mortality from Influenza, 1957–1958 and 1959–1960." *American Review of Respiratory Diseases* 83 (1961): 15–28.

Davies, J. "Antibiotic Resistance and the Future of Antibiotics." In D. A. Relman, *Microbial Evolution and Co-Adaptation: A Tribute to the Life and Scientific Legacies of Joshua Lederberg*. Washington, DC: National Academies Press, 2009, 158–92.

de Costa, C., et al. "American Resurrection and the 1788 New York Doctors' Riot." *Lancet* 377, no. 9762 (January 2011): 22–28.

Dever, L. A. "Mechanisms of Bacterial Resistance to Antibiotics." *Archives of Internal Medicine* 151, no. 5 (May 1991): 886–95.

DiMasi, J. H. "The Price of Innovation: New Estimates of Drug Development Costs." *Journal of Health Economics* 22, no. 2 (March 2003): 151–85.

Dodson, G. "Dorothy Mary Crowfoot Hodgkin, O.M., 23 May 1910–29 July 1994." *Biographical Memoirs of the Fellows of the Royal Society* 48 (December 1, 2002): 179–219.

Doll, R. "Austin Bradford Hill, 8 July 1897–18 April 1991." *Biographical Memoirs of the Fellows of the Royal Society* 40 (November 1994): 128–40.

Douglas, S. "Georges Dreyer: 1873–1934." *Obituary Notices of Fellows of the Royal Society* 1, no. 4 (December 1935): 568–76.

Duggar, B. "Aureomycin: A Product of the Continuing Search for New Antibiotics." *Annals of the New York Academy of Sciences* 51 (November 1948): 177–81.

Dunhill, M. *The Plato of Praed Street: The Life and Times of Almroth Wright.* London: RSM Press, 2000.

Ellis, J. J. *His Excellency, George Washington.* New York: Vintage, 2005.

Federal Trade Commission. *Federal Trade Commission Economic Report on Antibiotics Manufacture.* Washington, DC: U.S. Government Printing Office, 1958.

Ferry, G. *Dorothy Hodgkin: A Life.* London: Granta Books, 1998.

Finland, M. J. "Occurrence of Serious Bacterial Infections Since Introduction of Antibacterial Agents." *Journal of the American Medical Association* 170, no. 18 (August 1959): 2188–97.

Finlay, M. R. "The Industrial Utilization of Farm Products and By- Products: The USDA Regional Research Laboratories." *Agricultural History* 64, no. 2 (Spring 1990): 41–52.

Finney, J. "Senate Panel Cites Mark-Ups on Drugs Ranging to 7,079%." *New York Times*, December 8, 1959, 1.

Fisher, M. W. "The Susceptibility of Staphylococci to Chloramphenicol." *Archives of Internal Medicine* 105, no. 3 (March 1960): 412–23.

Fisher, R. *The Genetical Theory of Natural Selection.* Oxford: Clarendon Press,

1930.

Fitzgerald, J. "Louis Pasteur: His Contribution to Anthrax Vaccination and the Evolution of a Principle of Active Immunization." *California State Journal of Medicine* 21, no. 3 (March 1923): 101–3.

Flavell-White, C. "Pfizer' s Penicillin Pioneers." *TCE Today* (February 2010): 54–55.

Fleming, A. "Some Notes on the Bacteriology of Gas Gangrene." *Lancet* 186, no. 4799 (August 1915): 376–78.

Fleming, A. "On the Antibacterial Action of Cultures of a Penicillium, with Special Reference to Their Use in the Isolation of *B. influenzae. The British Journal of Experimental Pathology* 10 (May 1929): 226–36.

Fleming, A. "Penicillin." Nobel Lecture. December 11, 1945. NobelPrize.org. Retrieved November 1, 2014. www.nobelprize.org/nobel_prizes /medicine/laureates/1945/fleming-lecture.pdf.

Florey, H. Interview by H. de Berg. Tape recording. April 16, 1967. National Library, Canberra.

Folkers, K. A. Interview with Karl August Folkers. By L. Gortler. July 6, 1990. Philadelphia: Chemical Heritage Society.

Forman, S. *The Life and Writings of Thomas Jefferson, Including All of His Important Utterances on Public Questions, Compiled from State Papers and His Private Correspondence.* Indianapolis: Bobbs-Merrill Company, 1900.

Frith, J. "Syphilis: Its Early History and Treatment until Penicillin and the

Debate on Its Origins." *Journal of Military and Veteran's Health* 20, no. 4 (2012).

Galdston, I. *Behind the Sulfa Drugs: A Short History of Chemotherapy*. New York: Appleton-Century, 1943.

Gaskins, H., et al. "Antibiotics as Growth Promotants: Mode of Action." *Animal Biotechnology* 13, no. 1 (2002): 29–42.

Geison, G. L. *The Private Science of Louis Pasteur*. Princeton, NJ: Princeton University Press, 1995.

Godlee, S. R. *Lord Lister*. London: Macmillan, 1918.

Gortler, L. "Merck in America: The First 70 Years from Fine Chemicals to Pharmaceutical Giant." *Bulletin for the History of Chemistry* 25, no. 1 (2000): 1–9.

Gradmann, C. "Robert Koch and the Pressures of Scientific Research: Tuberculosis and Tuberculin." *Medical History* 45 (2001): 1–32.

Graham, J. P. "Growth Promoting Antibiotics in Food Animal Production: An Economic Analysis." *Public Health Reports* 122, no. 1 (January– February 2007): 79–87.

Grayson, M. B. "Henry Welch, FDA, and the Origins of ICAAC." *Microbe* 5, no. 9 (September 2010): 382.

Greene, J. A. "Reform, Regulation, and Pharmaceuticals—The Kefauver-Harris Amendments at 50." *New England Journal of Medicine* 167 (October 18, 2012): 1481–83.

Greenwood, D. *Antimicrobial Drugs: Chronicle of a Twentieth Century*

Medical Triumph. New York: Oxford University Press, 2008.

Grinnell. "Doctors Get a Heap of Comfort from Grinnell Gloves." Advertisement. *Journal of the American Medical Association* 63 (October–November 1914): 31.

Grizzard, F. E. *George Washington: A Biographical Companion.* Santa Barbara, CA: ABC-CLIO, 2002.

Hager, T. *The Demon Under the Microscope: From Battlefield Hospitals to Nazi Labs, One Doctor's Heroic Search for the World's First Miracle Drug.* New York: Harmony Books, 2006.

Hayes, J. "Notes on Forensic Medicine: Smell." *The Graveyard Shift* (2008). Retrieved January 22, 2013. www.leelofland.com/wordpress/ jonathan-hayes-notes-on-forensic-medicine-smell/.

Hayes, P. "Carl Bosch and Carl Krauch: Chemistry and the Political Economy of Germany 1025–1945." *The Journal of Economic History* 47, no. 2 (June 1987): 353–63.

Heaman, E. *St. Mary's: The History of a London Teaching Hospital.* London: Longmans, 2004.

Heatley, N. B. "A New Type of Microrespirometer." *Journal of Biochemistry* 33, no. 1 (January 1939): 53–67.

Hebert, M. "Who Killed George Washington?" *Medical Gumbo* (February 16, 2009). Retrieved August 17, 2014. open.salon.com/blog/michael_hebert/2009/02/16/what_killed_george_washington.

Hobby, G. *Penicillin: Meeting the Challenge.* New Haven, CT: Yale University

Press, 1985.

Hoeffle, M. L. "The Early History of Parke-Davis and Company." *Bulletin of the History of Chemistry* 25, no. 1 (2000): 25–32.

Holmberg, A., et al. "*Les Prix Nobel en 1945.*" Stockholm: The Nobel Foundation, 1946.

Holmes, O. W. "On the Contagiousness of Puerperal Fever." *New England Quarterly Journal of Medicine* 1 (1843): 503–30.

Holmes, O. W. *The Writings of Oliver Wendell Holmes,* Vol. 9. Boston: Houghton Mifflin, 1899.

Houting, B. A. "Did George Washington's Doctors Hasten His Death?" *Constitution Daily*, August 30, 2011.

Hughes, H. W. *Alexander Fleming and Penicillin.* London: Priory Press, 1979.

Jacobs, W. A. (1924). "Certain Aspects of the Chemotherapy of Protozoan and Bacterial Infections." *Medicine* 3, no. *2* (1924): 165–93.

Janik, E. *Marketplace of the Marvelous: The Strange Origins of Modern Medicine.* Boston: Beacon Press, 2014.

Johnson, S. *Where Good Ideas Come From: The Natural History of Innovation.* New York: Riverhead Books, 2010.

Jonas, G. *The Circuit Riders: Rockefeller Money and the Rise of Modern Science.* New York: W. W. Norton, 1989.

Jones, D. S. "The Burden of Disease and the Changing Task of Medicine." *New England Journal of Medicine* 366 (June 21, 2012): 2333–38.

Jones, T. *Detailing the Physician: Sales Promotion by Personal Contact with the Medical and Allied Professions*. New York: Romaine Pierson, 1940.

Jonsen, A. R. *The Birth of Bioethics*. Oxford: Oxford University Press, 1998.

Jordan, D. P. *Napoleon and the Revolution*. New York: Palgrave Macmillan, 2012.

Jukes, T. H. "Some Historical Notes on Chlortetracycline." *Review of Infectious Diseases* 7, no. 5 (September–October 1985): 702–7.

Junod, S. W. "FDA and Clinical Drug Trials: A Short History." *Overviews of FDA History* (September 7, 2014). Retrieved July 4, 2015. www.fda .gov/AboutFDA/WhatWeDo/History/Overviews/ucm304485.htm.

Kahn, E. J. *All in a Century: The First Hundred Years of the Eli Lilly Company*. Indianapolis: Eli Lilly, 1976.

Kandel, E. *The Age of Insight: The Quest to Understand the Unconscious in Art, Mind, and Brain, from Vienna 1900 to the Present*. New York: Random House, 2012.

Kardas, P. "Noncompliance in Current Antibiotic Practice." *Infectious Diseases in Clinical Practice* 14, no. 4 (July 2006): s11–s14.

Keegan, J. *The First World War*. New York: Knopf, 1998.

Kinch, M., et al. "An Analysis of FDA-Approved Drugs for Infectious Disease: Antibacterial Agents." *Drug Discovery Today* 19, no. 9 (September 2014): 1283–87.

Koch, R. *Essays of Robert Koch*. Edited by K. C. Carter. New York: Greenwood Press, 1987.

Kogan, H. *The Long White Line: The Story of Abbott Laboratories*. New York:

Random House, 1963.

Kuehn, B. M. "Frances Kelsey Honored for FDA Legacy." *Journal of the American Medical Association* 304, no. 19 (November 17, 2010): 2109–12.

Laurence, W. L. "'Wonder Drug' Aureomycin Found to Spur Growth 50%." *New York Times*, April 10, 1950, 1.

Lawrence, C. "Joseph Lister." In *Oxford Dictionary of National Biography*, edited by H. C. G. Matthew et al. Oxford: Oxford University Press, 2004.

Lax, E. *The Mold in Dr. Florey's Coat*. New York: Henry Holt, 2004.

Le Fanu, J. *The Rise and Fall of Modern Medicine*. New York: Little, Brown, 1999.

Lear, J. "Taking the Miracle Out of the Miracle Drugs." *Saturday Review*, January 3, 1959, 35–41.

Lear, J. "The Certification of Antibiotics." *Saturday Review*, February 7, 1959, 43–48.

Lear, J. "SR Drug Reports and the United States Senate." *Saturday Review*, December 12, 1959, 49–50.

Lear, J. "Public Health at 7 1/2 Per Cent." *Saturday Review*, June 4, 1960, 37–41.

Lehmann, J. "Para-Aminosalicylic Acid in the Treatment of Tuberculosis." *Lancet* 247, no. 6384 (January 1946): 15–16.

Light, D., et al. "Demythologizing the High Costs of Pharmaceutical Research." *BioSocieties* 6 (February 2011): 34–50.

Lister, J. "Antiseptic Principle in the Practice of Surgery." *British Medical*

Journal 2, no. 5543 (April 1967): 9–12.

Lloyd, N. C. "Salvarsan—The First Chemotherapeutic Compound." *Chemistry in New Zealand* 69, no. 1 (2005): 24–27.

Loyd, E. "Aplastic Anemia Due to Chloramphenicol." *Antibiotics and Chemotherapy* 2, no. 1 (January 1952): 1–4.

Macfarlane, G. *Howard Florey: The Making of a Great Scientist.* Oxford:Oxford University Press, 1979.

Macfarlane, G. *Alexander Fleming: The Man and the Myth.* Cambridge, MA: Harvard University Press, 1984.

Macfarlane, G. "Howard Florey." In *Oxford Dictionary of National Biography,* edited by H. C. G. Matthew et al. Oxford: Oxford University Press, 2004.

Maddison, A. *The World Economy.* Paris: Development Centre of the Organisation for Economic Co-operation and Development, 2006.

Madison, J. A. *Eli Lilly: A Life, 1885–1997.* Indianapolis: Indianapolis Historical Society, 1989.

Maeder, T. *Adverse Reactions.* New York: William Morrow, 1994.

Mahoney, T. *The Merchants of Life: An Account of the American Pharmaceutical Industry.* New York: Harper & Brothers, 1958.

Maine Academy of Medicine and Science. "Therapeutics of a Country Doctor." *Journal of Medicine and Science* 4, no. 1 (December 1897): 284.

Major, R. T. "Selman Waksman—Scientist, Teacher, and Benefactor of Mankind." Presentation Address for 1949 Research Award by the American Pharmaceutical Manufacturer's Association, in Honor of Dr. Selman A.

Waksman. June 9, 1949. Hot Springs, VA.

Margulis, L., et al. *What Is Life*. New York: Simon & Schuster, 1995.

Marks, H. M. “Making Risks Visible: The Science and Politics of Adverse Drug Reactions. In *Ways of Regulating Drugs in the 19th and 20th Centuries,* edited by J. P. Gaudilliere et al. Houndsmills, Basingstoke, UK: Palgrave Macmillan, 2012, 97–121.

Maurois, A. *The Life of Alexander Fleming: Discoverer of Penicillin*. London: Jonathan Cape, 1959.

Mayo Clinic. “Mayo Clinic Information: History” (2001–2015). Mayo Clinic. Retrieved March 17, 2015. www.mayoclinic.org/careerawareness / mi-history.html.

McEvilla, J. D. *Competition in the American Pharmaceutical Industry*. Pittsburgh: University of Pittsburgh, 1955.

McFadyen, R. “Thalidomide in America: A Brush with Tragedy. *Clio Medica* 11, no. 2 (July 1976): 79–93.

McKelvey, M. *Evolutionary Innovations: The Business of Biotechnology*. New York: Oxford University Press, 1996.

McLaren, A. *Impotence: A Cultural History*. Chicago: University of Chicago Press, 2007.

Merck, G. W. “The Chemical Industry and Medicine.” *Industrial and Engineering Chemistry* 27, no. 7 (July 1, 1935): 739–41.

Merck, G. W. “Biological Warfare: Report to the Secretary of War by Mr. George W. Merck, Special Consultant for Biological Warfare” (January

3, 1946). Washington, DC: War Department Bureau of Public Relations, 1946.

Meynell, E. "Some Account of the British Military Hospitals of World War I at Etaples, in the Orbit of Sir Almroth Wright." *Journal of the Army Medical Corps* 142 (1996): 43–47.

Miller, G. H. "Abrupt Onset of the Little Ice Age Triggered by Volcanism and Sustained by Sea-Ice/Ocean Feedbacks." *Geophysical Research Letters* 39 (January 31, 2012).

Miller, T. S. "Byzantine Hospitals." Dumbarton Oaks Papers 38 (1984). Mintz, M. "'Heroine' of FDA Keeps Bad Drug Off Market." *Washington Post*, July 15, 1962, 1.

Moberg, C. L. "Penicillin's Forgotten Man: Norman Heatley." *Science* 253, no. 5021 (August 19, 1991): 734–35.

Moskowitz, M. "Wonder Profits in Wonder Drugs." *The Nation*, April 27, 1957, 357–60.

MRC. "Treatment of Pulmonary Tuberculosis with PAS and Streptomycin: A Preliminary Report." *British Medical Journal* (December 31, 1949): 1521.

National Academies. "Articles of Organization of the National Research Council" (June 15, 2007). National Academies. Retrieved June 4, 2015. www.nationalacademies.org/nrc/na_070358.html.

Nelson, K. E. "Early History of Infectious Disease." In K. E. Nelson, *Infectious Disease Epidemiology,* 3rd ed. Burlington, MA: Jones and Bartlett, 2014, 1–21.

Neushul, P. "Science, Government, and the Mass Production of Penicillin." *Journal of the History of Medicine and Allied Sciences* 48, no. 4 (October 1993): 371–95.

New Scientist. "Some Bacteria Choose to Live in a Pool of Penicillin." *New Scientist*, June 8, 1972, 546.

New York Times. "The New Hope for Tuberculosis: Discovery of 'Opsonins' Promises to Revolutionize Medicine." *New York Times*, March 31, 1907, 1.

New York Times. "Near End of Chase for Deadly Elixir: Government Agents Hope to Recover Today the Last of 700 Bottles." *New York Times*, October 25, 1937.

Nobel Prize Foundation. "The Nobel Prize in Chemistry 1965" (2014). NobelPrize.org. Retrieved April 30, 2015. www.nobelprize.org/nobel _ prizes/chemistry/laureates/1965/.

North, E., et al. "Observations on the Sensitivity of Staphylococci to Penicillin." *Medical Journal of Australia* 2 (1945): 44–46.

O' Neill, L. A. "Immunity's Early-Warning System." *Scientific American,* January 2005.

Osler, W. S. *The Principles and Practice of Medicine, Designed for the Use of Practitioners and Students of Medicine.* New York: Appleton, 1923.

Paget, S. *Pasteur and After Pasteur.* London: A&C Black, 1914.

Parke, Davis & Company. *Therapeutic Notes,* Vol. 1. Detroit: Parke, Davis & Company, 1894.

Payne, D. J. "Drugs for Bad Bugs: Confronting the Challenges of Antibacterial

Discovery." *Nature Reviews—Drug Discovery* 6, no. 1 (January 2007): 29–42.

Peterson, A. F. *Pharmaceutical Selling, "Detailing," and Sales Training*, 2nd ed. Scarsdale, NY: Heathcote-Woodbridge, 1959.

Podolsky, S. H. *The Antibiotic Era: Reform, Resistance, and the Pursuit of a Rational Therapeutics*. Baltimore, MD: Johns Hopkins University Press, 2015.

Porter, E. "A Dearth of Innovation for Key Drugs." *New York Times*, July 23, 2014, B1.

Pringle, P. *Experiment Eleven: Dark Secrets Behind the Discovery of a Wonder Drug*. New York: Walker & Co., 2012.

Raoult, D., et al. "The History of Epidemic Typhus." *Infectious Disease Clinics in North America* 18, no. 1 (March 2004): 127–40.

Rasmussen, N. "The Moral Economy of the Drug Company-Medical Scientist Collaboration in Interwar America." *Social Studies of Science* 34 (2004): 161–85.

Rasmussen, N. "The Drug Industry and Clinical Research in Interwar America: Three Types of Physician Collaborator." *Bulletin of the History of Medicine* 79 (2005): 50–80.

Ravina, E. *The Evolution of Drug Discovery: From Traditional Medicines to Modern Drugs*. New York: John Wiley & Sons, 2011.

Reichl, R. "The F.D.A.'s Blatant Failure on Food." *New York Times*, July 30, 2014.

Reilly, G. W. *The FDA and Plan B: The Legislative History of the Durham--Humphrey Amendments and the Consideration of Social Harms in the Rx-OTC Switch* (May 12, 2006). LEDA at Harvard Law School. Retrieved June 28, 2015. dash.harvard.edu/bitstream/handle/1/ 8965550/Reilly06.html?sequence=2.

Richards, A. "Production of Penicillin in the United States (1941–1946)." *Nature* 201 (February 1964): 441–45.

Richards, A. N. "Remarks Concerning the Relations Between Universities, Industry and Government with Respect to Medical Research." The Clinical Problems of Advancing Years (March 16, 1949).

Riethmiller, S. "Ehrlich, Bertheim, and Atoxyl: The Origins of Modern Chemotherapy." *Bulletin of the History of Chemistry* 23 (1999): 28–33.

Robbins, L. *Louis Pasteur and the Hidden World of Microbes*. Oxford: Oxford University Press, 2001.

Rodengen, J. L. *The Legend of Pfizer*. Fort Lauderdale, FL: Write Stuff Syndicate, 1999.

Rolleston, J. "Venereal Disease in Literature." *British Journal of Venereal Disease* 10, no. 3 (1934): 147–74.

Roosevelt, F. D. Executive Order 8807 Establishing the Office of Scientific Research and Development (June 28, 1941). The American Presidency Project. Retrieved December 14, 2014. www.presidency.ucsb.edu/ws/index.php?pid=16137#.

Root-Bernstein, R. S. "How Scientists Really Think." *Perspectives in Biology and Medicine* 32, no. 4 (Summer 1987): 473–89.

Root-Bernstein, R. S. *Discovering: Inventing and Solving Problems at the Frontiers of Scientific Knowledge.* Cambridge, MA: Harvard University Press, 1989.

Rosen, W. *The Most Powerful Idea in the World: A Story of Steam, Industry, and Invention.* New York: Random House, 2010.

Rosenberg, C. E. "The Therapeutic Revolution: Medicine, Meaning and Social Change in Nineteenth Century America." *Perspectives in Biology and Medicine* 20, no. 4 (Summer 1977): 485–506.

Roth, K. H. *Development and Production of Synthetic Gasoline.* Translated by Nicholas Levis. I. G. Farbenindustrie AG in World War II (2011). Retrieved March 8, 2015. www.wollheim-memorial.de/en/entwicklung_und_produktion_von_synthetischem_benzin.

Rothman, S. *The Pursuit of Perfection: The Promise and Perils of Medical Enhancement.* New York: Vintage Books, 2004.

Rothman, S. M. *Living in the Shadow of Death: Tuberculosis and the Social Experience of Illness in American History,* 1st ed. Baltimore, MD: Johns Hopkins University Press, 1995.

Roy, A., et al. "Effect of BCG Vaccination Against *Mycobacterium tuberculosis* Infection in Children: Systematic Review and Meta- analysis. *British Medical Journal* 349, no. g4643 (August 2014): 1–11.

Sarrett, L. H. *Max Tishler 1906–1989: A Biographical Memoir.* Washington, DC: National Academies Press, 1995.

Saturday Review. Letters to the Editor. *Saturday Review*, January 24, 1959, 21–23.

Schatz, A. "The True Story of the Discovery of Streptomycin." *Actinomycetes* 4, no. 2 (August 1993): 27–39.

Seppa, N. "Low-Tech Bacteria Battle." *Science News*, October 4, 2014, 22–26.

Sexton, P. *Legends of Literature: The Best Articles, Interviews, and Essays from the Archives of Writer's Digest Magazine.* New York: Writer' s Digest Books, 2007.

Shaw, G. *The Doctor's Dilemma, Getting Married, & the Shewing-Up of Blanco Posnet.* London: Constable & Co., 1947.

Sheehan, J., et al. "The Fire That Made Penicillin Famous." *Yankee Magazine*, November 1982, 125–203.

Silberman, C. E. "Drugs: The Pace Is Getting Furious." *Forbes*, May 1960, 140.

Silcox, H. "Production of Penicillin." *Chemical Engineering News* 24, no. 20 (October 1946): 2762–64.

Silverman, M., et al. *Pills, Profits, and Politics.* Berkeley: University of California Press, 1974.

Smith, I. *Mycobacterium tuberculosis* Pathogenesis and Molecular Determinants of Virulence. *Clinical Microbiology Reviews* 16, no. 3 (July 2003): 463–96.

Smith, M. Overview of Benzene-Induced Aplastic Anaemia. *European Journal of Haemotology—Supplementum* 60 (1996): 107–10.

Starr, P. *The Social Transformation of American Medicine: The Rise of a Sovereign Profession and the Making of a Vast Industry.* New York: Basic Books, 1984.

Steen, K. *The American Synthetic Organic Chemicals Industry: War and Politics, 1910–1930.* Charlotte: University of North Carolina Press, 2014.

Stephens, T., et al. *Dark Remedy: The Impact of Thalidomide and Its Revival as a Vital Medicine.* New York: Basic Books, 2001.

Stevenson, W. "Charles Pfizer." In W. J. Hausman, *Immigrant Entrepreneurship: German American Business Biographies 1720 to the Present,* Vol. 2. Washington, DC: German Historical Institute, 2014.

Swann, J. P. *Academic Scientists and the Pharmaceutical Industry.*

Baltimore, MD: Johns Hopkins University Press, 1988.

Swann, J. P. "FDA and the Practice of Pharmacy: Prescription Drug Regulation Before the Durham-Humphrey Amendment of 1951." *Pharmacy in History* 36, no. 2 (1994): 55–70.

Tager, M. "John F. Fulton, Coccidioidomycosis, and Penicillin." *Yale Journal of Biology and Medicine* 49 (June 1976): 391–98.

Temin, P. *Taking Your Medicine: Drug Regulation in the United States.* Cambridge, MA: Harvard University Press, 1980.

Thagard, P. "The Concept of Disease: Structure and Change." *Communication and Cognition* 29 (1996): 445–78.

Thomas, L. *The Youngest Science: Notes of a Medicine Watcher.* New York: Viking, 1983.

Tillitt, M. H. "Army-Navy Pay Tops Most Civilians' Unmarried Private's Income Equivalent to $3,600 Salary." *Barron's National Business and Financial Weekly*, April 24, 1944.

Tishler, M. Interview with Max Tishler. By L. G. Heitzman. November 14, 1983. Philadelphia: Chemical Heritage Society.

Tocqueville, A. de. *Reflections: The Revolutions of 1848.* New Brunswick, NJ: Transaction Publishers, 1987.

Todar, K. "*Mycobacterium tuberculosis* and Tuberculosis." Todar's Online Textbook of Bacteriology (2008–2012). Retrieved March 13, 2015. textbookofbacteriology.net/tuberculosis_3.html.

Todd, A., et al. *Perspectives in Organic Chemistry.* New York: Interscience Publishers, 1956.

University of Pennsylvania. "Penicillin and the American Public." Health, Medicine, and American Culture 1930–1960 (2002). Retrieved March 6, 2015. ccat.sas.upenn.edu/goldenage/state/pub/sl_pub1.htm.

University of Pennsylvania. "Personal Correspondence: Penicillin." Health, Medicine, and American Culture 1930–1960 (2002). Retrieved March 6, 2015. ccat.sas.upenn.edu/goldenage/state/pub/letters/sl_pub _letters_index.htm.

Van de Vijver, G., et al. *The Pre-Psychoanalytic Writings of Sigmund Freud.* London: Karnac Books, 2002.

Van den Belt, H. *Spirochaetes, Serology, and Salvarsan: Ludwig Fleck and the Construction of Medical Knowledge About Syphilis.* Wageningen,

Netherlands: Grafisch bedrijf Ponsen & Looijen b.v., 1997.

Volansky, R. "Paul Ehrlich: The Man Behind the 'Magic Bullet.'" *HemOnc Today* (May 25, 2009).

Waksman, S. A. U. S. Streptomycin and the Process of Preparation, Patent No. 2,449,866, September 21, 1948.

Waksman, S. A. *The Conquest of Tuberculosis*. Berkeley: University of California Press, 1964.

Waksman, S. A. *The Antibiotic Era: A History of the Antibiotics and of Their Role in the Conquest of Infectious Diseases and in Other Fields of Human Endeavor.* Tokyo: Selman Foundation of Japan, 1975.

Waller, J. *Leaps in the Dark: The Making of Scientific Reputations.* Oxford: Oxford University Press, 2004.

Weidel, W., et al. "Bagshaped Macromolecules—A New Outlook on Bacterial Cell Walls." In F. Nord, *Advances in Enzymology and Related Areas of Molecular Biology,* Vol. 26. New York: John Wiley & Sons, 2009, 193–223.

Wirth, T., et al. "Origin, Spread and Demography of the *Mycobacterium tuberculosis* Complex." *PLoS Pathogens* 4, no. 9 (September 2008): 1–10.

Witkop, B. "Paul Ehrlich and His Magic Bullets—Revisited." *Proceedings of the American Philosophical Society* 143, no. 4 (December 1999): 540–57.

Woese, C. R. "Bacterial Evolution." *Microbiological Reviews* 55, no. 2 (1987): 221–71.

Woodward, R. "The Total Synthesis of Vitamin B_{12}." *Pure and Applied*

Chemistry 33, no. 1 (January 1973): 145–78.

Woytinsky, E., et al. *World Population and Production: Trends and Outlook.* New York: Twentieth Century Fund, 1953.

Xue, K. “Superbug: An Epidemic Begins.” *Harvard Magazine*, May–June 2014, 40–49.

Younkin, P. A. *Making the Market: How the American Pharmaceutical Industry Transformed Itself During the 1940s.* Berkeley, CA: Institute for Research on Labor and Economics, March 2008.

Younkin, P. A. “A Healthy Business: The Evolution of the U.S. Market for Prescription Drugs.” PhD diss., University of California, Berkeley, 2010.

Zachary, G. P. *Endless Frontier: Vannevar Bush, Engineer of the American Century.* New York: The Free Press, 1997.

Zimmer, C. “We May Be Our Own Best Medicine.” *New York Times*, September 16, 2014, D7.